Christian Schopper

Trauma überwinden

aethera®

die heilenden Kräfte im Menschen stärken,
die Bildung des eigenständigen Urteils unterstützen,
die Initiativbereitschaft von Patienten und Verbrauchern fördern.

Über dieses Buch: Immer mehr Menschen leiden an einem Trauma oder einer Trauma-Folgestörung, sei es durch Kriege und Krisen in einer unsicheren Welt, sei es durch die zunehmende Verletzlichkeit der menschlichen Seele. Die existenzbedrohenden Dimensionen eines Traumas stellen Anforderungen an die Therapie und den Therapeuten, die nur erfüllt werden können, wenn durch eine Erweiterung des Blickwinkels hin zu einer geistigen Welt wirkliches Verzeihen und Versöhnen möglich werden.

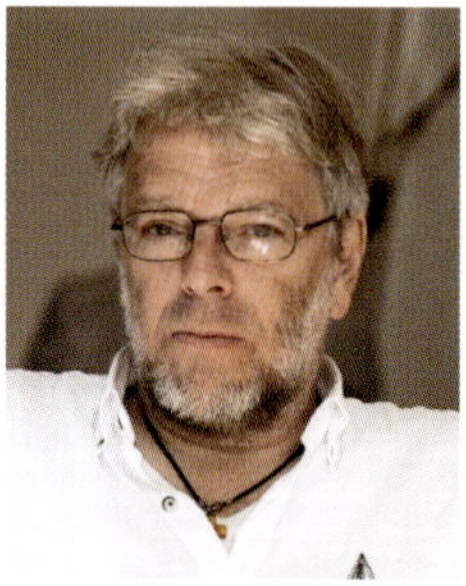

Der Autor: **Dr. med. Christian Schopper** (geboren 1959) ist Facharzt für Neurologie, Psychiatrie, Psychotherapie und anthroposophische Medizin. Durch seine langjährige Arbeit in Lehre und Forschung sowie ausgedehnte Publikations-, Kurs- und Vortragstätigkeiten ist er ein international anerkannter Experte u. a. im Bereich der Psychotraumatologie. Nach vielen Jahren in der Leitung verschiedener Kliniken führt er in Zürich zwei Praxen mit den Schwerpunkten Psychotraumatologie, Schmerz, integrative Psychosomatik und anthroposophische Medizin.

Christian Schopper

Trauma überwinden

Ein Handbuch für Therapeuten und Betroffene

aethera®

Wichtiger Hinweis:
Sämtliche Angaben und Empfehlungen in diesem Buch wurden sorgfältig überprüft und in Übereinstimmung mit dem neuesten Wissensstand erarbeitet. Bei Heilmittel- oder Therapie-Empfehlungen handelt es sich um eine subjektive Auswahl ohne Anspruch auf Vollständigkeit, in der sich die Verordnungspraxis des Autors spiegelt.
Die Nennung von Handelsnamen oder Warenbezeichnungen geschieht im Rahmen der allgemeinen Pressefreiheit ohne Rücksicht auf Erzeugerinteressen; eine Werbeabsicht ist damit keinesfalls verbunden.
Angaben zu Medikamenten und therapeutischen Maßnahmen erfolgen mit der Einschränkung, dass Dosierungs- und Anwendungshinweise durch neue Erkenntnisse in der Forschung, klinische Erfahrungen und das sich verändernde Angebot an Präparaten dem Wandel der Zeit unterworfen sein können. Da auch menschliche Irrtümer und Druckfehler nie ganz auszuschließen sind, wird für Anwendungs- und Dosierungshinweise sowie für die Wirkung der Präparate keine Gewähr übernommen.
Jeder Benutzer wird dringend aufgefordert, die Angaben in diesem Buch anhand der Herstellerinformationen auf dem Beipackzettel auf ihre Richtigkeit zu überprüfen und die dort gegebenen Empfehlungen für die Dosierung und Kontraindikationen zu beachten. In Zweifelsfällen sollte immer ein Arzt oder ein Angehöriger der Heilberufe aufgesucht werden, insbesondere wenn die Beschwerden über mehrere Tage andauern. Die Angaben in diesem Buch sind weder dazu bestimmt noch geeignet, einen notwendigen Arztbesuch zu ersetzen. Eine Haftung vonseiten des Autors oder des Verlages für Personen-, Sach- und Vermögensschäden ist ausgeschlossen.
Trotz sorgfältiger inhaltlicher Kontrolle übernehmen wir keine Haftung für die Inhalte externer Links. Für den Inhalt der verlinkten Seiten sind ausschließlich deren Betreiber verantwortlich.

ISBN 978-3-8251-8013-3

aethera® ist ein Imprint des Verlags Urachhaus, Stuttgart
Landhausstraße 82, 70190 Stuttgart
www.aethera.de

Umschlagabbildung: © Shutterstock / Choen photo
Layout und Einbandgestaltung: Manfred Christ
Druck: Beltz, Bad Langensalza

Inhalt

Widmung

Dieses Buch ist allen von Trauma Betroffenen gewidmet, denen ich begegnen durfte oder die dieses Buch lesen werden. Ganz besonders den Kindern dieser Welt, die namentlich unseren Schutz, Hilfe und Beistand benötigen.

Und auch all denen, durch die ich lernen durfte, wie man durch ein Trauma transformiert werden und spirituell wachsen kann.

Geleitwort

Wir leben in einer Zeit globaler Krisen und Umbrüche. Viele Zeitgenossen haben das unbestimmte Gefühl einer Welt, die am Abgrund steht. Neben Kriegen und Bürgerkriegen, Flucht und Vertreibung, Terror und Folter scheinen ökonomische, ökologische und zwischenmenschliche Katastrophen zuzunehmen. Mit dem Anstieg psychischer Extrembelastungen steigt die Anzahl von Traumatisierungen mit weitreichenden Konsequenzen für die Betroffenen, denn nach einem Trauma ist nichts mehr, wie es vorher war. Traumatisierungen können das Leben radikal verändern. Extremerfahrungen, die nicht bewältigt und in die eigene Biografie integriert werden können, sondern abgespalten und verdrängt werden müssen, haben das Potenzial, oft lebenslanges Leiden bis hin zu einem Biografiebruch zu verursachen. Andererseits wissen wir aber auch aus vielen Lebensläufen, dass Traumata zu einer Biografie durchaus dazugehören, dass es keine Biografie ohne Traumatisierungen gibt und dass bewältigte Traumata zu einer Persönlichkeitsreifung führen können. Die Fachwelt spricht dann von einem »posttraumatischen Wachstum«.

Seit dem Jahr 2006 ist die Hilfsorganisation der *Freunde der Erziehungskunst Rudolf Steiners* weltweit tätig, um Menschen, die in Kriegs- und Katastrophengebieten oft extremste seelische Erfahrungen erdulden mussten, mit notfallpädagogischen Kriseninterventionen auf Grundlage eines anthroposophischen Welt- und Menschenverständnisses bei der Verarbeitung ihrer Erlebnisse zu unterstützen. Gerade die ersten Wochen und Monate nach einem traumatisierenden Ereignis bieten eine gute Möglichkeit, die biografische Krise in eine Chance zu verwandeln.

Seit vielen Jahren ist Christian Schopper am Auf- und Ausbau der Notfallpädagogik lehrend, beratend und praktisch tätig. Nun hat er mit diesem Buch seine jahrzehntelange Erfahrung im Umgang mit Trauma-Opfern eindrucksvoll verschriftlicht. Das Buch ist ein Meilenstein zu einem anthroposophischen Trauma-Verständnis, indem es psychotraumatologische Forschungsstandards um spirituelle Dimensionen erweitert.

Psychotraumatologisches Wissen und Verständnis ist bereits ein wesentlicher Schutzfaktor im Umgang mit primär eigener oder sekundärer Traumatisierung. Angesichts einer Zeit zunehmender Traumatisierungsgefahren wünsche ich dem Buch eine große Breitenwirkung, weit über die Fachkreise hinaus.

Bernd Ruf, Geschäftsführender Vorstand der »Freunde der Erziehungskunst Rudolf Steiners«, Begründer und Leiter der Notfallpädagogik

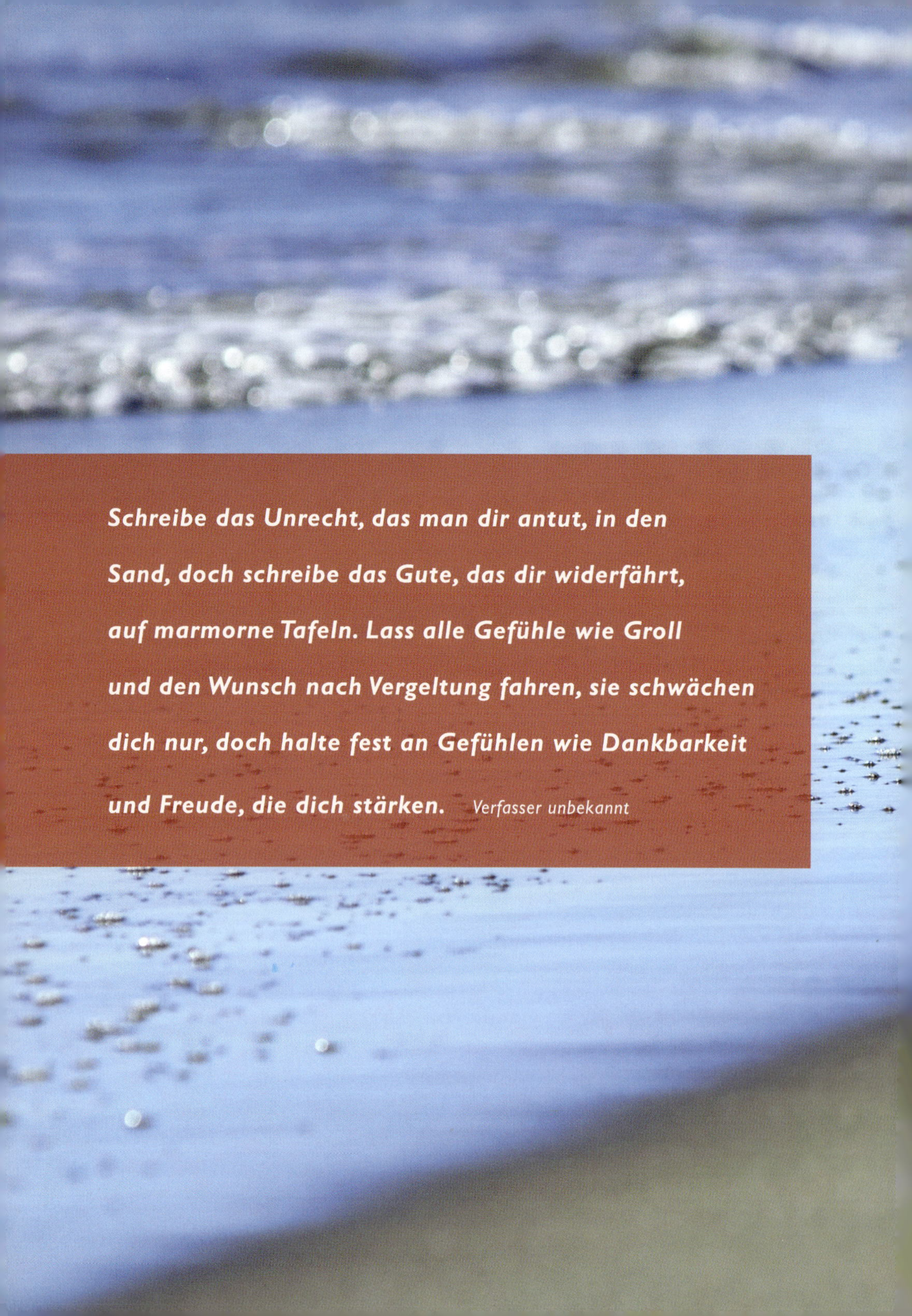

Schreibe das Unrecht, das man dir antut, in den Sand, doch schreibe das Gute, das dir widerfährt, auf marmorne Tafeln. Lass alle Gefühle wie Groll und den Wunsch nach Vergeltung fahren, sie schwächen dich nur, doch halte fest an Gefühlen wie Dankbarkeit und Freude, die dich stärken. *Verfasser unbekannt*

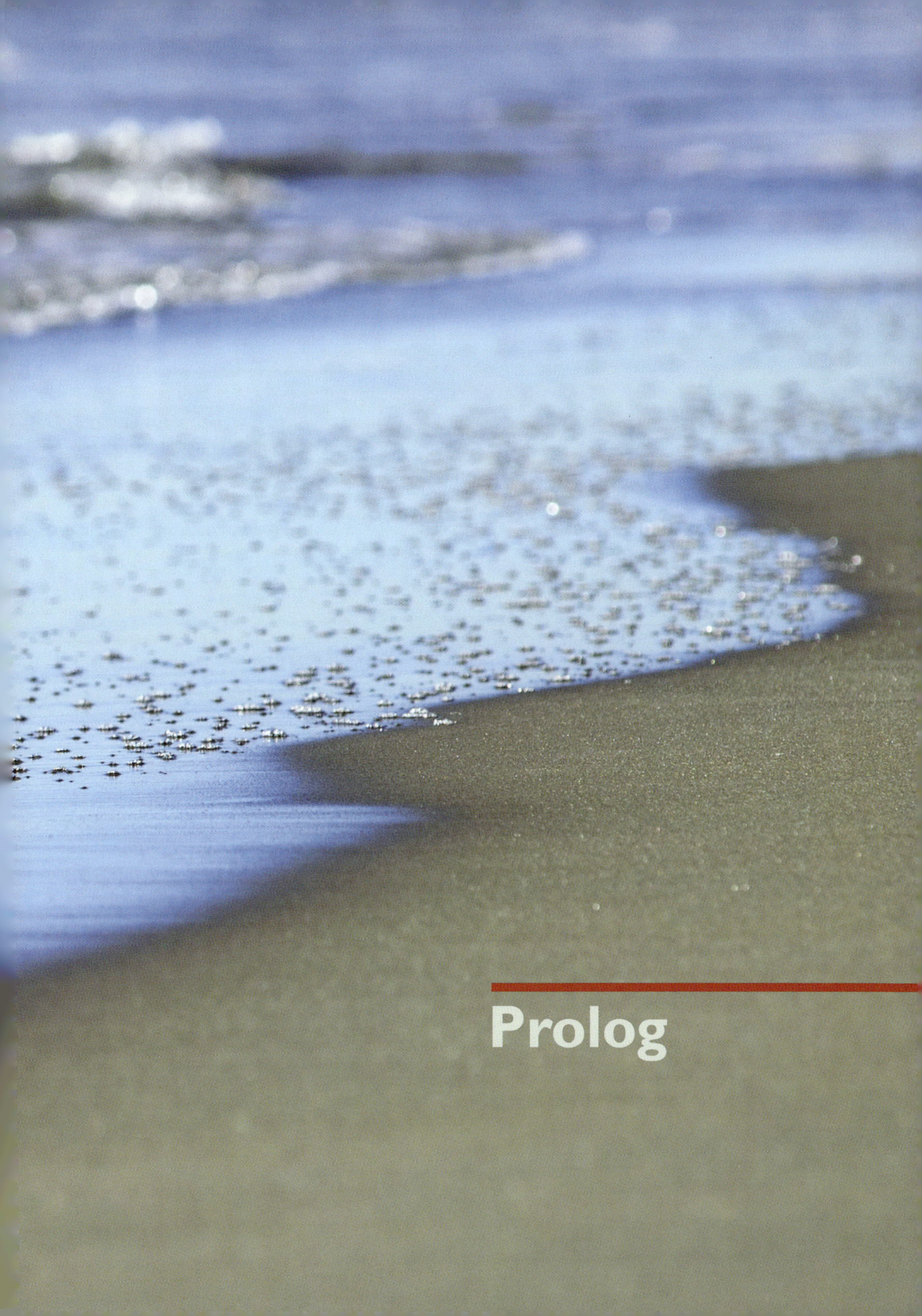

Prolog

Dieses Buch ist für vier Zielgruppen geschrieben:

- für *Betroffene,* d.h. Menschen, die ein traumatisches Erlebnis gehabt haben, vielleicht sogar an einer Trauma-Folgestörung leiden, sich jetzt traumatisiert erleben. Dieses Buch möchte ein Verständnis dafür ermöglichen, was im Zuge eines Traumas geschieht, sowie Wege für die Bewältigung, Integration und Heilung aufzeigen. Es möchte Ihnen Mut machen und verdeutlichen, dass Zerstörtes wieder geheilt, Gebrochenes wieder aufgerichtet werden kann.
- für *Therapeuten:* Häufig sind es gerade die »Nicht-Ärzte«, die im Gesundheitswesen mit Traumatisierten zu tun haben, manchmal primär, manchmal ungewollt sekundär: Psychologen, Heilpraktiker, Körpertherapeuten, Physiotherapeuten, die Menschen begleiten und behandeln, ohne dass eine entsprechende ärztliche oder fachpsychotherapeutische Begleitung bzw. Behandlung erfolgt. Oft brechen die Beschwerden erst in diesen Therapien auf. Dieses Buch möchte therapeutisch Arbeitenden Grundlagen zum Verständnis von Trauma und Trauma-Folgestörungen geben und den Weg sowie konkrete Möglichkeiten der Behandlung aus einem vertieften geisteswissenschaftlichen Verständnis heraus aufzeigen.
- für *Angehörige:* Häufig sind Angehörige von Traumatisierten bzw. Menschen, die schwere Schicksalsschläge und Traumata erlebt haben, im Umgang mit ihren Mitmenschen überfordert, erleben ihre betroffenen Familienmitglieder oder Freunde als gereizt, zurückgezogen, in ihrem Verhalten unverständlich und wenig »berührbar«.
  Dieses Buch möchte Ihnen Wege und Möglichkeiten aufzeigen, wie Sie am besten und den traumatisierten Menschen gemäß mit Ihren betroffenen Freunden oder Familienmitgliedern umgehen können. Es kann sehr wichtig sein, sie zu einer Therapie zu ermutigen und ihnen entsprechend professionell begegnen zu können, nicht belehrend und ohne Ratschläge, was oft als kontraproduktiv erlebt wird.
- für *interessierte Laien.* Das Thema Trauma und Trauma-Heilung ist so zeitgemäß und wichtig, dass jeder Zeitgenosse, jeder, der sich in

Deutschland im Umfeld der transgenerativen Kriegsfolgen befindet, ein Interesse daran haben kann. Auch der gewachsenen Aufmerksamkeit für solche Phänomene möchte das Buch Genüge tun, die Auseinandersetzung mit dem Thema ermöglichen und zu mehr Verständnis für die Betroffenen führen. Vielleicht möchte es auch Interesse wecken, sich selber – und sei es ehrenamtlich – therapeutisch zu betätigen, Betroffene zu begleiten oder im Beratungsbereich mitzuwirken, beispielsweise in einer Non-Governmental Organization (NGO), wie sie heute vielfach im Psychotrauma-Bereich arbeiten. Überall auf der Welt ist dies dringender denn je nötig. Im Anhang sind einige diesbezügliche Adressen aufgelistet.

Grundsätzlich möchte dieses Buch zu einem Dialog einladen.

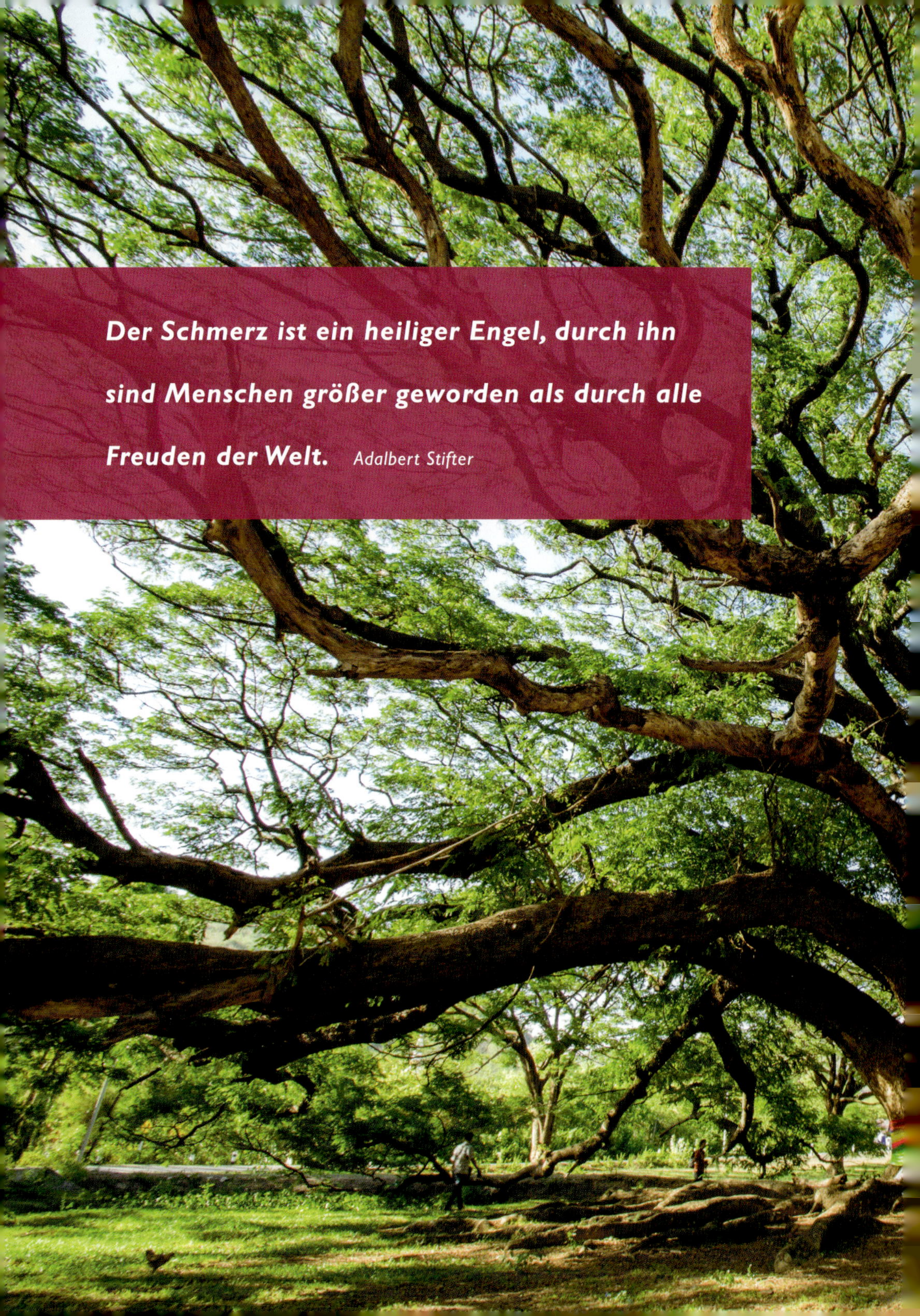
Der Schmerz ist ein heiliger Engel, durch ihn sind Menschen größer geworden als durch alle Freuden der Welt.
Adalbert Stifter

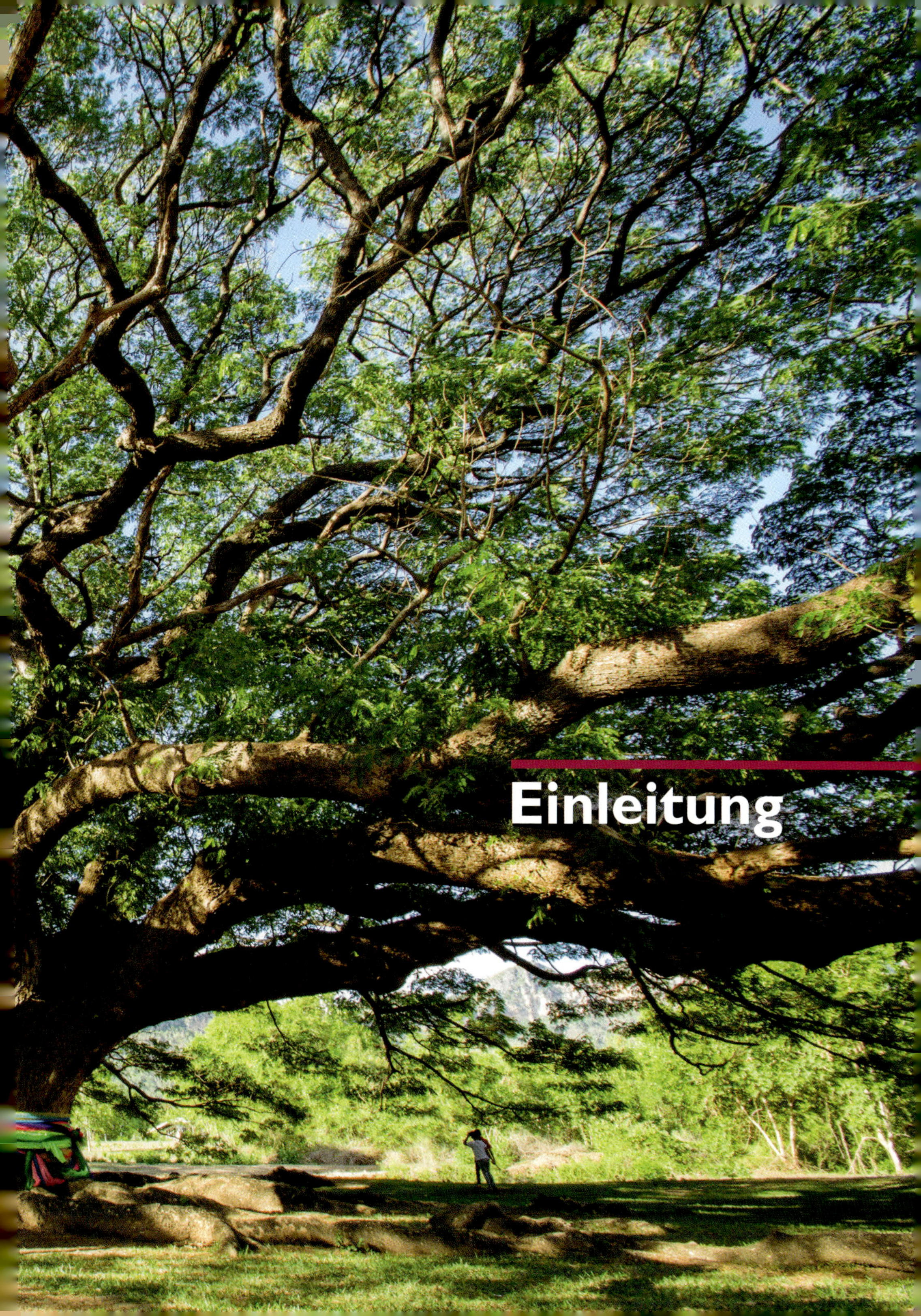

Einleitung

Erst seit wenigen Jahrzehnten steht das Thema »Trauma« in der öffentlichen Diskussion und im Interesse der Medizin. In der Medizinwelt war der Begriff der Traumatologie bisher fast ausschließlich der unfallchirurgischen Behandlung vorbehalten; hierunter wurde das ganze Fachgebiet der Unfallchirurgie inklusive Notfallmanagement und Notfallmedizin am Unfallort bei Katastrophen oder Ähnliches gesehen. Auch die ganze Wundpflege und Wundversorgung orientierte sich weitgehend am physischen Menschen und an physischer Nothilfe. In den letzten 20 Jahren hat hier ein tiefgreifender Wandel stattgefunden.

Trauma als psychische Wunde

Obwohl in Mitteleuropa auf deutschem Boden zwei Weltkriege stattgefunden haben und insbesondere in den Jahren 1939 bis 1945 eine Welle von Gewalt sich über ganz Europa hinweg ergossen hat – durch die Gräueltaten des Nationalsozialismus praktisch in alle Lebensbereiche hinein –, hat es bis in die 90er-Jahre des 20. Jahrhunderts gedauert, bis dieser Mantel des Schweigens, der Tabuisierung aufgebrochen wurde, das Thema der psychischen Traumatisierung, der psychischen Wunde überhaupt verbalisiert werden konnte. Zum einen kam es durch Reportagen im Fernsehen zur besten Sendezeit zu einer Wahrnehmung im öffentlichen Raum, ja überhaupt zur Kenntnisnahme dieser aus dem Bewusstsein fast völlig gelöschten Zeit. Einen wichtigen Beitrag haben hier die Reportagen von Guido Knopp geleistet, die sich unter anderem mit Originalinterviews mit überlebenden Betroffenen erstmalig tabuisierten Themen wie der »Großen Flucht« 1945, dem Bombenkrieg, der Vertreibung aus den Ostgebieten, dem Schicksal der deutschen Kriegsgefangenen und Ähnlichem widmeten. Bis dahin gab es eigentlich – zumindest im internationalen Diskurs bzw. in der publizistischen Darstellung Deutschlands zu dieser Zeit – nur Täter, keine kriegsbetroffenen, keine leidenden Deutschen, keine »Opfer«. Es existierte keine »Erinnerungskultur«, keine »Veteranenkultur« wie bei den anderen Kriegsparteien, den sogenannten Siegermächten.

Anfänge der »Erinnerungskultur«

Diese Fernsehsendungen wurden exzellent gemacht und sind bis heute wegweisend für eine neue Methode filmerischen dokumentarischen Darstellens. Guido Knopp zeigte einerseits sachliche Fakten, zum anderen Interviews mit Zeitzeugen, was eine starke Betroffenheit und Emotionalisierung bei den Zuschauern auslöste. Bei vielen von ihnen stiegen plötzlich wieder

Erinnerungen auf, die zum Aufflammen einer massiven posttraumatischen Symptomatik führten.

Neben diesem Medienimpuls kam es insbesondere durch die Vorträge, Publikationen und dann auch Fortbildungen in den neu begründeten Ausbildungsinstituten von Luise Reddemann und Rainer Sachse zu Beginn des 21. Jahrhunderts zu einem Umdenken. In kurzer Zeit fanden diese Konzepte unter deutschsprachigen Psychologen, Ärzten, insbesondere Psychiatern und Psychosomatikern, aber auch anderen Berufsgruppen begeisterte Aufnahme, sodass rasch ein eigenes Fachgebiet, die »Psychotraumatologie«, entstand, mit Fachgesellschaften, Kongressen, Verbänden und einer Publikations- und Forschungskultur. Zudem wurden in wenigen Jahren in ganz Deutschland Fachabteilungen für die Behandlung von Psychotraumata in fast allen psychosomatischen Kliniken eröffnet.

Entstehung der Psychotraumatologie

Dabei muss bemerkt werden, dass Deutschland das Land weltweit ist, in dem sich das Fachgebiet der Psychosomatik am stärksten etabliert hat, das die meisten ambulanten Behandlungsplätze, aber auch die meisten stationären Behandlungsbetten sowohl universitär als auch in der Akutpsychosomatik bzw. im Rahmen der Rehabilitationspsychosomatik besitzt. Dies ist weltweit einzigartig und hat sicher mit dazu beigetragen, dass es auf dieser Grundlage zu einer derartig raschen Verbreitung einer »Trauma-psychosomatischen« Medizin kommen konnte.

Mittlerweile ist in Deutschland, in etwas geringerem Umfang aber auch in der Schweiz und in Österreich, der Begriff des Traumas aus der Chirurgie erweitert und fester Bestandteil der Psychiatrie, Psychosomatik und Psychotherapie geworden. In beinahe allen Ländern der sogenannten Ersten Welt (hier sind vor allem Norwegen, die Niederlande, Israel, Großbritannien und die USA zu nennen) gibt es funktionierende Fachgesellschaften, umfangreiche, substanzielle Forschung, universitäre Abteilungen, Psychotrauma-Ambulanzen und Trauma-Stationen, in denen spezialisierte Behandlungen für schwer traumatisierte Menschen angeboten werden. Mittlerweile findet man auch viele Opferhilfestellen und Opferambulanzen, insbesondere für Missbrauchsgeschädigte bzw. Opfer von sexualisierter Gewalt, des Weiteren aber auch zahlreiche Anlaufstellen für traumatisierte Flüchtlinge gerade im Rahmen der großen Flüchtlingswelle in den letzten Jahren. Psychische Nothilfe, seelisch-psychologische Krisenintervention nach Katastrophen ist die Regel geworden. Dies klingt heute alles selbstverständlich, ist aber eine ganz neue Entwicklung auf einem ganz neuen Feld.

Erweiterung des Trauma-Begriffs

Literatur zum Thema Trauma

Auch in der Literatur schlägt sich dies nieder. Vor 25 oder 30 Jahren gab es praktisch keine deutschsprachige Literatur zu dem Thema; nur ein einziges Buch, *Die traumatische Neurose* von Esther Fischer-Homberger,[1] setzte sich substanziell mit dem Thema Psychotrauma auseinander. Erst seit den 90er-Jahren wurden zahlreiche deutschsprachige Lehrbücher, aber auch Publikationen von Betroffenen, Therapiemanuale und vieles mehr veröffentlicht, die sich mit Trauma, Psychotraumatologie, dem posttraumatischen Stress-Syndrom und verschiedenen Subthemen befassen. Es erscheinen mehrere deutschsprachige Fachzeitschriften (zum Beispiel *Trauma* oder *Trauma und Gewalt)*, und auch in den sonstigen Fachzeitschriften finden sich regelmäßig Beiträge zum Thema Psychotrauma. Man kann hier fast von einer »Explosion« in wenigen Jahren sprechen, sodass es heute Literatur zu nahezu allen Themen in deutschsprachiger Form gibt.

inhaltliche Schwerpunkte

Das vorliegende Buch möchte einen Baustein in dieser Entwicklung darstellen und drei Schwerpunkte setzen:

- Wie kommt es, dass jahrzehntelanges Schweigen nun von einer derartigen Expansion des Begriffes von seelischem Trauma und Trauma-Folgestörungen abgelöst wird? Was sind die Hintergründe, die tieferen Ursachen davon?
- In der vorliegenden Publikation soll eine phänomenologische Beschreibung dessen, was seelisches Trauma und Trauma-Folgestörungen sind, erfolgen. Es wird dabei versucht, über das, was aus der Schulpsychosomatik und Schulmedizin bekannt ist, hinauszugehen und die Anregungen und Erkenntnisse, die Rudolf Steiner in der Begründung seiner anthroposophischen Geisteswissenschaft bzw. der daraus resultierenden Medizin in den Jahren etwa von 1900 bis 1925 gegeben hat, daraufhin anzuschauen, zu beleuchten und zu vertiefen. Dies beinhaltet zum einen die Begrifflichkeiten, die Rudolf Steiner verwendet und die meines Erachtens sehr hilfreich sind für ein vertieftes Verstehen, aber auch eine erweiterte Therapie von Trauma und Trauma-Folgestörungen, und nicht zuletzt gezielt seine Forschungsergebnisse, die bis heute aktuell sind und quasi in die Zukunft hineingesprochen sind.
- Das Buch möchte verschiedenste konkrete therapeutische Anregungen geben. Dies beinhaltet zum einen die Prophylaxe, zum anderen die eigentliche Therapie von Trauma und Trauma-Folgestörungen, aber auch die Ausbildung seelischer Gesundheit für Helfer, Therapeuten, Angehö-

rige, die vielen Menschen, die heute in Krisenregionen bzw. in NGOs arbeiten und der Gefahr einer sekundären Traumatisierung ausgesetzt sind. Auch hier kann die Geisteswissenschaft Rudolf Steiners durch den Weg der inneren Schulung und konkreter meditativer Übungen wichtige Hilfestellungen leisten, die uns widerstandsfähiger oder – um ein modernes Wort zu gebrauchen – resilienter machen.

innere Schulung

Der Autor war viele Jahre leitend in universitären Kliniken in Zürich tätig, in denen das Psychotrauma einen Forschungs- und Behandlungsschwerpunkt bildete: Sieben Jahre hat der Autor zwei psychosomatische Kliniken als ärztlicher Direktor betreut und geleitet (eine Rehaklinik für psychosomatische Medizin und eine akutpsychosomatische Klinik), in denen die anthroposophische Medizin in einem integrativen Konzept insbesondere durch die Leibtherapien und künstlerischen Therapien eine wesentliche Grundlage des Therapieverständnisses darstellte, mit großen therapeutischen Erfolgen. Interessanterweise litt ein Großteil der dort behandelten Patienten unter primären und sekundären Traumatisierungen, angefangen von Mobbing am Arbeitsplatz über traumatisch erlebte schwerwiegende frühkindliche Traumatisierungen wie emotionale Verwahrlosung bis hin zu sexualisierter Gewalt und anderes, aber auch unter konkreten erlebten Traumata im Lebensverlauf. Gesamthaft bildeten das seelische Trauma und die posttraumatische Belastungsstörung, sowohl einfach wie komplex (siehe das Kapitel »Das posttraumatische Belastungssyndrom«, Seite 73 ff.), eine wesentliche Gruppe unter den behandelten Patienten. Hier erweist sich der Blickwinkel, aber auch die therapeutischen Möglichkeiten der anthroposophischen Medizin als herausragend und äußerst erfolgreich. Ja sie ist geradezu den seelischen Traumata und Trauma-Folgestörungen gemäß und kongruent. Auch wenn keine schwerwiegenden Traumata entsprechend der Definitionen der psychiatrischen Klassifikation vorlagen, zeigten doch sehr viele Patienten Symptome von Trauma-Folgestörungen, aber auch von traumatischem Stress bereits bei Beziehungsstörungen, traumatisch erlebten Trennungen, Abschieden und anderem.

Möglichkeiten anthroposophischer Medizin

In den Abschlusskapiteln des Buches werden wir versuchen, eine vertiefte Darstellung der Zusammenhänge von anthroposophischer Medizin und dem Themenkomplex seelisches Trauma zu geben, um dies genauer zu beleuchten und zu verstehen. Rudolf Steiner sagte einmal, dass es in nicht allzu ferner Zukunft so sein werde, dass ein einziges Wort Menschen seelisch zerstören bzw. tief zerstörerische Kraft in der Seele entfalten kann. Hierzu sind wir auf

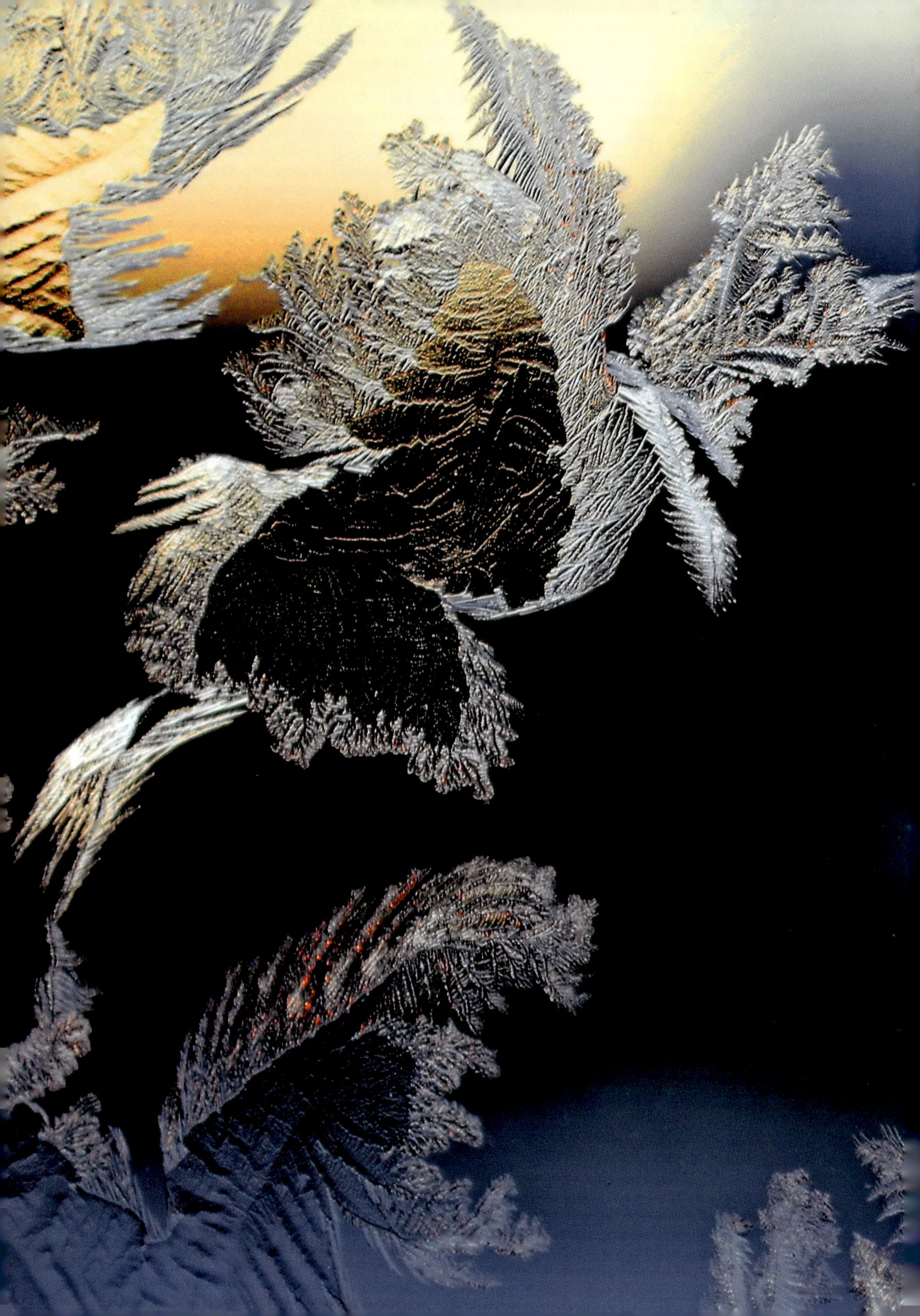

dem besten Wege, d.h. häufig braucht es gar kein schwerwiegendes Trauma wie Naturkatastrophen, Tsunami, Erdbeben, Vergewaltigung oder Kriegstraumatisierungen, manchmal reichen bei uns in der »Ersten Welt« bestimmte Entwertungen am Arbeitsplatz, in Beziehungen, im Rahmen seelischer Beziehungsgewalt, wie sie heute so häufig anzutreffen ist, bereits aus, um tiefe seelische Verletzungen zu erzeugen.

Verletzlichkeit der Seele

Anzumerken ist, dass wir immense Zahlen von innerehelicher bzw. interfamiliärer Gewalt in Deutschland, in den USA, aber auch in allen anderen Ländern der sogenannten Ersten Welt haben. Mit die häufigsten Todesursachen in der Ersten Welt in der ersten Lebenshälfte sind der Suizid sowie Tötungen im Rahmen von Beziehungsdelikten. All dies spricht dafür, dass der heutige Seelenraum ein umkämpfter Raum ist und wir dringend Hilfs- und Heilmittel benötigen, ihn zu schützen, zu stabilisieren und zu heilen, aber auch durch Prophylaxe und Seelenhygiene zu innerer Festigung zu kommen. Auch hierzu möchte das vorliegende Buch einen Beitrag leisten.

Zum besseren Verständnis ist ein ausführliches Glossar beigefügt, in dem zum einen die verwendeten medizinischen Fachausdrücke erläutert, zum anderen aber auch anthroposophische Fachtermini dargestellt werden.

- Ein weiteres wesentliches Anliegen dieses Buches ist die Darstellung der Psychotraumatologie aus einem umfassenden spirituellen Blickwinkel. Wohl kaum eine Disziplin im Rahmen der Psychiatrie und Psychosomatik hat sich in den letzten 20 Jahren derart entwickelt und gleichzeitig eine Vertiefung ins Spirituelle genommen. Die Psychodynamisch Imaginative Trauma-Therapie von Luise Reddemann (PITT) bezieht ihre Wirkung aus der Imaginationsarbeit von C.G. Jung, vielen schamanistischen Techniken und diversen spirituellen Meditationspraxen. Auch die achtsamkeitsbasierten Therapien (wie die MBSRT – Mindfulness-Based Stress Reduction Therapy) haben Eingang in die Trauma-Therapie gefunden, sowohl ambulant wie stationär; das Behandlungsmanual von Marsha Linehan, die Dialektisch-Behaviorale Therapie (DBT) ist mittlerweile Bestandteil vieler stationärer verhaltenstherapeutischer Trauma-Therapien.

spiritueller Blickwinkel

Dies ist ein interessantes Phänomen, dass durch die Trauma-Therapie und den Begriff des seelischen Traumas die Spiritualität in Psychiatrie und Psychosomatik Eingang gefunden hat. Und dies, obwohl die Tiefenpsychologie in ihrem Ursprung bei Sigmund Freud absolut agnostisch gewesen ist und sich viele Jahre lang sehr schwer damit getan hat, diese neuen Zugangsweisen zu assimilieren und zu integrieren. Wir werden in dem vorliegenden Buch auch zeigen, warum dies so ist und warum das Trauma, der traumatisierte Mensch, aber auch die Trauma-Folgestörung immer eine Nähe zu tief geistigem Erleben, zu der geistigen Welt sowie Möglichkeiten der Transformation sowohl des Betroffenen als auch des Therapeuten in sich tragen.

Nähe zu tief geistigem Erleben

Wir möchten darlegen, dass die alte Legende des Parzival mit der Amfortas-Wunde (= Traumatisierung), von Richard Wagner kongenial vertont in seiner Fassung eines »Bühnenweihspieles« des Parzival-Mythos, eine hochaktuelle Signatur des modernen Menschen in sich trägt (siehe Seite 132 f.). Hiervon ist Rudolf Steiners Begriff der »Bewusstseinsseele« aktueller Ausdruck und Zeitgeist. Wie wir noch zeigen werden, hat die feine Änderung der menschlichen Konstitution in unserer heutigen Zeit nicht nur den Effekt der Labilisierung, der Zunahme von Stress- und Trauma-Folgestörungen, sondern ist auch eine großartige Möglichkeit der Spiritualisierung, des geistigen Wachstums und innerer Transformation. Die modernen Konzepte der »posttraumatic growth«-Forschung von Richard Tedeschi, Lawrence Calhoun und anderen zeigen dies, ebenso die Ergebnisse der Resilienz-, Flow- und Stressforschung. Erlittenes seelisches Trauma gehört zu dem, was den Menschen am tiefsten und umfassendsten zu zerstören vermag, ihm Hoffnung und Vertrauen rauben kann; die Überwindung bzw. die Heilung seelischer Traumata berührt aber die innersten Geheimnisse seelischer und geistiger Heilung. Selbst die unzähligen mittlerweile publizierten Berichte der Nahtodesforschung (Pim van Lommel, Eben Alexander (siehe Seite 241 und 243) und viele andere mehr) stellen im Grunde Transformationen lebensbedrohlicher seelischer Traumata dar.

Änderung der menschlichen Konstitution

Ein ganz wesentliches Motiv dieses Buches wird die Beantwortung der Frage sein – welche die Frage jedes Trauma-Betroffenen ist:

Ist Heilung von seelischen Wunden, von seelentraumatischen Verletzungen und posttraumatischen Belastungsstörungen möglich? Ist selbst nach Extremtraumatisierungen, massivem seelischem Leiden und furchtbaren Erlebnissen Heilung, Genesung wieder möglich, kann der Betroffene ein »normales« Leben führen, kann er wieder eine gesunde Sexualität und Beziehungsfähigkeit entwickeln? Was sind die Bedingungen für eine Heilung, welche Therapieformen gibt es heute, wie ist die Prognose? Welche Rolle kann hierbei eine Vertiefung durch die anthroposophische Menschenkunde und anthroposophische

Medizin bzw. Psychotherapie spielen? Und wenn das seelische Trauma im tieferen Verständnis eine spirituelle Dimension hat, müssen dann nicht auch Therapie und Heilung aus spirituellem Erleben und einer spirituellen Therapie erwachsen?

spirituelle Therapie

Diesen Fragen wird sich dieses Buch im letzten Teil ausführlich widmen; vor allen Dingen aber möchte die vorliegende Schrift Betroffenen, aber auch allen therapeutisch Arbeitenden Mut machen und Wege zur Genesung, Heilung und Transformation des Erlittenen aufzeigen.

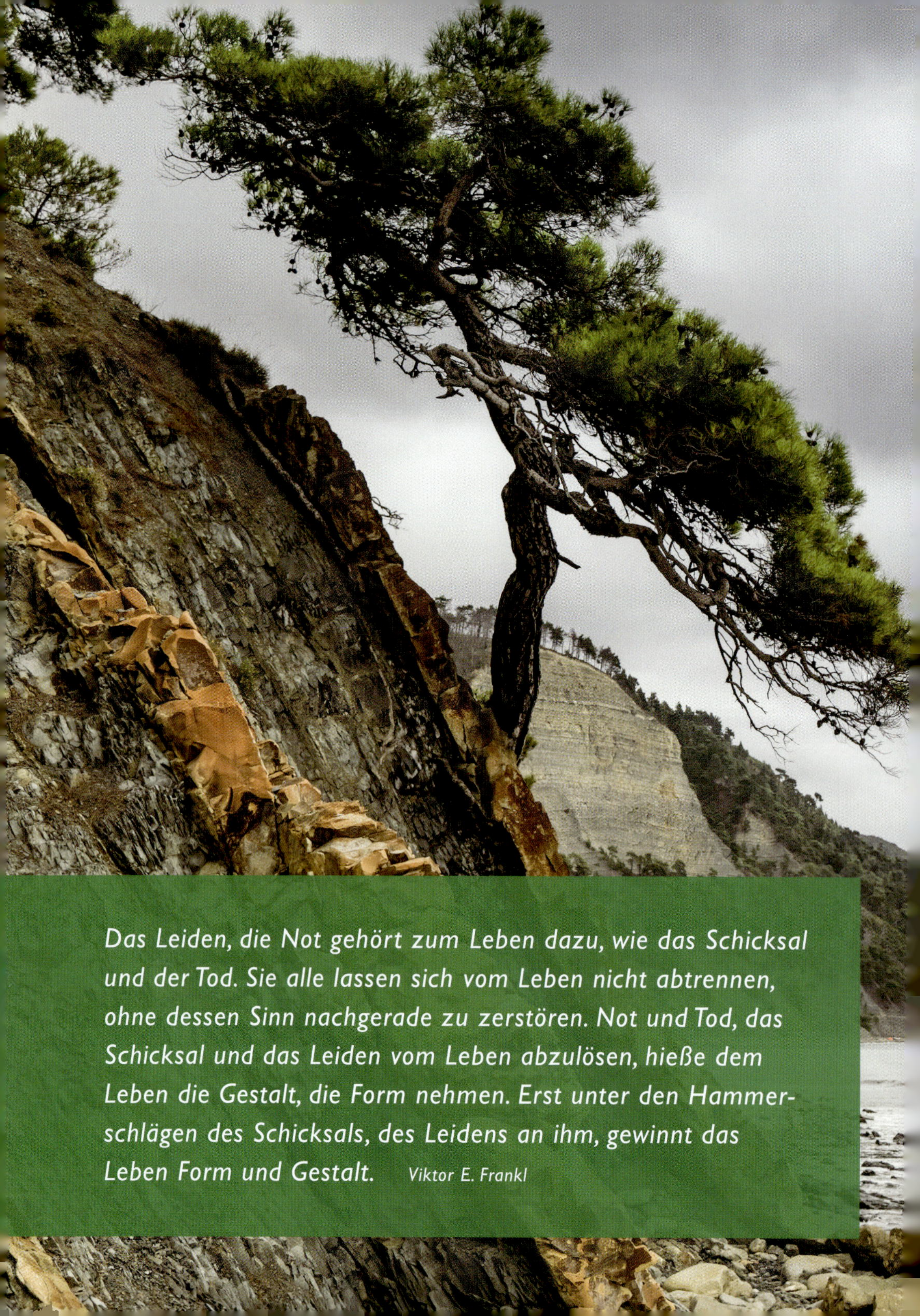

Das Leiden, die Not gehört zum Leben dazu, wie das Schicksal und der Tod. Sie alle lassen sich vom Leben nicht abtrennen, ohne dessen Sinn nachgerade zu zerstören. Not und Tod, das Schicksal und das Leiden vom Leben abzulösen, hieße dem Leben die Gestalt, die Form nehmen. Erst unter den Hammerschlägen des Schicksals, des Leidens an ihm, gewinnt das Leben Form und Gestalt. Viktor E. Frankl

Geschichtliches

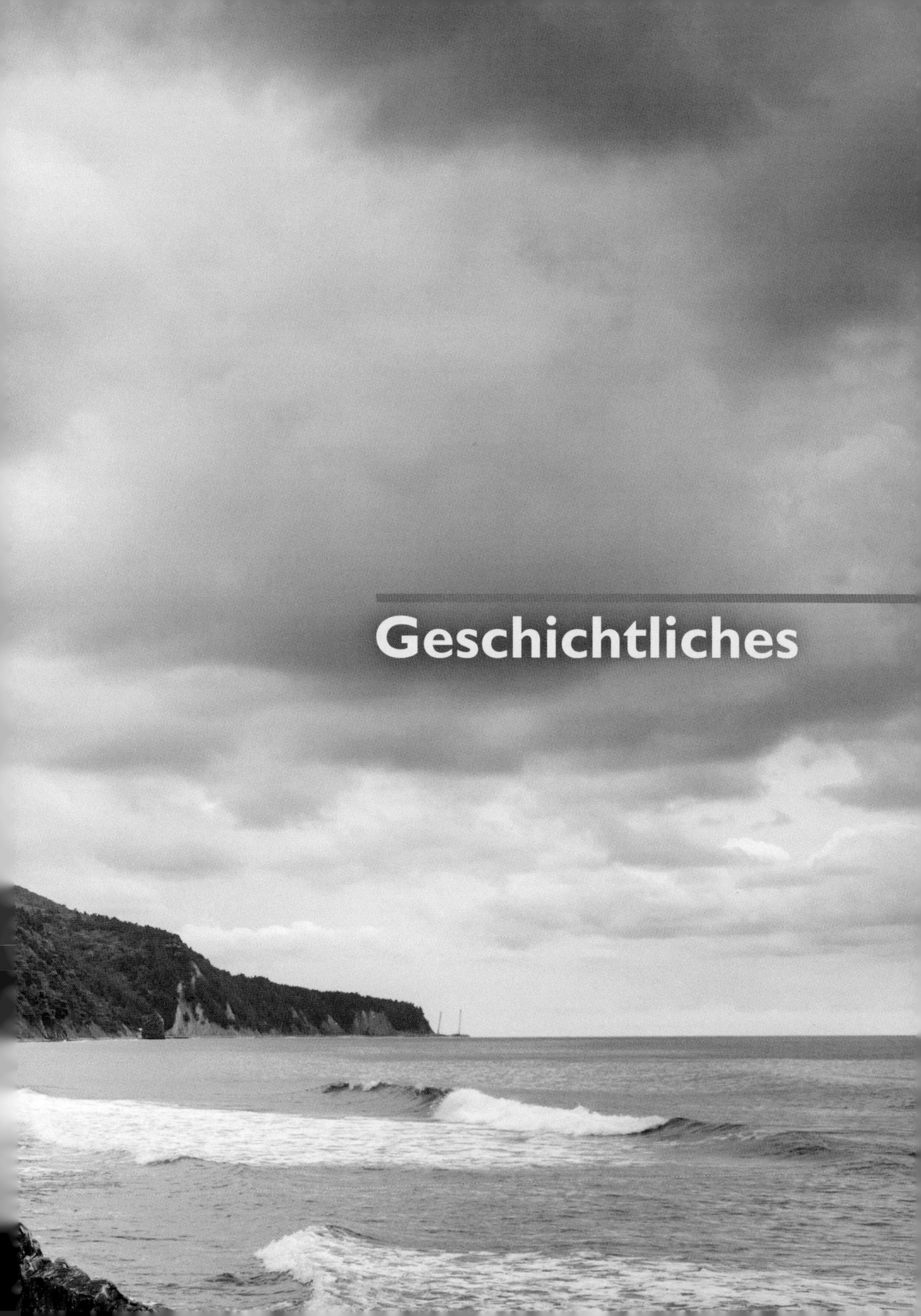

Unter kulturgeschichtlicher und medizingeschichtlicher Perspektive ist es erstaunlich, dass das Fachgebiet der Psychotraumatologie, das Interesse und die Hinwendung zum Thema Trauma relativ neu sind. Erst vor wenigen Jahrzehnten sind sie Teil der Medizin geworden. In der Kunst und Literatur finden sich bereits wesentlich früher Aufarbeitungen dieser Themen, ja seit der Renaissance nimmt das Thema »Trauma« und dessen Verarbeitung bzw. Heilung durchaus Raum ein. In dieser Zeit wird das Interesse an individuellen Schicksalen, am Bewältigen von Leid und Trauma immer größer und entwickelt sich zu einem zentralen Thema der Literatur.

Trauma in Kunst und Literatur

In den großen Shakespeare'schen Dramen werden in der Regel Psychografien von Persönlichkeiten gezeichnet, voller Tragik und traumatischer Erfahrungen, sowohl aus der Täter- als auch aus der Opferperspektive. Bis heute sind die großen Gestalten dieser Bühnenstücke wie Seelenerzieher für uns. Ebenso war das frühe Werk des Johann Wolfgang von Goethe *Die Leiden des jungen Werther* ein Bestseller in der damaligen Zeit; es beschreibt die traumatische Liebeserfahrung, im Suizid endend, eines jungen Mannes. In den großen Romanen der russischen Dichter, vor allem von Leo Tolstoi und Fjodor Dostojewski, werden sowohl aus der Innensicht als auch aus gesellschaftlicher Perspektive Leid, traumatische Erfahrung und biografisches Erleben und Bewältigen in Form von individuellen Beziehungen, Liebeserfahrungen oder Trennung dargestellt. Ein Beispiel hierfür ist das große Epos *Krieg und Frieden* von Leo Tolstoi. Hier werden detailliert die Grausamkeiten des Krieges geschildert und mit individuellen Schicksalen verwoben. In seinem internationalen Bestseller *Im Westen nichts Neues* verarbeitet Erich Maria Remarque die Gräuel und Schrecken des Krieges aus einer pazifistischen Sicht. In Rainer Maria Rilkes dichterischem Werk, beispielsweise dem Beginn der *Duineser Elegien,* lassen sich ebenfalls markante Spuren von traumatischen Erlebnissen und deren Verarbeitung finden.

Als weiteres Beispiel kann der Nobelpreisroman *Doktor Schiwago* von Boris Pasternak genannt werden, ebenso der Roman *So weit die Füße tragen* von Josef Martin Bauer, das wohl bekannteste deutsche Buch der 50er-Jahre.

Musik

Luise Reddemann, die Mitbegründerin der deutschsprachigen Psychotraumatologie, hat detailliert dargestellt, inwiefern zum Beispiel die Werke von Johann Sebastian Bach, insbesondere seine Motetten und Passionen, resiliente Überwindungen ausgeprägter lebenstraumatischer Erfahrungen sind. Auch in der Opernliteratur des 19. Jahrhunderts, in den großen Musikdramen von Wagner, Verdi, Puccini, Bellini und anderen, werden traumatische Erfahrungen bearbeitet und inszeniert. In vielen Werken von Verdi klingen diese Themen an, quasi als Spiegelungen traumatischer Ereignisse und deren resilienter Überwindung in Verdis eigener Biografie. Die große Oper *Turandot* von Giacomo Puccini erzählt ein chinesisches Märchen von einer transgenerativen Traumatisierung und deren Lösung und Transformation (siehe auch Seite 167).

Oper

Wie sieht dies in der Medizingeschichte aus? Die einzigen Orte, an denen im Mittelalter psychisch Kranke zumindest menschenwürdig im christlichen Geist gepflegt und betreut wurden, waren die Klöster, die bis heute häufig als Landeskrankenanstalten und psychiatrische Versorgungseinrichtungen genutzt werden. Der eigentliche Aufbruch, dass die Psychiatrie Teil der medizinischen Wissenschaft und eine eigene Spezialität wurde, setzte jedoch durch die Französische Revolution mit ihren großen Idealen der Freiheit, Gleichheit und Brüderlichkeit ein. Das Öffnen der Kerker auch für die damaligen sogenannten »Irren« – damals bezeichnete man sie noch nicht als »psychisch Erkrankte« – erfolgte zeitgleich mit dem Beginn der institutionellen Psychiatrie, mit dem sich Namen wie beispielsweise Philippe Pinel verbinden. Die großen psychiatrischen Krankenanstalten wie die Salpêtrière in Paris und andere fanden hier ihre ideologische und geschichtliche Begründung, von hier erwuchs die sogenannte romantische Psychiatrie und Psychosomatik. Die Krankheitsbilder der Depression, des Irreseins, der Ängste und Zwänge wurden Teil des medizinischen Systems und somit medizinalisiert und konzeptionalisiert, auch wenn nur wenige Therapiemöglichkeiten vorhanden waren. Der psychisch Kranke erhielt seine Würde zurück und wurde Teil der Gesellschaft, was in manchen Regionen Afrikas und Südamerikas bzw. Asiens noch heute nicht der Fall ist.

Anfänge der Psychiatrie

Ein weiterer Meilenstein war die Begründung des Internationalen Roten Kreuzes (IRK), zurückgehend auf Henry Dunant, der 1859 nach der Schlacht von Solferino in der Nähe des Gardasees vollkommen erschüttert die vielen Zehntausende von Schwerstverwundeten und Sterbenden auf dem Schlachtfeld sah. Für die meisten von ihnen gab es keinerlei Möglichkeit zur Hilfe und Rettung; sie mussten ohne entsprechende professionelle Hilfe elendig an ihren Verletzungen zugrunde gehen. Dieser Schock saß bei Dunant so tief, dass er daraufhin das Internationale Rote Kreuz gründete, eine bis heute tätige Organisation, die sich mit einem eigenen Kodex (der sogenannten Genfer

Gründung des Roten Kreuzes

Konvention) für Verwundete in kriegerischen Situationen und Konflikten einsetzt. Das IRK ist eine große weltweite Organisation geworden, auch wenn zunehmend der Kodex gebrochen wird, wie zum Beispiel im Israel-Palästina-Konflikt in den besetzten Autonomiegebieten, in Syrien und vielen anderen heutigen Krisenregionen und Konflikten. Hier war es jedoch vorwiegend noch die physische, d. h. leibliche Traumatisierung, die im Mittelpunkt von Behandlung und Pflege stand.

Erster Weltkrieg

Eine nächste große Veränderung ergab sich im Ersten Weltkrieg durch die Kriegstechnik der sogenannten Schützengräben, der starren Kriegsführung weitgehend ohne sichtbaren Feind. Die Achsenmächte, vor allen Dingen Deutschland auf der einen und England und Frankreich auf der anderen Seite, standen sich in jahrelangen zermürbenden Grabenkämpfen gegenüber, die Millionen von Toten kosteten und praktisch kaum Geländegewinne brachten. Die Hölle von Verdun, der Hartmannswillerkopf im Elsass und andere Orte sind Zeugen dafür, wie an manchen Tagen Zehntausende von Soldaten hingeopfert wurden, ohne dass man dem gesteckten Ziel näher gekommen wäre oder gar kriegsentscheidende Veränderungen herbeigeführt hätte. Die Soldaten saßen in den Schützengräben und waren ihrem Schicksal ausgeliefert. Der Tod war quasi unsichtbar, sie hörten ihn in Form von Pfeifen oder ähnlichen Geräuschen, wenn feindliche Munition neben ihnen einschlug oder sie traf.

»Kriegszitterer«

Dies führte zu einer vollständigen Überreizung des vegetativen Nervensystems und massivster psychogener Schädigung. Es wurde damals vom sogenannten »Shellshock-Syndrom« oder den sogenannten »Kriegszitterern« gesprochen. In manchen Truppenteilen war der Ausfall durch psychogene Störungen größer als durch Realverlust in den Schützengräben und dem Kampf. Zehntausende, wahrscheinlich sogar Hunderttausende von Soldaten erlitten diese psychogene Symptomatik, was später als »posttraumatische Belastungsstörung« (PTBS, im englischen Sprachraum bzw. bei der Erstkonzeption PTSD – Posttraumatic Stress Disorder – genannt) konzeptionalisiert wurde. Insbesondere der amerikanische Militärpsychiater Abram Kardiner beschrieb als Erster detailliert und fundiert die Symptome bei von ihm selbst untersuchten betroffenen Soldaten. Vor allem die psychokardiologischen Auffälligkeiten mit massiven Herzbeschwerden nach Schockerlebnissen, psychische Schocksymptome ohne physische Beeinträchtigung des Herzens, aber auch die vielen Kriegszitterer ohne nachweisbare Läsionen des Nervensystems wurden beschrieben, ohne dass sich jedoch daraus entsprechende therapeutische Konsequenzen ergaben. Im Gegenteil, die sogenannten Kriegszitterer wurden als labil, als Psychopathen, Simulanten und als minderwertige Soldaten angesehen. In Deutschland wurden massive Elektroschockbehandlungen durchgeführt, um wieder einen Normalzustand im desorganisierten Nervensystem herzustellen, und in einigen Ländern wurden schlichtweg viele der Betroffenen erschossen im Sinne standrechtlicher Erschießungen von »minderwertigem Soldatenmaterial« (was beispielsweise auch in der Wehrmacht und in England beschrieben ist).[2]

Shellshock-Syndrom als psychogenes Syndrom

Kardiner konnte präzise zeigen, dass es sich um ein psychogenes Syndrom aufgrund psychischer Traumatisierungen handelt, insbesondere bei Hyperarousal (Übererregtheit) des vegetativen Nervensystems, d. h. klarer, kontinuierlicher Sympathikusaktivierung bei gleichzeitiger Hemmung von Parasympathikusfunktionen (siehe auch Seite 91). Dies führt zu Nervosität, Schlafstörungen, multipelsten psychogenen Symptomen und schließlich vollständiger Auszehrung und Irresein.

Zweiter Weltkrieg

Nach dem Friedensschluss von Versailles wurde das Konzept des Stellungskrieges zunächst verlassen und im Zweiten Weltkrieg vorerst nicht wieder installiert. Hier waren es vor allen Dingen Kämpfe von Truppen in Bewegung, in der sich die Soldaten gegenüberstanden; außerdem traten die Gräueltaten gegenüber Zivilpersonen in den Vordergrund, aber auch die unsäglichen Geschehnisse in den Konzentrationslagern der Nazis. Da es aber nicht zu den scheinbar einseitigen Kriegshandlungen der Stellungskriege in den Schützengräben des Ersten Weltkriegs mit ihrer spezifischen Symptomatik kam, wurde das Konzept einer psychischen Traumatisierung durch die Kriegsereignisse und die Kriegshandlungen wieder verworfen. Zudem durfte es insbesondere im nationalsozialistischen Menschenbild kein derartiges Konzept geben, es existierte nur der stählerne, jeder Situation eisern gewachsene Landser.

Nach dem Zusammenbruch in Deutschland gab es lange Jahre keine Berentung aufgrund psychischer Traumafolgen. Viele Männer kehrten psychisch vollkommen zerstört zurück, auch wenn sie physisch unversehrt geblieben waren, lebten zum Beispiel in Wäldern, mit hoher Suizidrate und massiver Suchtgefährdung. So gab es eine hohe Prozentzahl derartiger Veteranen, die ohne eine positive »Veteranen-Identität« wie bei den Siegermächten schwere Alkoholiker wurden mit entsprechenden Folgen.

Vietnamkrieg

Den Durchbruch im Hinblick auf eine medizinische Konzeptionalisierung brachte der Vietnamkrieg. Zum einen war die Zeit Mitte und Ende der 60er-Jahre bewusstseinsgeschichtlich eine ungeheure Aufbruchszeit. Die Rockmusik und psychedelische Substanzen wie LSD – zur Bewusstseinserweiterung eingenommen – spielten eine große Rolle, es war der Beginn der Hippie-Ära, in Deutschland und Frankreich der 68er-Bewegung, der Studentenrevolution mit einem großen Bewusstseinsaufbruch. Erstmals konnten Fortschritte einer wirklichen Bewältigung des Nationalsozialismus bis in die Strukturen hinein erfolgen. Die Flower-Power- und Hippie-Bewegung zeigte durchaus spirituelle Tiefe, was dann aber rasch durch Drogen und Gewaltszenarien korrumpiert wurde.

spirituelle Tiefe

Interessant ist dabei, dass es gerade in dieser Zeit einer erheblichen spirituellen Öffnung zur Konzeptionalisierung genau dieses Störungsbildes kam und erst ab diesen Jahren der Begriff Trauma im Sinne einer seelischen Verletzung bzw. seelischen Wunde Gegenstand auch des wissenschaftlichen Interesses und der psychiatrischen Forschung wurde. Nun erst entwickelte sich die Psychotraumatologie zu einem Kern der psychiatrischen Landschaft.

Amerika befand sich mit einem vermeintlich kleinen und schwächeren Gegner, mit Nordvietnam, im Krieg, nachdem es eine Verpflichtung gegenüber Südvietnam ausgesprochen hatte. Hier herrschten jetzt ähnliche Zustände wie im Ersten Weltkrieg in den Schützengräben: Für die amerikanischen GIs war der Gegner, d.h. die Nordvietnamesen, der Vietkong, quasi unsichtbar. Durch ein weitläufiges Tunnelsystem von Hunderten von Kilometern waren sie fast nicht auffindbar, griffen wie aus dem Nichts an. Dies führte wieder zu massivem Hyperarousal (siehe Seite 31), Angstzuständen, einer chronischen Überlastung des vegetativen Nervensystems, was sich in der hohen Anzahl von drogensüchtigen GIs widerspiegelte: Die überwiegende Mehrzahl der amerikanischen GIs, die in Kampfhandlungen eingesetzt wurden, rauchten regelmäßig Cannabis, etwa 10 Prozent waren manifest heroinabhängig, zudem bestand ein hoher Grad an übermäßigem Alkoholgebrauch. Alle drei Substanzen führten auf schädigende Weise zu einer Art Abstumpfung und »Besänftigung« des vegetativen Nervensystems. Insgesamt starben etwa 60.000 GIs auf dem Schlachtfeld; die Zahl an Suizid durch chronisches posttraumatisches Stress-Syndrom in den nächsten Jahren verstorbenen GIs lag jedoch noch höher! Bis heute ist die Zahl der an einer posttraumatischen Belastungsstörung erkrankten GIs im Vietnamkrieg auf etwa 500.000 bis 600.000 anzusetzen, wie offizielle Zahlen verlautbaren lassen – es gab also mehr traumatisierte als psychisch unversehrte Soldaten.[3]

Drogenabhängigkeit unter GIs

Nach dem Friedensschluss kehrten die Soldaten in die USA zurück: Sie waren als gut ausgebildete Elitesoldaten, als Marines in den Krieg gezogen und kamen als seelisch zerstörte Wracks nach Hause, obwohl sie physisch zumeist gerade keine Schädigungen davongetragen hatten. Sie waren drogen- und alkoholsüchtig, zogen sich von ihren Mitmenschen zurück, übten Gewalt gegenüber ihren Frauen und Kindern aus, wurden Outsider und Outlaws (der Film *Rambo* mit Sylvester Stallone, in dem ein Vietnamveteran mit seiner Symptomatik sehr präzise bis in die Neurophysiologie hinein geschildert wird, ist die erste diesbezügliche filmerische Darstellung). Somit fand sich plötzlich eine Vielzahl von psychisch auffälligen GIs, was bei genauer Untersuchung vor dem Kriegseinsatz definitiv nicht der Fall gewesen war. Damit war der Nachweis erbracht, dass die Auffälligkeiten und seelischen Folgeschäden ausschließlich durch kriegerische Handlungen und den Einsatz im Feld verursacht waren und nicht durch eine prämorbide pathologische Persönlichkeitsstruktur.

psychisch auffällige Soldaten

kriegerische Handlungen als Ursache

Im amerikanischen National Institute of Mental Health (NIMH) wurde eine Arbeitsgruppe gebildet, die in großartiger Weise zum ersten Mal aufgrund von präziser Ätiologie und Beobachtung die »Posttraumatic Stress Disorder« (PTSD, auf Deutsch »posttraumatische Belastungsstörung«) als manifeste Trauma-(Kriegs-)Folgestörung konzeptionalisierte und begründete.

»Posttraumatic Stress Disorder«

Als Kriterien einer »Posttraumatic Stress Disorder« wurden zunächst genannt:

- Auftreten eines schweren, lebensbedrohlichen Ereignisses,
- sozialer Rückzug,
- Wiedererleben (Intrusionen) der traumatischen Situation in Form von Flashbacks und Albträumen schon bei kleinstem Stimulus bzw. Trigger (Auslöser),
- Hyperarousal (Übererregtheit) des vegetativen Nervensystems, d. h. eine andauernde pathologische Aktivierung des Sympathikus mit entsprechender Auszehrung und sensorischer Überstimulation (d. h. einer Überreizung der Sinne).

In den darauf folgenden Jahren wurde dieses Syndrom noch präziser beschrieben und als neues stressinduziertes Krankheitsbild somit der Forschung zugänglich gemacht. Es erfolgten mehrjährige intensive Forschungen insbesondere in den USA, aber auch vor allen Dingen in Israel im Rahmen der dortigen Kriege, die die zunächst phänomenologischen Befunde untermauerten

Anfänge der Forschung

und in großen längsschnittlichen, d. h. in bestimmten zeitlichen Abständen immer wieder durchgeführten Forschungsstudien bestätigten. In einer bahnbrechenden Arbeit konnte gezeigt werden, dass es bei Vietnamveteranen, wenn sie im aktivierten Modus, d. h. im Wiedererleben-Modus waren, zu einem »Split Brain« kam, d. h. linke und rechte Gehirnhälfte waren funktionell (nicht anatomisch) wie voneinander getrennt.[4] Im linken Gehirn kam es zu einer Blockade von Sprachzentrum und Sprachfunktion, im rechten völlig abgetrennt davon zu einer Art Amokzustand, einem völligen Überlaufen emotionaler Angst- und Panikzustände, verbunden mit einer massiven Sympathikus-Überstimulation (siehe auch Seite 91). Es war praktisch keine kortikale (von der Hirnrinde ausgehende) Kontrolle der höheren Hirnleistungszentren mehr gegeben, vielmehr kam es im limbischen System (unserem emotionalen inneren Teil des Gehirns, siehe Seite 58) zu einer Verselbstständigung von Angst und Panik sowie zu einer sensorischen Überstimulation. Hiermit war in präziser Forschung der Nachweis eines neurobiologisch fassbaren pathologischen Substrates erbracht.

»Split Brain«

In den folgenden Irakkriegen sprach man dann vom diesbezüglichen »Post-Irakkrieg-Stress-Syndrom«. Dies hatte auch große Auswirkungen auf die Begutachtung und Berentung, die nun erstmalig aufgrund psychischer und nicht nur körperlicher Traumatisierungen erfolgten. Somit war den Betroffenen eine klare Krankheitssignatur zugewiesen und sie selbst wurden der Stigmatisierung und Entwertung enthoben. Dessen ungeachtet gab es im Folgenden immer wieder nationalistische totalitäre Systeme, wie zum Beispiel im Jugoslawienkrieg zwischen Kroaten und Serben, in welchen es laut Indoktrination der Staatsführung keine seelisch Traumatisierten gab bzw. geben durfte im Sinne von: »Ein gesunder kroatischer / serbischer Soldat hat keine Angst- und keine Trauma-Symptome.«

»Post-Irakkrieg-Stress-Syndrom«

Gesamthaft wurde jedoch die posttraumatische Belastungsstörung, auch posttraumatisches Stress-Syndrom genannt, als eine mögliche Trauma-Folgestörung anerkannt, als Reaktion auf übermäßigen, extremen Stimulus, Ohnmacht und Hilflosigkeit, auf das Gesamtsystem überfordernde traumatische Erfahrungen. In der heutigen deutschen Militärpsychiatrie ist das posttraumatische Stress-Syndrom eines der wesentlichen Krankheitsbilder.

Anerkennung als Trauma-Folgestörung

Auffällig war, dass es zum Beispiel bei der Beteiligung deutscher Soldaten im Afghanistankrieg trotz relativ geringer Kampfeinsätze und wenig Feindkontakt zu einer Vielzahl fast nicht nachvollziehbarer schwerer PTBS-Störungen kam, eigentlich nicht korrelierend mit den Ereignissen.

Ein großes Defizit zeigte sich in den therapeutischen Antworten in den bis dato etablierten Therapien; die gängigen psychoanalytischen bzw. psychotherapeutischen Methoden erwiesen sich als nicht hilfreich, ebenso die klassischen psychiatrischen Psychopharmakotherapien. Lediglich die Behandlung mit SSRI, den sogenannten Serotonin-Wiederaufnahme-Hemmern (hier insbesondere Paroxetin) zeigte günstige Wirkungen, ohne jedoch vollständig zu überzeugen. Viele Medikamente wirkten paradox. Die wesentlichsten und wirksamsten Substanzen waren Psychostimulantien wie Alkohol, Cannabis und Opiate, die zumeist als Selbstheilungsversuche der Betroffenen mangels anderer therapeutischer Strategien angewandt wurden. Neu hinzugekommen ist die Selbstbehandlung mit Amphetaminen, die zumindest das Hyperarousal dämpfen und beruhigen.

etablierte Therapien nicht hilfreich

Ein weiterer Schritt erfolgte mit den Schriften von Judith Herman, vor allem mit ihrem Buch *Die Narben der Gewalt.*[5] Im deutschen Sprachraum erschien das Buch *Seelenmord* von Ursula Wirtz.[6] Es wurde nunmehr der Versuch unternommen, die Konzepte der Vietnamforschung, die wissenschaftlich und praktisch ausgearbeitet waren, auf Betroffene von frühkindlicher und kindlicher Gewalt, aber auch von adulter sexualisierter Gewalt wie der Vergewaltigung von Frauen zu übertragen und auch therapeutisch umzusetzen. Dies führte dazu, dass schwere psychiatrische Krankheitsbilder, insbesondere mit ausgeprägter psychischer Symptomatik bei den sogenannten Persönlichkeitsstörungen (beim Borderline-Syndrom, Essstörungen, Selbstverletzungen und ähnlichen Symptomkomplexen), erstmalig ursächlich auf schwere psychische Traumatisierungen zurückgeführt werden konnten. Somit wurde das Konzept der posttraumatischen Belastungsstörung jetzt zumeist als komplexe Trauma-Störung beschrieben, und die Betroffenen (zumeist Frauen) erhielten eine klare Identität als Opfer und Trauma-Betroffene.

Übertragung auf andere Formen von Gewalt

Zusammenhang mit psychiatrischen Krankheiten

In der deutschen ambulanten und stationären Psychosomatik waren nun insbesondere Opfer sexueller Gewalt Gegenstand der therapeutischen Bemühungen in entsprechenden neu eingerichteten Spezialabteilungen. Die eher wenigen Afghanistanveteranen und in sonstigen Kampfeinsätzen traumatisierten Bundeswehrsoldaten wurden in der Regel in Bundeswehrkrankenhäusern wie in Koblenz, Berlin und Ulm bereits speziell psychotraumatologisch behandelt.

Die Anwendung der PTBS-Konzepte auf Opfer sexueller Gewalt in speziellen Trauma-Abteilungen erwies sich als äußerst erfolgreich und führte erstmalig zur Verbesserung der Heilungsraten. Ein Großteil der Patienten, bei

Verbesserung der Heilungsraten

denen früher eine Borderline-Störung mit negativer Prognose diagnostiziert worden war, konnte nunmehr unter dem Gesichtspunkt der Trauma-Störung mit deutlich verbesserten und ursächlich begründbaren Therapien behandelt werden. Dies hat die gesamte Therapielandschaft nachhaltig verändert.

heutige Therapiestandards

Als heutige Therapiestandards gelten zum einen kognitiv-behaviorale Therapien, die speziell auf die Trauma-Symptomatik zugeschnitten sind (beispielsweise die »Narrative Exposure Therapy« von Thomas Elbert und anderen an der Universität Konstanz), vor allen Dingen aber auch das EMDR, Eye Movement Desensitization and Reprocessing, begründet von Francine Shapiro in San Diego (siehe Seite 151 ff.). Das EMDR stellt mittlerweile weltweit das erfolgreichste und wichtigste Therapieverfahren bei der Behandlung akuter und chronischer posttraumatischer Belastungsstörungen dar, und es liegen unzählige Studien darüber vor. Es basiert auf der Annahme, dass das Trauma einem eingefrorenen, nicht integrierten Zustand mit einer Desintegration der linken und rechten Hirnhälfte gleicht. Durch eine gleichzeitige intensive Stimulierung der linken und rechten Hirnhälfte durch Emotion, Kognition, Wiedererleben und die Fokussierung auf den Körper und Emotionen soll bei dieser Therapie eine tiefe Integration angeregt und somit die traumatische Erstarrung und das »Eingefrorensein« aufgelöst werden.

Begriff der seelischen Wunde

Im Zuge der Rückführung von psychischen Krankheitsbildern auf traumatische Ursachen wurde auch in der Publizistik die Aufmerksamkeit auf die allgemeinen Begriffe der seelischen Wunde, des seelischen Traumas gerichtet. Diese erfuhren nun Akzeptanz und Gültigkeit und wurden weitreichend bearbeitet. Heute gilt es als allgemein anerkannt, dass seelische Verletzungen zu seelischen Wunden und nachhaltiger seelischer Schädigung bis in leibliche Dimensionen hinein führen können. Dies hat sich inzwischen auch weitgehend in der gesamten Medizin durchgesetzt, sodass selbst Phänomene wie Mobbing, Bossing, emotionale Verwahrlosung, eheliche Gewalt oder Stalking Krankheitswert haben und entsprechend klassifiziert und behandelt werden können.

Mittlerweile ist eine nachgewiesene posttraumatische Belastungsstörung ein klarer Grund für Opferhilfe-Entschädigung bzw. Berentung, und die Betroffenen erhalten ihre Würde und ihre Identität diesbezüglich zurück, was ihnen jahrzehnte-, sogar jahrhundertelang vorenthalten wurde. Wer heute über Trauma schreibt, kann sich einer breiten Akzeptanz gegenüber Begrifflichkeit, Konzeptionalisierung und Therapie sicher sein, insbesondere in Deutschland, was nach Jahrzehnten der vollkommenen Tabuisierung erstaunlich sein mag.

Mittlerweile sind viele Schriften erschienen, die trotz der nationalsozialistischen Gräueltaten Deutsche selber als Betroffene darstellen, als Opfer

- des Bombenkrieges,
- von Vertreibung und Flucht,
- im politischen, militärischen oder zivilen Widerstand und anderem.

transgenerative Folgen

Mit all diesen Geschehnissen sind weitreichende transgenerative Folgen verbunden. Dies spricht für eine die gesamte Gesellschaft betreffende, in allen Familien auftretende, zum Teil massive Traumatisierung durch Generationen hindurch, wobei wir hier erst am Anfang einer entsprechenden diagnostischen und therapeutischen Durchdringung und Aufarbeitung stehen. Die vorliegende Publikation möchte auch hier einen konstruktiven und wegweisenden Beitrag liefern, verbunden mit der Zuversicht, dass dies möglich ist.

Dass die Vögel der Sorge und des Kummers über deinem Haupte fliegen, kannst du nicht ändern. Aber dass sie Nester in deinen Haaren bauen, kannst du verhindern. Chinesische Weisheit

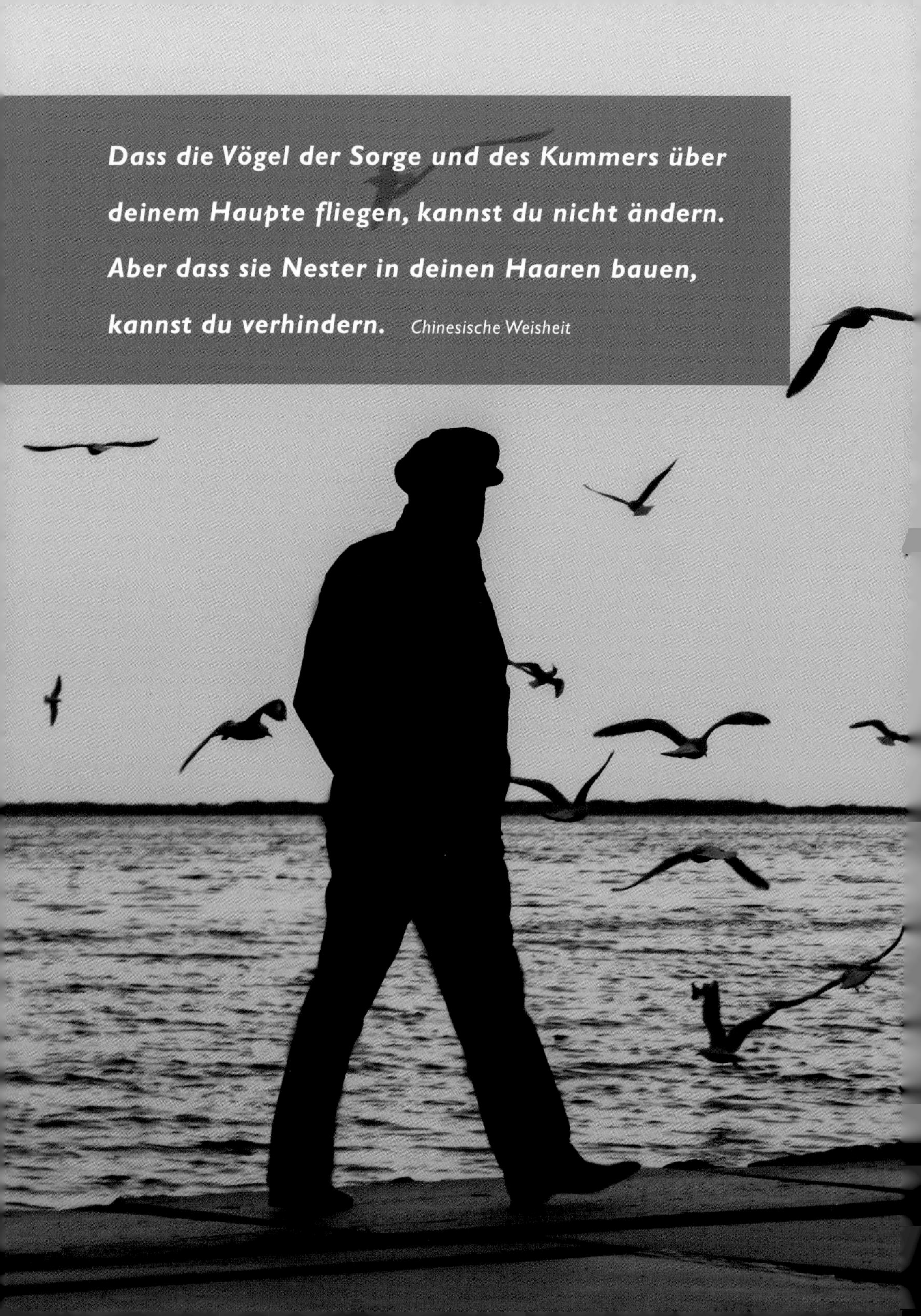

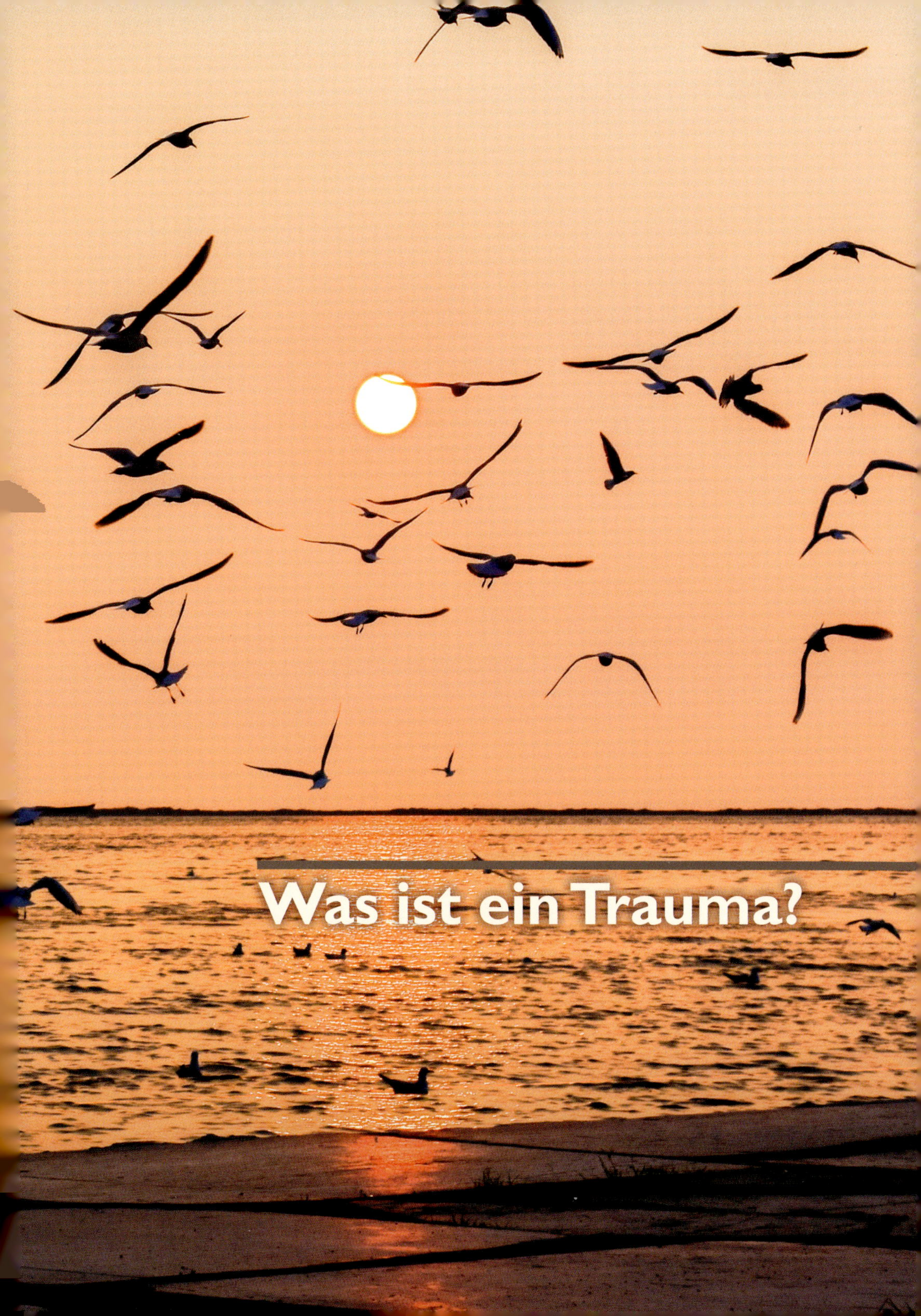

Was ist ein Trauma?

Trauma ist als Begriff übernommen aus der Wundheilkunde. »Trauma« bedeutet »Verletzung, Wunde«. Zunächst ist dies rein physisch gemeint. Wir können aber die Metapher, das Bild, auch für Seelisches übernehmen. Ein seelisches Trauma ist eine seelische Verletzung, eine seelische Wunde, oft verbunden mit Schock. Das Wesentliche bei dem relevanten seelischen Trauma ist, dass es in der Regel unerwartet, plötzlich kommt, für den Betreffenden ohne Vorwarnung, dass es einbricht in sein Leben oder seine momentane Situation, ohne Vorbereitung und ohne entsprechendes Konzept der Reaktion. Je unerwarteter, desto negativer oft die Folgen.

Trauma als seelische Wunde

Alle Trauma-Reaktionen leiten sich davon ab, dass es zu einem Einbruch von etwas Massivem, Desaströsem in den Alltag, in das normale Bewusstsein, das alltägliche Sein und den normalen Zustand des Menschen kommt. »Verletzung« meint jedoch immer auch Desintegrität, etwas Ganzes wird plötzlich zerstört, ist nicht mehr heil. Dies ist bei der Seele weniger sichtbar, vielfältiger und komplexer als am physischen Leib, wo es der sinnlichen, visuellen Wahrnehmung sehr leicht zugänglich ist und durch professionell-medizinische Intervention klar diagnostiziert und behandelt werden kann, auch was Schweregrad und Prognose anbetrifft.

Ebenso wie den Begriff »Trauma« können wir die ganzen Aspekte der Wundpflege und Wundbehandlung übernehmen. Wunden können sich infizieren, eitern, Sekundärinfektionen erleiden. All dies ist bei der seelischen Wunde auch möglich.

Formen von Traumata

Es werden in der heutigen Psychotraumatologie mehrere Formen von Traumata unterschieden. Bewährt hat es sich, von einem

- *Typ-1-* und von einem
- *Typ-2-Trauma* zu sprechen.

- ***Typ-I-Traumen*** sind singuläre, einfache Traumen, d.h. einmalige schlimme Erlebnisse wie Unfälle oder Naturkatastrophen.
- ***Typ-2-Traumen*** sind zum einen sich wiederholende, sequenzielle Traumatisierungen oder traumatische Ereignisse, die sich über einen längeren Zeitraum hin erstrecken, wie Folter, jahrelanger Inzest, wiederholte Vergewaltigungen und Ähnliches, aber auch wiederholtes

Mobbing und Bossing ist hier anzusiedeln. – Wir sehen hier den Unterschied zwischen der singulären, einmaligen und der wiederholten, sequenziellen Traumatisierung, was in der Regel eine komplett andere Prognose und auch Phänomenologie des Traumas nach sich zieht.

Ein weiterer wichtiger Unterschied in der modernen Psychotraumatologie ist der zwischen

- *Nature-Made-* und
- *Man-Made-Disasters.*

Nature-Made- und Man-Made-Disasters

Nature-Made-Disaster bedeutet, dass es sich um Naturkatastrophen handelt bzw. Unfälle, die naturgemacht, vom Menschen nicht beeinflussbar sind und von außen auf ihn einwirken. Insbesondere Naturkatastrophen wie Erdbeben, Tsunamis, plötzliche Unfälle, Flugzeugabstürze, Eisenbahnunglücke und Ähnliches werden wie von außen als übernatürliches Schicksal erlebt.
Anders ist es mit den sogenannten ***Man-Made-Disasters.*** Diese werden vom Menschen am Menschen ausgeübt. Hier wird ein ganz zentraler Aspekt der Psychotraumatologie deutlich, was dann in erheblichem Maße prognose- und therapierelevant wirkt.

absichtliche Verletzung

Das Schwierige und Komplexe bei Man-Made-Disasters ist, dass die Wunde, die seelische Verletzung dem Menschen von einem anderen Menschen zugefügt wird. Meistens ist dies intentional, absichtlich, gewollt. Zum Beispiel werden Folterer ausgebildet und trainiert, um gezielt sadistisch den anderen Menschen zu schädigen, zu zerstören und zu peinigen, ihm traumatische seelische Verletzungen zuzufügen. Gleiches gilt für die Vergewaltigung, den Inzest, aber auch das Leid, das Zivilpersonen oder auch Soldaten in kriegerischen Auseinandersetzungen erleben müssen. Das Geschehen ist intentional, es wird trainiert und bewusst ausgeübt. So ist es heute zum Beispiel in vielen Armeen die Praxis, insbesondere in den USA und Israel, dass aufgrund unbefriedigender »Tötungsraten« von Gegnern angehende Marines durch Computer-Kriegsspiele trainiert werden, jede Hemmschwelle zum Töten zu verlieren, quasi reflexartig zu fungieren und anderen Menschen Leid bis zur Tötung zuzufügen. Vom Anthropologischen, aber auch vom Spirituellen her ist dabei vor allem problematisch, dass bei einer Verletzung, die einem von einem anderen Menschen zugefügt wird, immer etwas Zentrales zerstört wird:

Zerstörung von Würde und Vertrauen

die Würde und das Vertrauen. Allein der Vertrauensmissbrauch, dass ein Mensch einen anderen Menschen schädigt, dass die Würde verletzt und angetastet wird (im deutschen Grundgesetz steht: »Die Würde des Menschen ist unantastbar«), führt in der Regel zu erheblichen Persönlichkeitseinbrüchen, zu einem Vertrauensverlust bei den Betroffenen. Ohnmächtige Opferhaltung, Resignation, Hoffnungslosigkeit und immer wieder in zwischenmenschlichen Beziehungen auftretende Re-Inszenierungen sind die Folge. Häufig haben Trauma-Betroffene von Man-Made-Disasters jegliches Vertrauen in den anderen Menschen verloren, sie ziehen sich von den Menschen zurück und erleben nur noch in Beziehungen zu Tieren oder zur Natur Halt, Sicherheit und Geborgenheit.

sexuelle Traumatisierung von Kindern

Ganz schlimm wirkt sich das beim Inzest oder ganz allgemein bei sexueller Gewalttraumatisierung vor dem Erwachsenenalter aus. Das Kind, Schutzbefohlener seiner Eltern, geht mit großem Vertrauen auf die Erwachsenen zu. Gerade dieses Vertrauen, der Schutz, die Verantwortung wird gebrochen und zerstört, d. h. das völlig schutzlose Kind wird grenzüberschreitend gepeinigt, verletzt und bleibend geschädigt.

Dies führt in der Regel zu lebenslangem Vertrauensverlust, was nur und auch nicht immer in lang andauernden Therapien über entsprechend vorbildhafte und modellhafte therapeutische Beziehungen langsam wieder verbessert werden kann. Das Vertrauen der Kinder den Eltern gegenüber ist in der Regel grenzenlos. Wenn es durch sexualisierte, körperliche Gewalt bzw. inzestöse Grenzüberschreitung missbraucht wird, findet ein Einbruch im Innersten der Kinderseele statt. Hier sei auf die vielen mittlerweile vorliegenden Schilderungen verwiesen, beispielsweise die Bücher von Lilly Lindner, insbesondere *Splitterfasernackt*.[7]

In diesem Buch beschreibt die Autorin schonungslos die jahrelange schwere Traumatisierung durch sexuelle Übergriffe ihres alkoholisierten Peinigers, die emotionale Kälte und Beziehungslosigkeit ihrer Eltern und die daraus hervorgehende vollkommene innere Verwahrlosung und Bindungslosigkeit. Es wird hier deutlich, warum ein seelisches Trauma in den Kinderjahren, vor der Entwicklung zum Erwachsenen, so nachhaltig, häufig infaust (d. h. irreversibel zerstörend) und desaströs wirken kann, warum es zu Persönlichkeitsauffälligkeiten, Dissozialität, Gewalt und schwierigen Biografien kommt, mit dem Verlust der Fähigkeit, stabile Partnerschaften einzugehen. Das Vertrauen zum anderen Menschen, das Vertrauen in positive Bindung und Beziehung ist im Innersten gestört, ja zerstört.

Beziehungsunfähigkeit

Aber auch die vielfach angewandte Folter sowie systematische Vergewaltigungen, wie sie heute leider bei fast allen Bürgerkriegen, aber auch sonstigen Kriegen mittlerweile die Regel sind, das Außerkraftsetzen der Genfer Konventionen, all dies führt zu massivster Vertrauensschädigung bei den Betroffenen. Viele der heutigen Flüchtlinge, die die Reise überlebt haben und bei uns ankommen, haben Derartiges erlitten, werden sich aber hüten, darüber zu sprechen. Meist bleibt es beim Schweigen und entsprechenden Verhaltensauffälligkeiten, bei sozialem Rückzug und autistischem, eingefrorenem Kontaktverhalten.

Solidarisierung und Vorbereitung

Ein weiterer Aspekt des Traumas besteht darin, ob es unerwartet erfolgt ist oder ob sich die entsprechende Person vorbereiten und ihm intentional etwas entgegensetzen konnte. So konnte zum Beispiel gezeigt werden, dass Frauen, die sich 1945 beim Einmarsch der Roten Armee nur einen Tag mit Leidensgenossinnen solidarisieren und auf die Massenvergewaltigungen zumindest gedanklich und emotional »vorbereiten« konnten, die damals leider in ungeheurem Ausmaß als Racheakte erfolgt sind, deutlich geringere Traumatisierungsraten aufwiesen als Frauen, die sich nicht mit anderen zusammenschließen konnten, keine gemeinsame Unterstützung fanden und plötzlich und überraschend der Vergewaltigung ausgeliefert waren. Das bedeutet, dass wir neben dem traumatischen Umfeld genauestens Ressourcen, positive Bedingungen und salutogenetische *Resilienzfaktoren* untersuchen müssen. Dies wird in einem späteren Kapitel detailliert geschehen (siehe Seite 107 ff.).

Resilienzfaktoren

Das Ausmaß eines Traumas, einer Wunde wird also nicht durch den »Schnitt« und die Verletzung allein bestimmt, sondern ganz erheblich von der Umgebung – wie bei einer physischen Wunde die Anwesenheit von Bakterien, die Umgebungstemperatur, die Situation des Immunsystems usw. mit entscheidend sind. Aber ebenso wichtig ist es, die Wunde ernst zu nehmen und ihr entsprechend rasche und professionelle Hilfe zukommen zu lassen.

Bisher wurde das Trauma als *Wunde* beschrieben. Wir können es jedoch auch als *chronische Beziehungsstörung* sehen, ebenso als *Schock.*

An weiteren Trauma-Kategorien, die im Vorangegangenen auch schon angesprochen wurden, können wir unterscheiden:

- einfache Traumata,
- multiple Traumata (wobei der Betroffene mehrere stark belastende Situationen erlebt),

- sequenzielle Traumata (bei denen übermäßig beeinträchtigende Situationen über längere Zeit immer wiederkehren) und
- Entwicklungstraumata. Diese betreffen meist die Entwicklung in der Kindheit und Jugend.
- Des Weiteren gibt es verbale (durch verletzende Äußerungen ausgelöste) Traumata und
- Beziehungstraumata.

Was macht ein belastendes Ereignis zu einem Trauma?

- Zum einen sind die *Ereignisfaktoren*, die Schwere, Dauer und Intensität des Ereignisses dafür entscheidend, ob es ein Trauma auslöst oder nicht.
- Zum anderen spielen ganz *persönliche Faktoren* eine Rolle, beispielsweise das Geschlecht (das weibliche Geschlecht stellt einen Risikofaktor dar), das Alter, ob bereits eine reife Persönlichkeit entwickelt werden konnte oder ob es sich um ein Kleinkind, ein Kind oder einen Jugendlichen handelt. Ebenso von Bedeutung ist die Persönlichkeitsstruktur, aber auch der Bewältigungsstil. Nicht zuletzt hängt viel davon ab, ob die Persönlichkeit Selbstvertrauen hat, stark und resilient ist.
- »*Umweltfaktoren*« sind sehr wichtig, insbesondere das soziale Netzwerk und die Unterstützung durch Bezugspersonen.
- Als *Risikofaktoren* gelten traumatische Vorerfahrungen, Armut und sozial niedriger Status, komorbide, d.h. begleitend belastende Faktoren wie Drogenkonsum, komorbide psychiatrische Erkrankungen, fehlende soziale Unterstützung sowie Kindheitsbelastungen.

Physiologische Reaktionen bei akutem Trauma und einer akuten Schocksituation

Die Physiologie ermöglicht es dem Menschen, auf akute Not- und Schocksituationen, d.h. auf traumatische Ereignisse sinnvoll und selbsterhaltend zu reagieren: Es kommt zu einer Aktivierung des gesamten Stoffwechsels, die seelischen (= astralischen) Funktionen werden aktiviert, ebenso sämtliche Sinnesfunktionen, das Nerven-Sinnes-System wird in einen absoluten

Alarmzustand versetzt. Für eine kurze Zeit sind sämtliche Sinneskanäle geöffnet, der Mensch ist wie ein Tiger auf dem Sprung. Es erfolgt eine ausgeprägte Reaktion des limbischen Systems (des Gehirnteils, der unsere Emotionen verarbeitet) und des vegetativen Nervensystems. Für einen kurzen Moment sind auch die Lebensfunktionen (= ätherischen Funktionen) kraftvoll intensiviert.

Kampf oder Flucht

Von der Physiologie her ist bei einer solchen Reaktion vorgesehen, dass das Ich integriert und eingeschaltet wird, d. h. es sitzt am Hebel, ist der Reiter und versucht, die ganze Situation sinnvoll zu lösen, indem es durch Kampf bzw. Auseinandersetzung die Beendigung der traumatischen Situation bzw. Schocksituation herbeiführt oder sich durch Flucht den belastenden und anstrengenden Gegebenheiten möglichst rasch entzieht. Das sind die beiden physiologisch vorgesehenen Lösungen.

»Freezing«

Erst wenn diese beiden Lösungen, wie sie im Tierreich vielfältig beobachtbar sind, nicht gelingen, kommt es zu einer gefährlichen Krisensituation: Wenn weder Kampf oder Auseinandersetzung noch Flucht zu einer Lösung führt, bleibt nur die Unterwerfung, die Ohnmacht, Resignation und Erstarrung. Wir nennen das »Freezing«, d. h. die Seele und der Lebensleib frieren quasi ein, das Ich taucht ab, erstarrt und ist nicht mehr tätig.

In der Tierwelt kennen wir die Schockstarre, an der die Tiere dann zugrunde gehen können. Sie wird als Überlebensstrategie eingesetzt, führt aber oft dazu, dass die Tiere sofort geschlagen werden und verloren haben. Ohnmächtige Auslieferung und innerer Kollaps von Bewältigung, Ich-Funktion und Kampf- und Fluchtreaktionsmustern sind das eigentlich Traumatogene sowohl bei Man-Made- als auch bei Nature-Made-Disasters, also bei von Menschen gemachten als auch bei Naturkatastrophen.

> ***Das bedeutet,*** es sollte im Sinne der Physiologie eigentlich immer einen Ausweg geben und der Betroffene sollte immer in einem aktiven Modus bleiben. Jede Passivität, jede ohnmächtige Unterwerfung, jedes Gefühl des Ausgeliefertseins und der Ohnmacht ist per se einseitig und im Hinblick auf die Ausbildung einer Trauma-Folgestörung schon als pathologisch gefährlich zu werten.

Aktivierung des Sympathikus

Betrachten wir die Physiologie der Reaktion in einer traumatischen Situation noch etwas genauer: Der Sympathikus, d. h. der Teil des vegetativen Nervensystems, der unsere nach außen gerichtete Aktionsfähigkeit steuert, erfährt eine starke Aktivierung. Die Pupillen weiten sich, der Mund wird trocken, die Sauerstoffversorgung durch die Lunge wird verbessert, Puls und Blutdruck sind erhöht, sodass der Mensch schneller rennen und sich bewegen kann. Er beginnt zu schwitzen, die Schließmuskel kontrahieren, das Blut hat eine höhere Gerinnungsfähigkeit, die Verdauung wird gedrosselt, Muskelkraft und Muskelanspannung verstärken sich, sodass Extremleistungen möglich sind. Die Peripherie, Hände und Füße werden kalt und schweißig, alles im Sinne der Zentralisierung, die bewirkt, dass die Atmung bzw. die Zirkulation, aber auch das zentrale Nervensystem durch eine bessere Durchblutung hochaktiv bleiben kann.

akute Stress- und Trauma-Situation

Dieser Zustand ist katabol, abbauend und wird als *akute Stress- und Trauma-Situation* bezeichnet. Dieser Zustand kann nicht lange aufrechterhalten werden, da er enorm anstrengend ist, mit sehr hohen Cortisolspiegeln einhergeht (Cortisol ist das menschliche Hormon für subakuten und chronischen Stress) und den Körper extrem belastet. In der Regel muss er bereits nach kurzer Zeit abgebaut werden. Regelmäßige Aktivierungen dieses akuten Schockzustandes oder chronischer Stress führen zu Auszehrung und Devitalisierung, sind also per se krankmachend.

Es gibt die verschiedensten Möglichkeiten, wie Menschen in traumatischen Situationen, insbesondere wenn sie unerwartet eintreten und überfordernd wirken, reagieren. Je Ich-kongruenter, besonnener und ruhiger sie dem Ereignis begegnen, desto weniger pathogen wirkt es in der Regel.

Häufig empfindet der Betroffene nicht nur Angst, sondern es kommt zu panischem Verhalten und Desorientiertheit in Raum und Zeit. Derealisations- und Depersonalisationsphänomene treten häufig auf, d. h. das unverfremdete Erleben von der eigenen Person und der Wirklichkeit geht verloren. Schließlich kann man Dissoziationsphänomene beobachten, die Trennung seelischer Funktionen (siehe Seite 95 ff.).

seelische Extremgefühle

Es gibt aber auch physiologische Reaktionen, wie wir sie häufig bei Kindern und Kleinkindern studieren können, bei allen Naturvölkern und auch in der Tierwelt. Dabei handelt es sich um Bewältigungsmechanismen der tiefen Panik, Angst und Überforderung. Äußerungen seelischer Extremgefühle wie Weinen, Lachen und Schreien fungieren als kathartische, d. h. »reinigende« und »befreiende« Abreaktionen. Sowohl Hyperaktivität mit übermäßigem Bewegungsdrang als auch Erstarrung, die an ein »Einfrieren« erinnert, ist möglich. Zu beobachten ist dies vor allem bei Naturkatastrophen und Unfällen, bei denen sehr viele Zivilisten betroffen sind. Als Beispiel kann das Flugzeugunglück bei der Flugshow in Ramstein 1988 genannt werden, bei dem es quasi zu einer Massenpanik mit vielen Toten und Schwerstverletzten, vor allem Brandopfern, kam, aber auch das ICE-Unglück von Eschede 1998 mit außerordentlich vielen später chronisch traumatisierten Helfern.

Wir werden im Kapitel über die Notfallintervention einige Regeln und Maßnahmen beschreiben, mit denen sich Betroffene in diesen akuten Situationen adäquat, Ich-kongruent verhalten und sowohl sich selbst als auch die ganze Umgebung seelisch beruhigen können (siehe Seite 227ff.). Hier ist das Verhalten jedes Einzelnen wichtig. Jeder, der in einer traumatischen Situation ruhig und besonnen reagiert, hat einen enormen Multiplikationseffekt. Wir kennen das, wenn wir in einen Verkehrsunfall geraten, entweder selber betroffen oder als Zeuge und Ersthelfer, dass es außerordentlich entscheidend ist, ob der Notarzt und die Sanitäter Ruhe und Besonnenheit ausstrahlen oder Nervosität, Panik und Gereiztheit. Je ruhiger, ausgeglichener und klarer sie sind, desto ruhiger werden die Patienten; diese können den Stress entsprechend besser abbauen, was auch mit einer besseren Prognose verbunden ist. Ein ruhiger Notarzt hat eine Wirkung auf den ganzen Unfallort. Gleiches gilt auch für Notfallstationen in Kliniken bzw. Ersthelfer bei Katastropheneinsätzen.

Ruhe und Besonnenheit

Wichtig ist es in akut-traumatischen Situationen auf jeden Fall, aus dem *Schock* herauszukommen. Ein Schock ist quasi ein Einfrieren der Seele, zu der das Ich dann keinen Zugang mehr hat. Durch einen Schockzustand kommt es später zu fragmentierten, zersplitterten, nicht mehr ganzheitlichen Erinnerungen, der Betroffene kann sich nicht mehr an alle Einzelheiten erinnern. Während des Schockzustands ist die räumlich-zeitliche Einordnung eingeschränkt, ebenso Wahrnehmung und Aufmerksamkeit. Auch kommt es zu Blockaden der Sprache, man verstummt. Dieses Phänomen wird Mutismus oder Sprachsperre genannt. Im Schock werden Menschen sprachlos, was sogar so weit gehen kann, dass sie durch Schocksituationen dauerhaft die Sprache verlieren. Ebenso haben die integrierenden Funktionen des Cortex, d. h. der Großhirnrinde, des höheren Bewusstseins, praktisch keinen Zugang mehr, die Ereignisse können nicht mehr eingeordnet und kodiert werden, der Betroffene ist selbst mit einfachen Zuordnungen und rationalen Handlungen überfordert. Auch sind die Verbindungen zwischen linker und rechter Hirnhälfte gestört, es kommt quasi zu einem funktionellen »Split Brain«, das bedeutet, dass die normalerweise flüssige, bewegliche Zusammenarbeit des eher Intuitiven der rechten Gehirnhälfte mit dem Sprachlich-Gedanklichen des linken Gehirns unterbrochen ist und sich wie abgetrennt darstellt.

aus dem Schock herauskommen

Es muss hinzugefügt werden, dass in der Regel alle diese Vorgänge während eines Traumas bzw. Schocks halbbewusst ablaufen, d.h. normalerweise auch durch intensives Training nicht steuerbar und nicht kontrollierbar sind. Neurobiologisch bedeutet dies, dass es im limbischen System des Gehirns zu Unterbrechungen in der Amygdala kommt (siehe auch Seite 233 und 232), d.h. die emotionale Einordnung nicht mehr gewährleistet ist. Ebenso werden die Hippocampusfunktionen (die Funktionen des Gedächtnisgehirnes im inneren limbischen Emotionsgehirn) durch toxischen Stress gestört, sodass es zu erheblichen Amnesien, d.h. Gedächtnisverlust für die Ereignisse im Umfeld des Traumas kommen kann. Die höheren kortikalen, von der Großhirnrinde erbrachten Leistungen (insbesondere im frontalen Cortex, dem sogenannten Vorderhirn), was Integration, Planung und Umsetzung in zielbewusstes Handeln anbetrifft, sind unverbunden und können nicht mehr eingreifen. Immer jedoch sind die Rezeptoren für sensorische Einflüsse des ganzen Körpers, d.h. von Muskeln, Bindegewebe und der Haut, aktiv und melden dem Körper sämtliche Eindrücke von außen. Auch bei schwersten Schock- und Dissoziationszuständen ist immer der ganze Körper mit seinem gesamten Erleben aktiv, was wir im Hinblick auf Körpergedächtnis und Körpererinnerung noch beschreiben werden (siehe Seite 81 ff. und 89 ff.). Dies ist auch der Grund, warum die vielleicht fundamentalste und erfolgreichste Therapie bei traumatischen Ereignissen und Schädigungen die leibgerichtete, die Körpertherapie ist.

halbbewusste Vorgänge

Offenheit für sensorische Einflüsse

Ein sehr guter Parameter für das Ausmaß der inneren, seelischen Aktivierung, d.h. des Stresslevels, ist der Cortisolspiegel, die Menge des gebildeten körpereigenen Stresshormons. Dieses wird in maximalem Maße ausgeschüttet, der Spiegel muss aber wieder abfallen, sonst kommt es im gesamten Cortisolkreislauf zu Schädigungen.

Cortisolspiegel

Ein Trauma, ein traumatisches Ereignis, eine Schocksituation ist somit ein plötzlich über den Menschen hereinbrechendes Ereignis, für das er jedoch über physiologische Reaktionsmuster und körpereigene Strategien verfügt. Bei ausreichender sozialer Unterstützung, fehlenden Risikofaktoren und guter biologischer Ausstattung gelingt es den allermeisten Menschen, traumatische Erfahrungen und Schockerlebnisse zu verarbeiten, ohne dass es zu entsprechenden Folgen und Schädigungen kommt. Dies soll in den folgenden Kapiteln beschrieben werden.

Als Ergänzung zu den heute gängigen naturwissenschaftlich-schulmedizinischen Vorstellungen über die Anatomie und Physiologie des Traumas möchten wir nun einige Grundlagen der Anschauung des Menschen aus der Perspektive der Anthroposophie darstellen, wie sie Rudolf Steiner zwischen 1900 und 1925 entwickelt hat. Sie sind in den verschiedenen Arbeitsfeldern der anthroposophischen Medizin und Pädagogik seither kontinuierlich weiterentwickelt worden.

Die Freuden können wir in der Gegenwart,

die Leiden aber erst in der Zukunft schätzen.

Die Ersteren sind Geschenke des guten Gesetzes,

die Letzern aber sind die Lehrer der Weisheit.

Rudolf Steiner

Anthropologische Grundlagen der Anthroposophie und der anthroposophischen Medizin

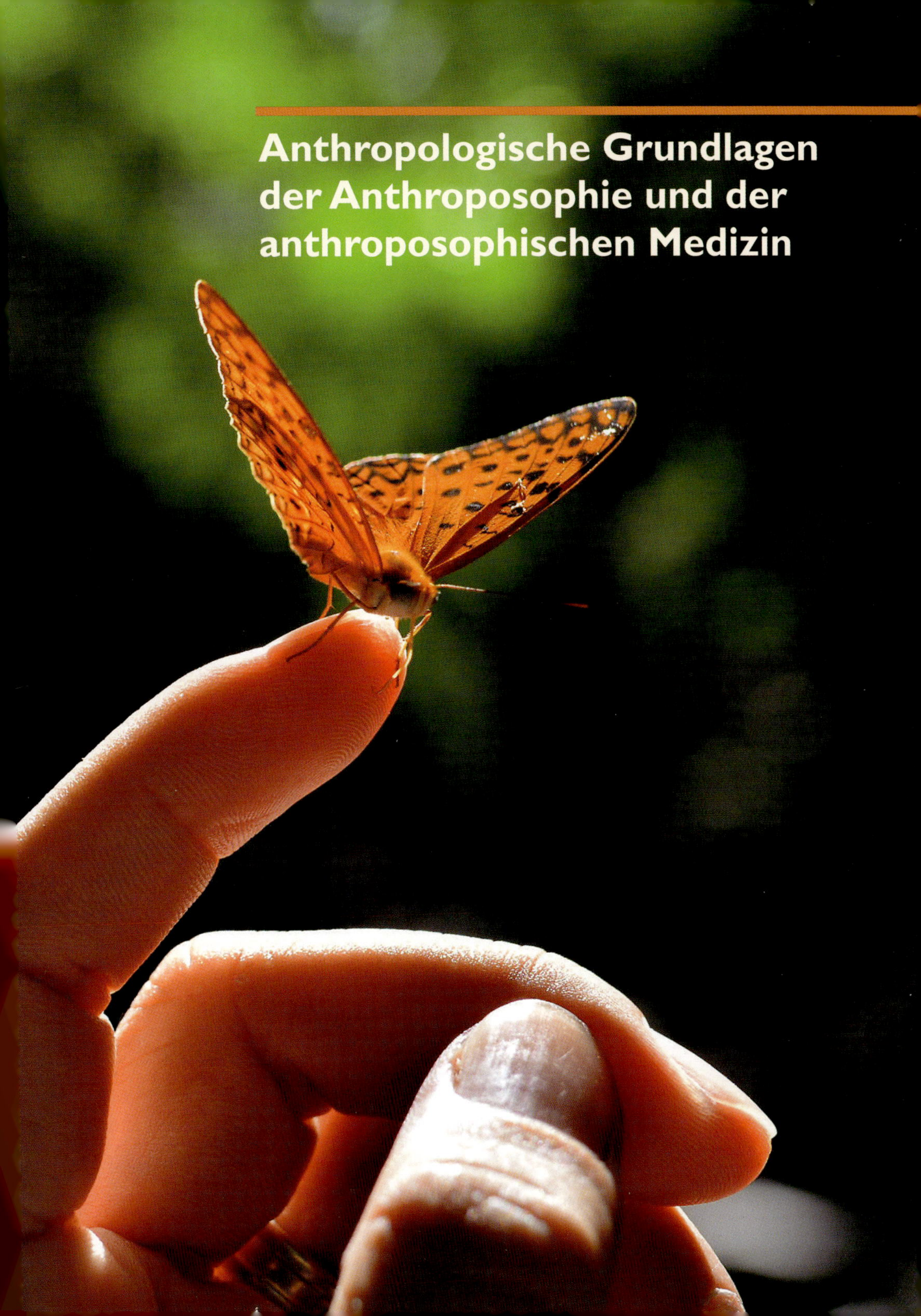

Die Dreigliederung des menschlichen Organismus

1917 veröffentlichte Rudolf Steiner in seinem Buch *Von Seelenrätseln* seine langjährigen Forschungsergebnisse zur funktionellen dreigegliederten Organisation des Menschen und zum Leib-Seele-Dualismus.[8] Diese Dreigliederung erweist sich in praktischer, aber auch in theoretischer Hinsicht als äußerst hilfreich, um den Menschen in seiner leiblich-seelisch-geistigen Ganzheit zu verstehen und seelisches und geistiges Wirken im Leib nachzuvollziehen. Zum anderen ist sie eine großartige Erweiterung unseres heutigen Verständnisses der anatomisch-physiologischen Gegebenheiten, um die Vorgänge im Stoffwechsel, im sogenannten rhythmischen System und im Nervensystem nachzuvollziehen und mit seelischen Funktionen zu verbinden.

leiblich-seelisch-geistige Ganzheit

Im Folgenden wird dieses Konzept der Dreigliederung des menschlichen Organismus auf das Verständnis des Traumas angewandt und bildet auch einen zentralen Pfeiler im Therapie-Kapitel (siehe Seite 131 ff.).

Rudolf Steiner beschreibt den physischen Leib des Menschen als in drei Systeme gegliedert. Hierzu gehört das *Nerven-Sinnes-System,* d. h. die funktionelle Organisation des gesamten zentralen und peripheren Nervensystems, also Gehirn, Rückenmark und vegetatives Nervensystem mit Parasympathikus und Sympathikus (siehe auch Seite 234). Auch die gesamte Sinnesorganisation ist hier einzugliedern. Es ist sehr hilfreich, den gesamten Nervenmenschen als ein System zu verstehen und diese Anschauung anzuwenden.

Nerven-Sinnes-System

Ein weiteres System ist das *Stoffwechselsystem* mit den inneren Organen wie beispielsweise dem Darmsystem, der Leber, der Bauchspeicheldrüse, aber auch den Stoffwechselfunktionen jeder Zelle. Damit sind auch die sogenannten Gliazellen im Gehirn gemeint, also Nervenzellen, die dem Stoffwechsel zuzuordnen sind. Des Weiteren hat Rudolf Steiner funktionell das Gliedmaßensystem dem Stoffwechselsystem eingegliedert und den integrativen Zusammenhang erforscht. Zum Gliedmaßensystem und der Bewegungsorganisation gehören nicht nur die oberen und unteren Extremitäten, Arme und Beine, sondern beispielsweise auch der bewegliche Unterkiefer.

Stoffwechselsystem

Das dritte System ist das sogenannte *rhythmische System,* was heute eine Selbstverständlichkeit in der Forschung darstellt, zum damaligen Zeitpunkt war Rudolf Steiner aber der Erste, der dies beschrieben hat. Es gibt mittlerweile eine Rhythmologie bzw. Rhythmusforschung auf universitärem Niveau. Rudolf Steiner geht von der Atmung mit den Atmungsfunktionen und dem

rhythmisches System

Atemmenschen aus und erweitert dies zu dem gesamten Zirkulationsmenschen; sowohl Atmung als auch Zirkulation werden verbunden durch das Wesen des Rhythmus. Es gibt somit ein intrinsisches (innerliches) rhythmisches System, was anatomisch in etwa mit dem Herz-Kreislauf-System und dem gesamten Lungenatmungssystem korreliert. Das rhythmische System ist das zentrale System der Gesundheit und durchzieht sämtliche anderen Systeme mit rhythmischen Prozessen wie Darm-Rhythmen, Liquor-Rhythmen, Nerven-Sinnes-Rhythmen usw., die alle dem rhythmischen System originär zuzuordnen sind.

zentrales System der Gesundheit

Der viergliedrige Mensch

Insbesondere in der Menschenkunde für Ärzte und Therapeuten hat Rudolf Steiner ein Gliederungsschema gewählt, welches die aus der griechischen Mysterienmedizin noch bekannten vier Dimensionen Schleim, schwarze Galle, gelbe Galle und Blut fassbar und konkret handhabbar macht im Sinne einer Erweiterung des Menschenbildes und der Medizin. Er spricht von einem *physischen Leib,* dem alles Sichtbare zugeordnet ist und der mit Stoff und Substanz erfüllt, was wir heute als Gesamtleiblichkeit durch unsere Sinnesorgane wahrnehmen und dezidiert der heutigen Forschung, Physiologie und Biochemie zugänglich ist.

physischer Leib

Des Weiteren spricht er von einem sogenannten *Ätherleib* (bei Paracelsus Archeus genannt, bei den Chinesen Chi, in Indien Prana), der Lebenskraftorganisation, die ein eigenes System, eine eigene nicht physische Leiblichkeit aller Lebensfunktionen bildet. Diese Lebenskraftorganisation ist wieder viergliedrig durchzogen von den geistigen Korrelaten der vier Elemente, wie sie grundlegend von Aristoteles in seiner Metaphysik und auch im Weiteren in der griechischen Medizin beschrieben worden sind, und zwar Erde, Wasser, Feuer, Luft:

Ätherleib

- der Lebensäther,
- der Klang- bzw. chemische Äther, d. h. alle alchemistisch-geistigen Stoffprozesse,
- der Lichtäther (alle feineren Lichtprozesse) und
- der Wärmeäther, das eigentliche, aller äußeren Wärme zugrunde liegende Wärmehafte.[9]

Es handelt sich hier um ein originäres Forschungsgebiet von Rudolf Steiner, was zum Teil kompatibel ist mit alten Anschauungen in der tibetischen, ayurvedischen und traditionellen chinesischen Medizin, die alle über ein differenziertes Konzept der Lebenskräfte und einer Lebenskraftorganisation verfügen. Der Ätherleib ist verantwortlich für sämtliche Aufbauprozesse.

Astralleib

Der *Astralleib* (= Seelenleib) bildet das leibliche Korrelat der Seele. Sämtliche seelisch-psychischen Funktionen finden ihre leibliche Dimension in ihm. Der Astralleib ist übersinnlich, aber konstituiert alle seelischen Prozesse, die in die Dreiheit Denken und Vorstellung, Wahrnehmen und Fühlen sowie Wollen und Handeln untergliedert werden können und der Psychologie gut bekannt sind, ohne dass sie über ein entsprechendes leibliches Verständnis verfügt.

Ich-Organisation

Die vierte Leiblichkeit des Menschen ist die *Ich-Organisation,* d.h. die Leiblichkeit des Ich, der geistige Wesenskern, der Kern der Persönlichkeit, der leiblich konstituierend, handelnd und tätig im Organismus wirksam ist.

den Wesensgliedern entsprechende Elemente

Zur Vereinfachung und Veranschaulichung hat Rudolf Steiner eine Modellvorstellung gegeben, wie wir, in den meisten Fällen ohne diese präzise wahrnehmen zu können, mit den vier Leiblichkeiten und Wesensgliedern arbeiten können. Jedes dieser vier Wesensglieder ist in sämtlichen Funktionen erfahrbar durch das jeweilige entsprechende Element:

- der physische Leib durch alles Feste, alle festen Prozesse, die der Schwerkraft unterliegen und demgemäß zu beschreiben sind.
- Der Ätherleib wirkt innerhalb bzw. durch alle Flüssigkeitsprozesse, d.h. alles, was im Körper flüssig ist wie Liquor (= Hirnwasser), Augenkammerwasser, die Flüssigkeit in den Gelenken, Blut oder Lymphe bildet den sogenannten Flüssigkeitsmenschen, der das äußere Korrelat sämtlicher ätherischer Prozesse des Lebenskräfteleibes darstellt.
- Das Luftelement korreliert mit allen astralischen (= seelischen) Funktionen. Überall dort, wo im Organismus Luft- und Atmungsprozesse auftauchen, sind direkt astralische Funktionen tätig, vor allen Dingen in Lunge und Niere, aber auch in jeder Zelle.
- Überall im Organismus, wo Wärmeprozesse stattfinden, sei es in Gesundheit mit der stabilen Körperkerntemperatur von etwa 37 Grad, aber auch in krankhaften Zuständen wie Fieber und Unterkühlung, sind sämtliche Ich-Prozesse an diese gekoppelt. Das Ich kann nur dort tätig sein, wo Wärme messbar und erlebbar bzw. wo sie gestaltet wird.

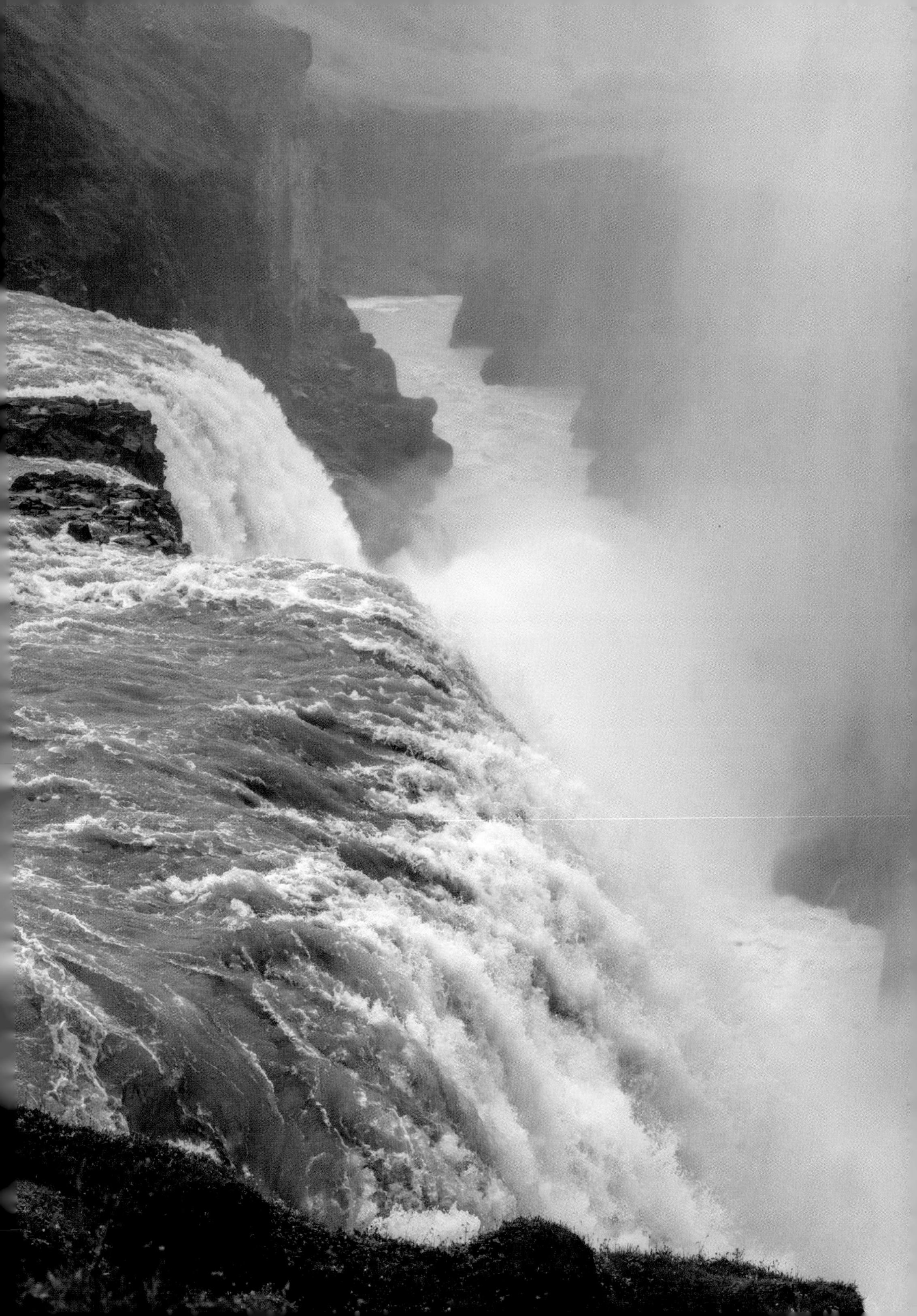

> Wärmebildung, Wärmeleitung und Wärmespeicherung sind zentrale Funktionen des menschlichen Immunsystems, das ein Wärmesystem ist. Sämtliche Immunvorgänge sind nicht nur mit Flüssigkeits-Wasser-Prozessen verknüpft (also mit ätherisch-lebendigen Funktionen), sondern insbesondere mit Wärmeprozessen und Wärmezufuhr; somit sind sie Ich-gebunden.[10]

Diese vier »Elemente-Leiber« bilden eine sehr anschauliche Möglichkeit, das Wirken der vier Wesensglieder konkret nachzuvollziehen und zu studieren. Wie wir im Folgenden noch sehen werden, bilden die vier Wesensglieder eine wesentliche Grundlage des Verständnisses von Trauma im anthroposophischen Sinne (siehe auch Seite 160).

Die Lebenskräfte

Einen speziellen Stellenwert nehmen in der Forschung und Literatur Rudolf Steiners die sogenannten Lebensprozesse, die Lebenskräfte ein. Eines der wesentlichsten Forschungsergebnisse und Anliegen Rudolf Steiners war es, diese Ebene der Lebenskräfte aus der »Mythologie«, der völlig unscharfen Vorstellung des sogenannten »Vitalismus« herauszuholen und wieder zur wissenschaftlichen Grundlage in Medizin, Pädagogik und allen Lebensbereichen inklusive der Landwirtschaft werden zu lassen. Er weist darauf hin, dass eine zukünftige Erweiterung der Schulmedizin nur durch die Integration der Lebenskräfte als zentral konstituierendes Prinzip des Organismus stattfinden kann. Nur durch eine wissenschaftlich fundierte Anschauung der Lebenskräfte kann ein zeitgemäßer, adäquater Gesundheits- und Krankheitsbegriff entstehen und können wirkliche Heilmittel entwickelt werden. Hier muss die Schulmedizin allerdings noch eine Schwelle überschreiten; derzeit werden alle diese Prozesse quasi ex cathedra als im höchsten Maße unwissenschaftlich und dogmatisch abgetan und jedem Diskurs entzogen. Nach wie vor wird ausschließlich vonseiten der Schulmedizin festgelegt, was Wissenschaftlichkeit bedeuten darf und was nicht. Damit steht sie einer dringend notwendigen Erweiterung um das Prinzip der Lebenskräfte und Lebenskraftorganisation, des Ätherleibs, im Wege.

zeitgemäßer Gesundheits- und Krankheitsbegriff

In nahezu allen Medizinsystemen, der tibetischen Medizin, der klassisch indischen Ayurveda-Medizin, der TCM, d. h. der traditionellen chinesischen

Medizin, dem Schamanismus, der indianischen Medizin, der klassischen Homöopathie u.a. stellt die Handhabung der Lebenskräfte ein zentrales Element für das Verständnis des Organismus und seiner Krankheiten und deren Heilung dar. Dies nimmt zum Beispiel auch im Werk von Paracelsus, dem berühmten, wohl dem größten Arzt des Mittelalters, einen hohen Stellenwert ein. Er beschreibt, dass die Fähigkeit des Heilens in dem Maße zunimmt, wie der Arzt die Lebenskräfte handhaben lernt und sie im Heilbedarf anwenden kann.

tieferes Verständnis von Trauma

Auch das tiefere Verständnis von Trauma und Trauma-Heilung ist meines Erachtens nur möglich, wenn man den Begriff des Lebendigen, der Lebenskräfte hinzunimmt. Dementsprechend ist in den weiteren Darstellungen das Verständnis der Lebenskräfte und des Lebenskräfteleibes grundlegend, sowohl in der Phänomenologie des Traumas als auch im Kapitel zur Therapie sowie in den Abschnitten, in welchen der Begriff der Schwelle und die Signatur des modernen Menschen im Hinblick auf Trauma, Integration und Wachstum erläutert werden.

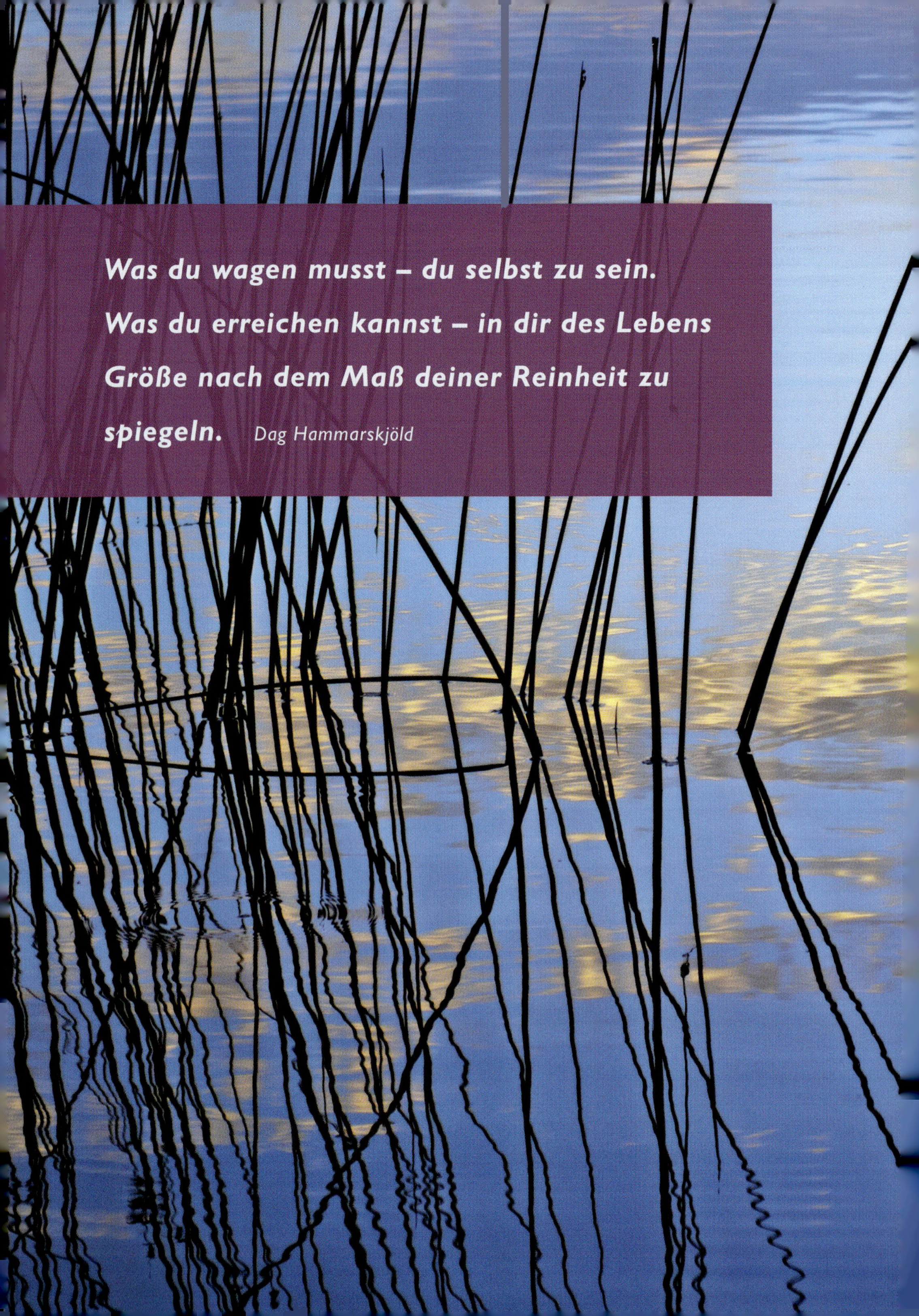
Was du wagen musst – du selbst zu sein.
Was du erreichen kannst – in dir des Lebens
Größe nach dem Maß deiner Reinheit zu
spiegeln.
Dag Hammarskjöld

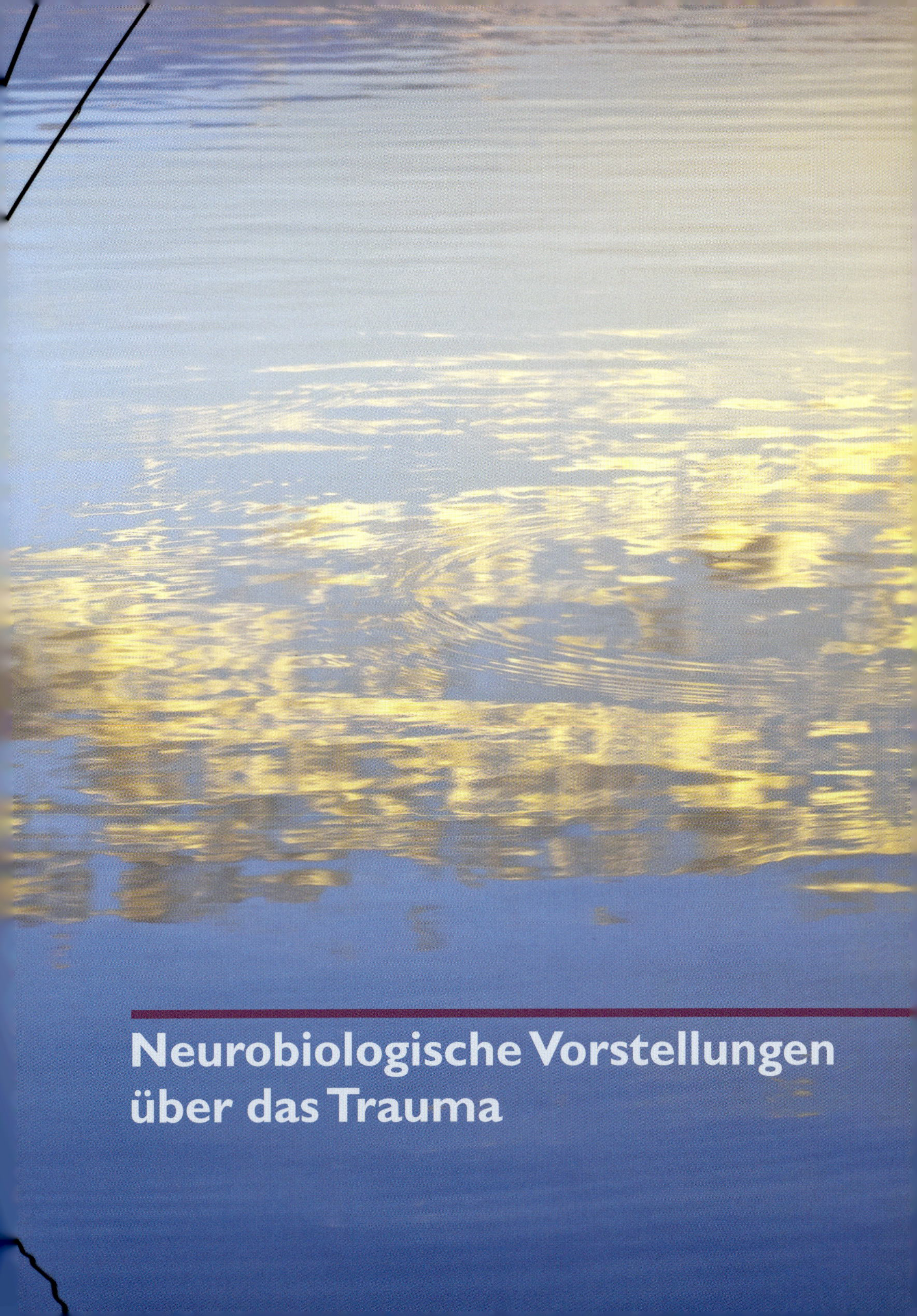

Neurobiologische Vorstellungen über das Trauma

Im Folgenden wollen wir in einem kurzen Exkurs betrachten, wie sich die moderne Neuroforschung das Trauma und die Trauma-Folgestörung vorstellt und welche Ergebnisse der physiologischen Forschung heute vorliegen.

Die exponentiellen Zuwächse an neuen Erkenntnissen in der Neuroforschung der letzten 30 Jahre, sowohl in der Grundlagenforschung als auch in der Diagnostik durch Magnetresonanztomografie, nuklearmedizinische Verfahren usw., haben zu einer exorbitanten Erweiterung unseres Wissens über die Struktur, die biochemischen Prozesse und die Funktionen des menschlichen Nervensystems, speziell des Gehirns, geführt. Wir können mittlerweile ein Gehirn in Echtzeit darstellen und Funktions- und Konnexionszusammenhänge (d. h. Faserverbindungen) abbilden.

zunehmendes Wissen über das Gehirn

Wir sprechen von einer dreifachen Gliederung und Grundstruktur des Gehirns:

- dem Großhirn mit Cortex (Großhirnrinde), in dem das Ich-Bewusstsein generiert wird und das für die höheren Funktionen verantwortlich ist,
- dem limbischen System, unserem Erinnerungs- und Emotionsgehirn, das halbbewusst, tierhaft schlafend emotionale Funktionen, Gedächtnisfunktionen und sensorische Funktionen codiert und anatomisch abbildet und
- dem Mittel- und Stammhirn, das tief unbewusst ist und vegetative Basisprozesse wie den Hormonhaushalt, den Blutdruck, die Wärmeregulation sowie sämtliche Organfunktionen steuert, aber auch unsere gesamten Körperwahrnehmungen über den Thalamus als zentrale Schaltstelle weiterleitet.

neurobiologische Beschreibung der Vorgänge bei einem Trauma

Wir können mittlerweile die Vorgänge, die bei einem traumatischen Erlebnis ablaufen und auch bei einer Trauma-Folgestörung vorliegen, sehr präzise neurobiologisch beschreiben. Zentral ist das Zielorgan des limbischen Systems, das für die Kampf-Flucht-Reaktion (siehe Seite 43) verantwortlich ist, die eine grundlegende archaische, vor allem auch in der Tierwelt vorhandene Reaktion auf ein traumatisches Ereignis darstellt, aber auch für alle Formen von ängstlichem und panischem Erleben sowie für Arousal-Funktionen, d. h. es moduliert und generiert die Wachheit des Nervensystems und des Bewusstseins. In einem Teil des limbischen Systems, dem sogenannten Hippocampus, sind wesentliche Funktionen der Gedächtnisbildung bzw. -verarbeitung lokalisiert, die sogenannte Amygdala (auch Mandelkern genannt) spielt eine wichtige Rolle bei der Emotionsregulierung. Des Weiteren befinden sich im entorhinalen Cortex Zentren emotionaler Wahrnehmung. In inneren limbischen Strukturen wie den Insulae finden sich Grundlagen der Vernetzung zwischen Emotion, Antrieb und vegetativer Regulation und Gedächtnis.

Aktivierung des limbischen Systems

In Aktivierungsstudien können wir heute sehr genau zeigen, dass im traumatischen Zustand unter einer Blockade von kortikalen Großhirnstrukturen archaisch und reflexartig das limbische System aktiviert wird. Durchlebt ein Patient, ausgelöst durch einen sogenannten Trigger (siehe Seite 31), die traumatische Situation erneut, werden dieselben Strukturen aktiviert, und zwar unter Ausschaltung der tages- bzw. Ich-bewussten Strukturen und Funktionen der Großhirnrinde.

Aus neurobiologischer Sicht sind über eine Aktivierung des Astralleibs und der Ich-Funktionen immer auch Hormone einbezogen, beispielsweise das gesamte Cortisolsystem als zentraler Stoffwechselparameter. Ein weiteres Hormon, das Oxytocin, auch als »Glückshormon« bekannt, spielt insbesondere in der Therapie und Resilienzforschung eine große Rolle.

Herzratenvariabilität

Des Weiteren finden sich erhebliche Veränderungen, die wir über die sogenannte Herzratenvariabilität messen können. Die Herzratenvariabilität ist ein zentrales Maß für die rhythmische Gesundheit des Herzens in der Integration von Parasympathikus und Sympathikus als vegetative Systemgeneratoren. Immer ist die Herzratenvariabilität in das traumatische Ereignis involviert.

enorme Belastung für das Nervensystem

Auf jeden Fall stellt ein unerwartetes, schweres Trauma, sowohl singulär als auch sequenziell, immer eine enorme Belastung für das zentrale und auch periphere Nervensystem dar, sequenziell wiederholte Expositionen führen quasi zu toxischem, vergiftendem Neurostress, bis hin zu heute nachweisbaren Schädigungen von Neuronen, insbesondere im limbischen System. Diese sind bei entsprechender Therapie und guten Verläufen generell reversibel, sodass die ursprüngliche Funktionsfähigkeit zumindest partiell wiederhergestellt werden kann.

Es ruhen in der Zukunft Schoß
für meine Seele
die guten und die schlimmen Lose.

Was mir Gutes täglich erfließt,
will ich bemerken;
an ihm zeigt sich mir,
was Götter aus mir gemacht.

Was mir Schlimmes zuweilen erfließt,
will ich ertragen;
an ihm zeigt sich mir,
was ich selber aus mir noch machen kann.

Ich danke meinem guten Schicksal,
wie ich jetzt lebe.
Ich danke meiner Stärke im schlimmen Geschick
die Kraft, die im Leben mich aufwärts führen kann.

Wer glaubt, dass gutes Geschick allein fördere,
Schlimmes allein niederbeuge,
der sieht nicht das Jahr,
sondern nur den Tag.

Rudolf Steiner

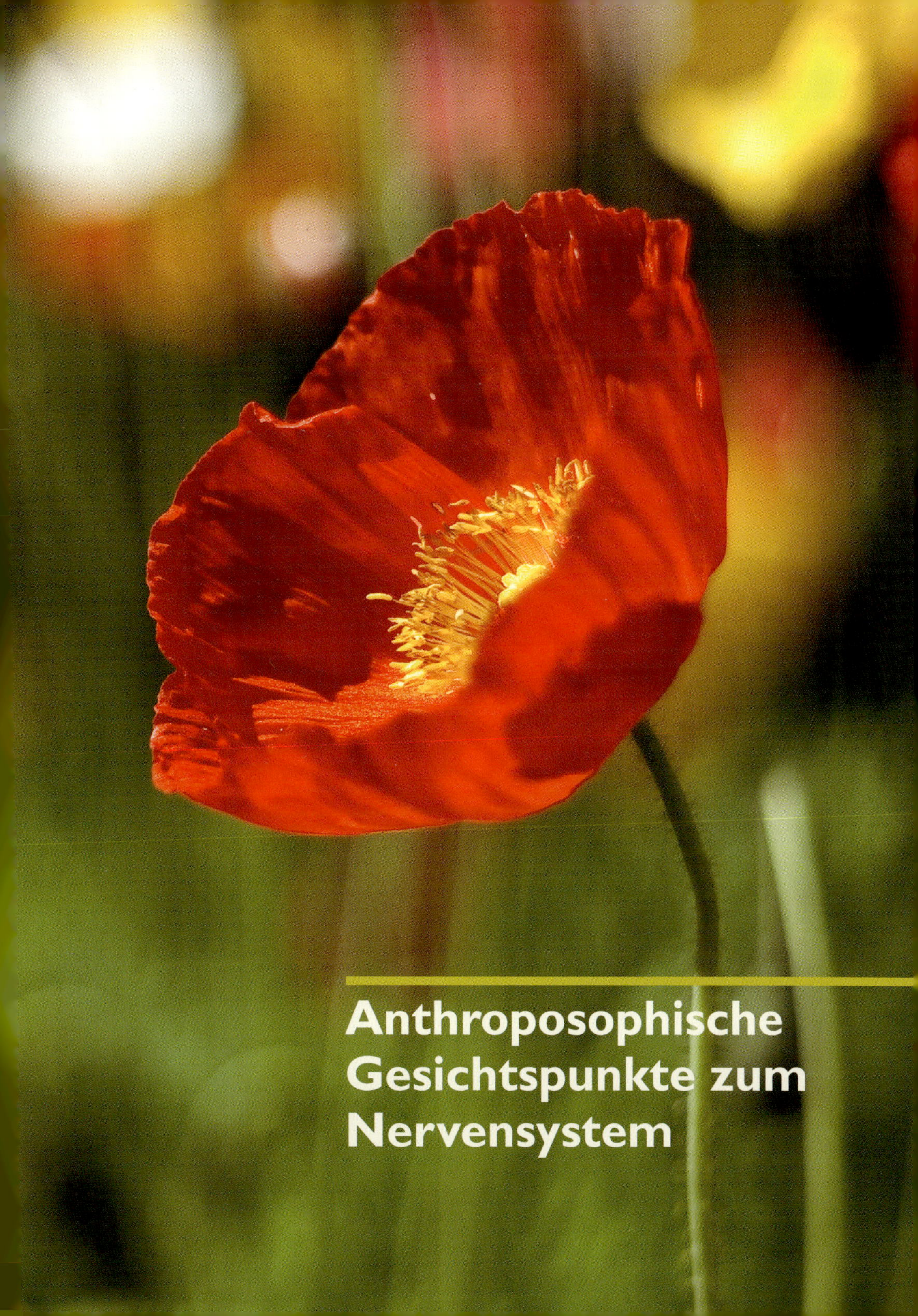

Anthroposophische Gesichtspunkte zum Nervensystem

Aus anthroposophisch-neurologischer Sicht ergeben sich durch die Forschungen und Anregungen Rudolf Steiners erweiterte Gesichtspunkte der heutigen Neurowissenschaft.

Neuroplastizität

Wichtig ist hierbei der Aspekt der Neuroplastizität, der beweglich-plastischen Funktion des Gehirns. Mittlerweile konnte von der Neuroforschung deutlich gezeigt werden, dass das Gehirn kein »starrer Schaltkasten« ist, sondern über eine enorme lebendige Plastizität verfügt.

In vielen seiner Vorträge schildert Rudolf Steiner, dass das Gehirn nach dem archimedischen Gesetz eigentlich nur 20 Gramm wiegt und somit ein Organ der Leichte, ein »ätherisches« Organ ist, der Schwere wie enthoben und entrückt.[11] Somit ist das Gehirn im Hinblick auf das physische Gesetz der Gewichtskraft eigentlich gar nicht verstehbar, sondern prinzipiell ein Organ, dass dem Leichten, dem Ätherischen zugeordnet ist.

Die große Frage bei Verletzungen, auch physischer Art mit Schädigung des Gehirns, aber vor allen Dingen funktioneller Art, wie bei toxischem Neurostress, ist nun, wie wir die regenerativen Kräfte des Gehirns wieder aktivieren können (siehe auch Seite 107 ff.).

Ein weiteres Forschungsergebnis von Rudolf Steiner besteht darin, dass die Nervenzellen ihre Wachstums- und Zellteilungsfähigkeit, also ihre ätherischen Funktionen weitgehend hingeopfert haben, um damit Denkfähigkeit und Gefühlserlebnisse zu ermöglichen und somit dem Wahrnehmen, Denken und Erleben als organische Grundlage zur Verfügung zu stehen.[12] Andererseits ist die Neuroplastizität jedoch so groß, dass es auch nach der Geburt, sogar bis ins Erwachsenenalter hinein noch Neuverschaltungen geben kann, es braucht dazu lediglich eine Stimulation zwischen den verschiedenen Nervenzellgebieten, eine Wachheit, Neugier, Interesse und Aktivität, insbesondere eine intentionale Aktivität.

Teilungsfähigkeit der Zellen

Verschiedene Zellbereiche des limbischen Systems stellen die einzigen Gebiete des menschlichen Nervensystems dar, die lebenslang die Teilungsfähigkeit der Zellen behalten. Die limbischen Strukturen können also lebenslang auf Anregung hin neue Zellen bilden. Somit ist gerade das Gebiet, das am stärksten durch traumatische Erlebnisse in Mitleidenschaft gezogen und bei jeder traumatischen Erfahrung aktiviert wird, prinzipiell in der Lage, sich bei entsprechender therapeutischer Stimulation zu regenerieren.

Es muss die zentrale Aufgabe jeder therapeutischen Bemühung bei traumatischen Erfahrungen sein, eine entsprechend positive Stimulation des limbischen Systems zu erreichen, die bis ins Nervensystem hinein heilend, regenerierend und aufbauend wirkt. Somit sind im Nervensystem in verwandelter Form ätherische Prozesse besonders wirksam, obwohl sie normalerweise weniger aufbauend für Wachstum und Regeneration zur Verfügung stehen. Hierbei spielen die Gliazellen, die Stoffwechselzellen im Gehirn, eine zentrale Rolle. Es muss also dringend vermieden werden, dass toxischer Stress zu Zelluntergängen in den limbischen Strukturen führt.

positive Stimulation des limbischen Systems

Rudolf Steiner schildert außerdem, dass die Seele, der Geist, also Astralleib und Ich, über die Ich-Organisation wie von außen auf das Gehirn einwirken und sich quasi herausgelöst haben. Das bedeutet, dass »nicht das Gehirn denkt« und »nicht die Nervenzellen Bewusstsein haben«, sondern die Nervenzellen und das Gehirn die Möglichkeit schaffen, dass Bewusstsein entsteht bzw. gespiegelt wird. Wir denken über und durch und mit unserem Gehirn, brauchen es als Spiegel und Organ, aber das Gehirn, das Nervensystem konstituiert nicht selber primär Bewusstsein und Denkfunktionen.[13]

Gehirn als »Spiegel«

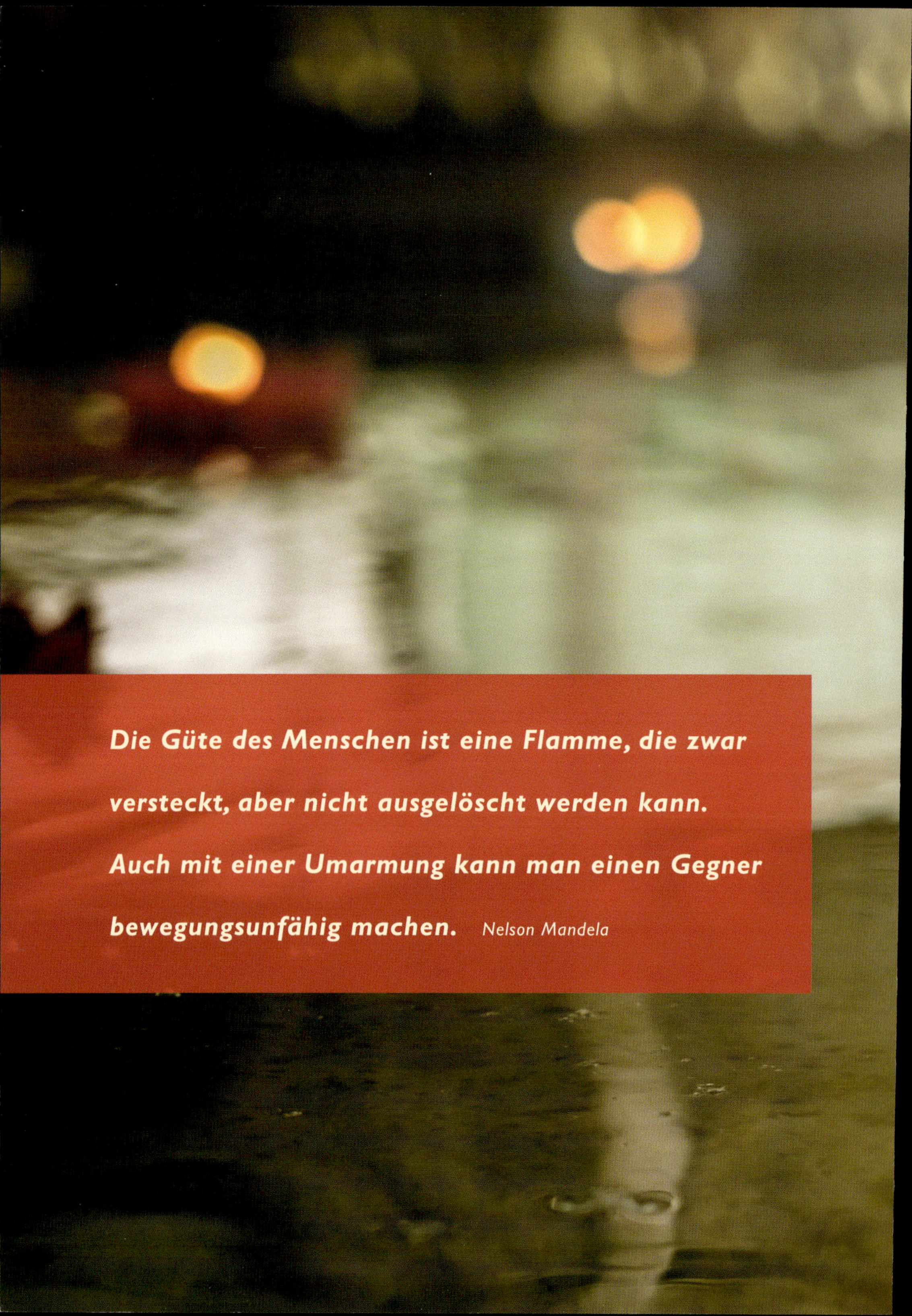

Die Güte des Menschen ist eine Flamme, die zwar versteckt, aber nicht ausgelöscht werden kann. Auch mit einer Umarmung kann man einen Gegner bewegungsunfähig machen. Nelson Mandela

Trauma und Soziales

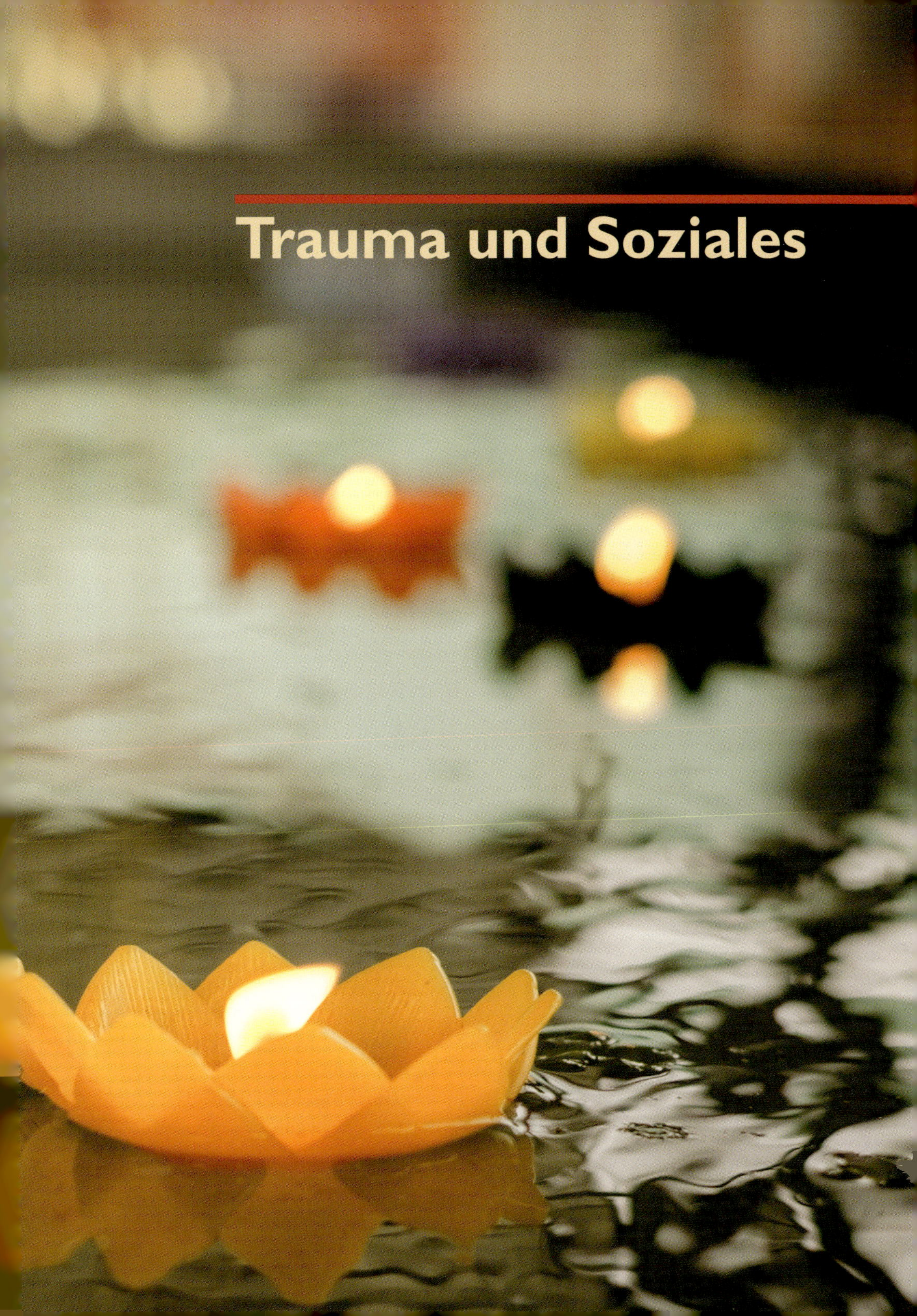

Eine große Veränderung in Hinblick auf das Thema Trauma hat sich in den letzten Jahren bzw. Jahrzehnten im sozialen Bereich, in der Berufswelt ergeben. Hier müssen wir – ebenso wie allgemein bei diesem Thema – zwischen Erster, Zweiter und Dritter Welt unterscheiden.

der Mensch als Individualität

Wenn wir einen Blick in die Vergangenheit werfen, so wird deutlich, dass sich ein Bewusstsein für den einzelnen Menschen in seinem Wert, in seiner Einzigartigkeit, als Individualität mit Rechten, wie begrenzten Arbeitszeiten, Sozial- bzw. Krankenversicherung, Renten- und Arbeitslosenversicherung, erst ganz langsam entwickelt hat. Im Altertum war lange Zeit die Sklaverei geltendes Prinzip, Menschen wurden als Ware betrachtet, auf Märkten verkauft und als »humanes Material« ausschließlich auf ihre Leistung und Funktionalität, auf ihre Arbeitskapazität hin beurteilt. Individualität, persönliches Menschsein wurde ihnen nicht zuerkannt. Im weiteren Verlauf, im Mittelalter, gab es dann die sogenannten Leibeigenen, die im Hinblick auf ihre Arbeitskraft das Eigentum von Großgrundbesitzern, von Lehnsherren in einer streng hierarchisch gegliederten Arbeitswelt waren. In Bauernaufständen versuchten viele Menschen jedoch, sich Stück für Stück Freiheitsrechte, Autonomie und ein würdigeres Dasein zu erkämpfen.

industrielle Revolution

Einen großen Aufbruch gab es dann in der Zeit der industriellen Revolution, als durch neue Produktionstechniken, ein neues Wirtschaftsleben und Wirtschaftsdenken nochmals der sogenannte Lohnsklave, der abhängige Arbeiter geschaffen wurde. In den Schriften von Karl Marx, Friedrich Engels, Ferdinand Lassalle und anderen wurde eine sozialistische bzw. kommunistische Denkweise zunächst philosophisch-soziologisch erschaffen, im 20. Jahrhundert dann in Staaten wie den kommunistischen Ostblockländern oder Kuba auch praktisch umgesetzt. Der einzelne Mensch mit seiner Arbeitskraft, insbesondere der Arbeiter, wurde als wertvoll dargestellt und seine entsprechenden Rechte wie Arbeitszeitbegrenzungen usw. eingefordert.

In den letzten Jahrzehnten haben sich in der sogenannten Ersten Welt nochmals Veränderungen ergeben. Zum einen waren niemals so geringe Arbeitszeiten wie heute üblich, zum Teil unter 40 Stunden bei einer generalisierten Fünf-Tage-Woche; der Sozialversicherungsstandard ist verhältnismäßig hoch mit Krankenversicherung, Rentenversicherung, Arbeitslosenversicherung, zum Teil Betriebsrenten und anderem sowie hohem Kündigungsschutz. Dies divergiert natürlich von Land zu Land, je nach sozialer Kultur und Selbstverständnis. Möglichkeiten der Mitbestimmung und Gewerkschaften haben zu einer diesbezüglich völlig veränderten Unternehmens- und Arbeitskultur beigetragen.

Globalisierungskapitalismus

Globalisierungskapitalismus und Neoliberalismus haben in den letzten 20 bis 30 Jahren jedoch ein neues Kapitel aufgeschlagen. Aufgrund des massiven Kostendrucks und globalisierter Märkte werden Produktionen in Billiglohnländer verlagert und in der Ersten Welt ausschließlich Vertrieb, Dienstleistung, Management und Ähnliches vollzogen, andererseits sind diese Länder die entscheidenden Märkte für Absätze der entsprechenden Produkte und Dienstleistungen. In einer völlig neuen, vielfältigen Arbeitswelt ist aufgrund der verhältnismäßig geringen Arbeitszeiten bei gleichzeitig immer höher werdenden Anforderungen ein zunehmender massiver Druck entstanden, sowohl was Kosten anbetrifft, Effizienz, aber auch Arbeitszeit.

zunehmende Traumatisierungen

Dies hat Auswirkungen auf die Arbeitswelt. Von den reinen Kriterien ausgehend sind Traumatisierungen in der Arbeitswelt in der Regel nicht als schwerwiegend einzustufen, sie erfüllen das Kriterium des »schwerwiegenden Traumas« nicht. Insofern ist es eigentlich nicht zulässig, eine Trauma-Folgestörung im Sozialen zu diagnostizieren. Die Realität zeigt jedoch, dass zunehmend Menschen aus dem Arbeitsprozess herausfallen und sich, wie unten dargestellt, durch Mobbing oder Bossing tief beziehungstraumatisiert erleben, den Weg zurück in den Arbeitsprozess nicht mehr finden, sogar berentet werden müssen und, chronisch traumatisiert, nicht mehr rehabilitiert werden können.

Mobbing

eine Art »Man-Made-Disaster«

Ein wesentliches modernes Beispiel ist das Mobbing. Mobbing bezeichnet soziales Ausgegrenztsein, soziale Konflikthaftigkeit und Stigmatisierung einer einzelnen Person im sozialberuflichen Umfeld. Dies kann durch ein Team, durch einzelne Mitarbeiter, Untergebene, Vorgesetzte und andere erfolgen. Der gemobbte Mitarbeiter erlebt sich systematisch schikaniert, zerstört, gezielt missachtet und entsprechend angegangen. Es findet quasi eine Art »Man-Made-Disaster« statt, der Mobbingbetroffene empfindet sich als Person missachtet, in seinem Selbstwerterleben und Selbstwertgefühl gekränkt und zerstört.

Häufig bestehen *Zusatzfaktoren der Vulnerabilität (Verletzlichkeit)* wie

- Isolation und Singletum,
- massiver Druck, d. h. es gibt keine Alternative zum Arbeitsplatz wegen der hohen Arbeitslosigkeit,
- auch die Berufstätigkeit selbst ist alternativlos, wenn alleinerziehende Mütter, Kleinfamilien oder Singles kein soziales Umfeld haben, das unterstützend wirkt.

Zudem sind als *Risikofaktoren* zu beschreiben:

- ängstlich-unsichere Grundpersönlichkeit,
- geringes Selbstwertgefühl und Selbstwerterleben,
- mangelnde soziale Unterstützung,
- bereits wiederholt erlebtes Mobbing,
- gleichzeitiges Bestehen von Depressionen,
- mangelnde soziale und emotionale Intelligenz.

soziale und emotionale Intelligenz

Soziale und emotionale Intelligenz stellen Faktoren dar, die in der Regel nicht per se mitgegeben sind, sondern mühsam erworben werden müssen und eigentlich selbstverständlicher Bestandteil zukünftiger Ausbildung in Schule, Universitäten und den einzelnen Berufsausbildungen sein sollten.

phänomenologisches Bild der PTBS

Auf der Endstrecke des Mobbings kommt es zu einem phänomenologischen Bild, wie wir es von der posttraumatischen Belastungsstörung kennen. Dazu gehören zum einen depressive Symptome, andererseits aber durchaus auch Schlaflosigkeit, Wiedererleben der traumatischen Situation und unmittelbar darauf folgende, oftmals lange andauernde Arbeitsunfähigkeit. Der Vorgesetzte bzw. die Mobbing-Persönlichkeit wird als triggernd erlebt bis in die Fantasie und das Traumleben hinein, d. h. sie lösen ein solches Wiedererleben einer belastenden Situation aus. Dies kann zu einer vollständigen Arbeitsunfähigkeit führen. Der Betreffende schafft dann den Wiedereinstieg nicht mehr, da er hochtraumatisch besetzt bzw. getriggert ist.

Bossing

Eine Sonderform des Mobbings ist das sogenannte »Bossing«, bei dem in einer Hierarchie eine einzelne Person durch einen Vorgesetzen gemobbt wird.

Bossing ist somit ein strukturelles Mobbing, das umso verheerender wirkt, als es innerhalb dieser Hierarchie Ohnmachtserleben, Ausgeliefertsein und Hilflosigkeit verursacht. Der Untergebene ist zu Loyalität verpflichtet, muss seine Aufgaben erfüllen und darf sich eigentlich nicht wehren.

Eigenschaften von Führungskräften

In der heutigen expansiven, globalisierten Wirtschaft sind Führungskräfte zunehmend Sanierer, sie müssen Eigenschaften wie soziale Härte, rasche Entscheidungsfähigkeit sowie eine neodarwinistische Grundhaltung mitbringen. Wie in vielen Untersuchungen gezeigt werden konnte, weisen sie zudem oft narzisstische Strukturmerkmale bis hin zu vermehrtem Auftreten narzisstischer Persönlichkeitsstörungen auf, insbesondere bei männlichen Vorgesetzten und Führungspersonen.[14] Aufgrund des immensen Drucks in der Führungsebene erfolgt auch bei Führungspersönlichkeiten oft eine Art Negativselektion, sodass Empathiefähigkeit, wirkliche Führungsqualitäten und eine Vorbildfunktion mit der entsprechenden Fähigkeit, mit Untergebenen auch im schwierigen Fall sozial verträglich, nachhaltig und im Sinne des Mitarbeiters umzugehen, zu wenig Beachtung finden. Einfühlungsvermögen und die Fähigkeit, Mitarbeiter zu führen, sind dann häufig nicht vorhanden bzw. werden dem hohen Tempo und der Effizienz, dem Kostendruck und der Rentabilität geopfert. Zudem kommt es im Rahmen narzisstischer Strukturdefizite bei Führungspersönlichkeiten oft zu verheerenden, im Extremfall masochistisch-sadistischen Beziehungskonstellationen, die Unterwürfigkeit, zunehmende Abhängigkeit und Angsterleben bei dem Bossing-Opfer erzeugen.

Ausweglosigkeit einer Bossing-Situation

Aus einer Bossing-Situation ist quasi kein Entrinnen möglich. Auch hier muss mit konsekutiver, unmittelbar nachfolgender Arbeitsunfähigkeit bis hin zur kompletten, lang andauernden Arbeitsunfähigkeit gerechnet werden. Der von Bossing Betroffene erlebt sich persönlich missachtet, in seinem Selbstwerterleben angegriffen, als Person zerstört, mit einer Phänomenologie, die wie bereits oben beschrieben einer posttraumatischen Belastungsstörung ähnelt. Schlafstörungen, Intrusionen (Wiedererleben einer traumatischen Situation), Hyperarousal (übermäßige Erregtheitszustände) können auftreten, es kann zu einer Generalisierung der Bossing-Persönlichkeit kommen.

posttraumatische Verbitterungsstörung

Eine sozialmedizinische, spezialisierte Sonderform der posttraumatischen Belastungsstörung ist die sogenannte *posttraumatische Verbitterungsstörung (PTED)*, die nach der Wende in den neuen Bundesländern beschrieben wurde. Sie tritt überwiegend in der postsozialistischen Ära vor allem als Reaktion auf die veränderten Lebensbedingungen bei Menschen auf, die sich in der kapitalistischen Wirtschaftsform nicht zurechtfinden, komplett verbittert sind und keinen Schritt in die postsozialistische Wirtschaftsordnung finden. Sie hängen am Alten, bleiben dort mit zunehmender Verbitterung haften und zeigen oft das Vollbild einer chronischen posttraumatischen Belastungsstörung, ohne dass ein entsprechendes schweres Trauma stattgefunden hat. Auch hier ist auf prämorbide (bereits vor der Erkrankung bestehende) Persönlichkeitsanteile zu achten.

Fehlen von schützenden Ressourcen

Selbstverständlich spielt bei den genannten Fällen zum einen der Wandel in der Arbeitswelt und in der heutigen Sozialstruktur eine große Rolle. Zum anderen ist aber zusätzlich zu beobachten, dass protektive, schützende Ressourcen, sozial Halt gebende Faktoren wie ein familiäres Umfeld oder unterstützende soziale Strukturen oft fehlen. Auch prämorbide Faktoren wie eine ängstlich-unsichere Grundpersönlichkeit, ein mangelndes starkes Ich und wenig Verankerung im inneren Selbst sind hier zu nennen. Außerdem zeigt sich in diesem Zusammenhang, ob ein Mensch mit seinem Beruf wirklich im Sinne einer Berufung leidenschaftlich verbunden ist. Es scheint, als sei er umso anfälliger für Mobbing und Bossing, je weniger er sich mit seiner beruflichen Aufgabe identifiziert, je weniger ihm sein Beruf positives Erleben vermittelt und je mehr dieser nur zum Broterwerb ausgeübt wird. Auch spiegeln sich in Mobbing und Bossing natürlich eigene traumatische Früherfahrungen im Beziehungsleben, es entsteht quasi eine Art zentrale Übertragungssituation frühneurotischer Bindungspathologien, die der Betroffene erlebt hat: Dominanz, Unterwerfung, Ausgeliefertsein, mangelnde Unterstützung, die sich dann im Vorgesetzten spiegeln und zu den beschriebenen Konflikten führen.

Identifizierung mit dem Beruf

Zusammenfassend können wir sagen: Auch wenn es im heutigen Berufs- und Sozialleben zumeist keine schweren Traumatisierungen gibt, erleben sich auf der phänomenologischen Ebene viele Menschen heute diesbezüglich betroffen und tief traumatisiert durch die häufig als menschenverachtend erfahrenen, das einzelne Individuum missachtenden Züge der heutigen Wirtschaftsordnung. Dies spiegelt sich dann in einer verminderten Frustrations- und Konfliktkultur wider, die das Risiko für Mobbing und Bossing ansteigen lässt.

verminderte Frustrations- und Konfliktkultur

Im Zusammenhang mit Mobbing und Bossing sind grundlegende Variablen der Arbeitskultur zu nennen, welche die Widerstandskräfte, die Resilienz der Menschen stärken können, wie

- transparente Kommunikation,
- Partizipation bzw. Mitsprache und Beteiligung der Mitarbeiter,
- nachhaltige Unternehmenskultur,
- Kultur von Wertschätzung und Förderung,
- den Mitarbeiter nicht als Ware und Kostenfaktor, sondern als das eigentliche, im positiven Sinne verstandene »Humankapital« der Firma zu sehen,
- transparente Konflikt- und Lösungskultur.

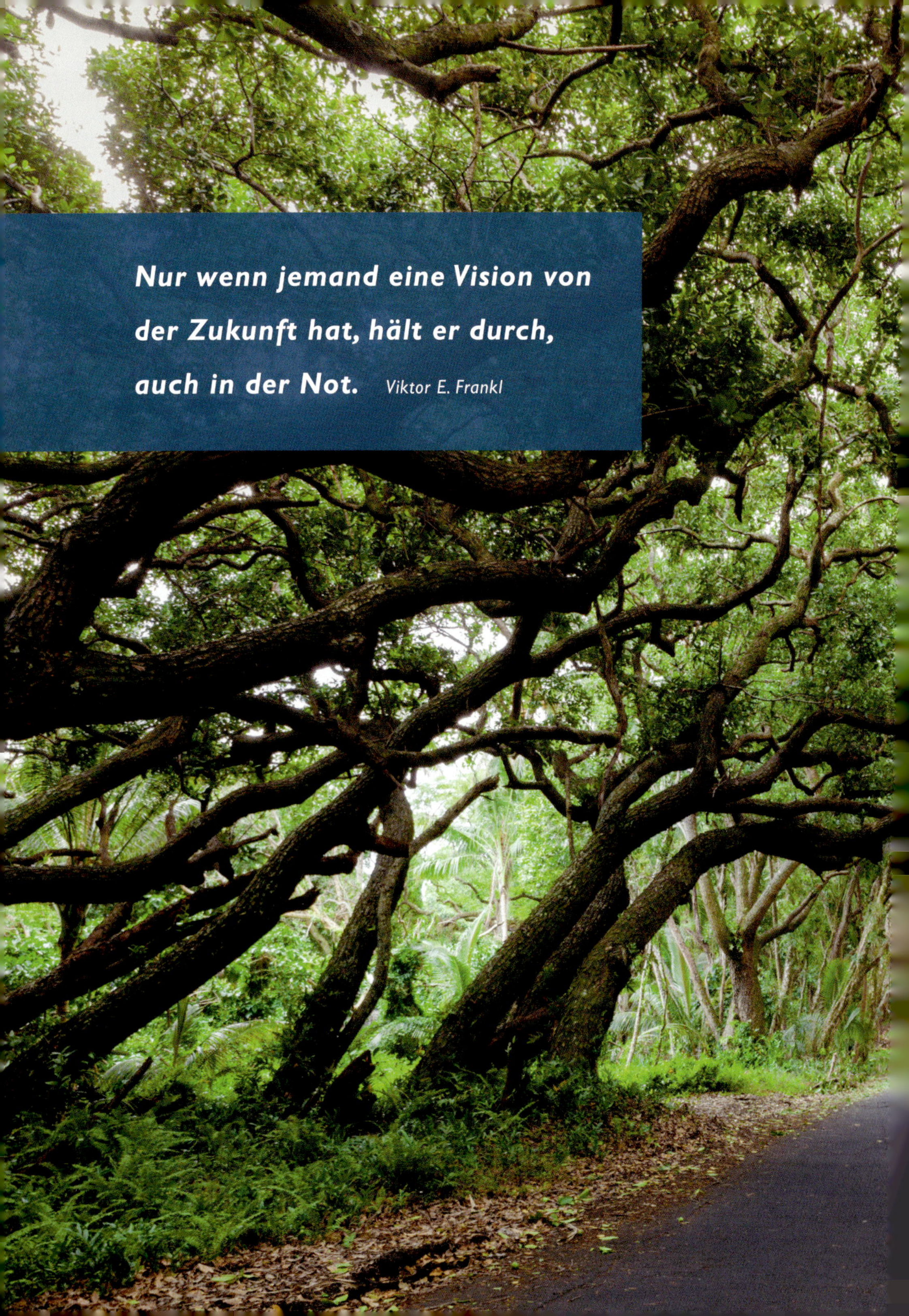

Nur wenn jemand eine Vision von der Zukunft hat, hält er durch, auch in der Not. Viktor E. Frankl

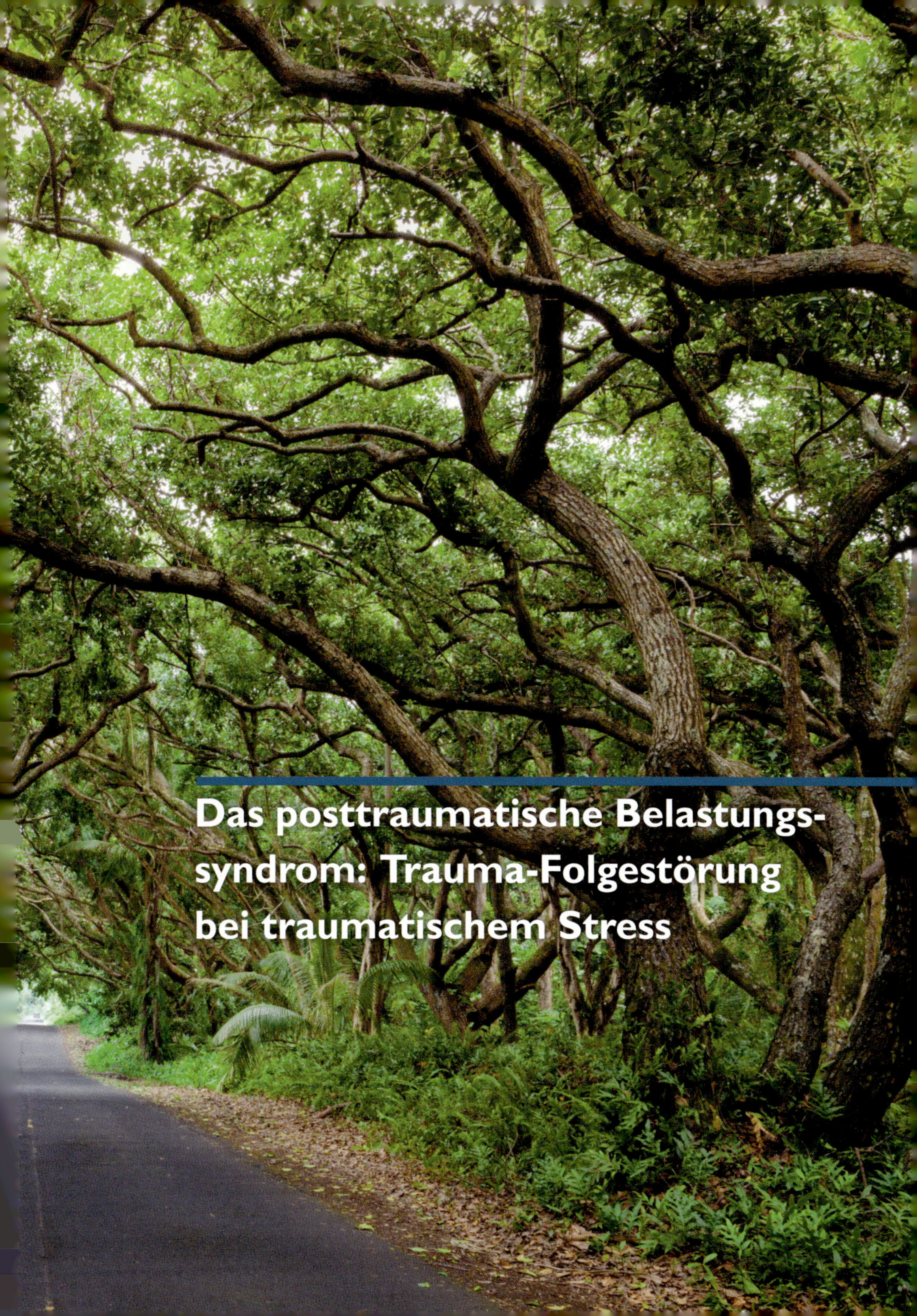

Das posttraumatische Belastungssyndrom: Trauma-Folgestörung bei traumatischem Stress

erstmalige Konzeptionalisierung

Der Vietnamkrieg (ca. 1964 bis 1975) war die Geburtsstunde der erstmaligen Konzeptionalisierung einer wirklichen Trauma-Folgestörung. Noch im Jahr 1969 bemängelte der berühmte Kriegspsychiater Abram Kardiner (1891–1981) in einem Artikel über Kriegsneurosen im *American Handbook of Psychiatry,* die erhebliche Uneinheitlichkeit und Begriffsverwirrung in der psychiatrischen Terminologie stünde einem wirklichen Fortschritt im Hinblick auf Konzepte im Wege.[15] Die posttraumatische Belastungsstörung (PTBS), im englischen Sprachraum »Posttraumatic Stress Disorder« genannt, wurde erstmals 1980 als eindeutig induzierte Stress-Störung in das psychiatrische Diagnosemanual »DSM Diagnostic and Statistical Manual of Mental Disorders III« aufgenommen. (Mittlerweile ist es im DSM Version V zu einer Aufsplitterung bzw. Differenzierung gekommen, indem man quasi die singuläre Traumatisierung, d.h. die »einfache« posttraumatische Belastungsstörung von der komplexen traumatischen Belastungsstörung unterschieden und eine diesbezügliche Unterkategorie geschaffen hat, die spezifisch kriegsinduzierte posttraumatische Stress-Störung.)

Folgeschäden traumatisierender Erlebnisse

Mit dieser offiziellen Anerkennung der posttraumatischen Belastungsstörung als Krankheit setzte die systematische Forschung ein. Erstmalig konnte der Beweis erbracht werden, dass traumatisierende Erlebnisse unabhängig von den zuvor bestehenden Persönlichkeitsfaktoren zu langfristigen psychischen Folgeschäden führen. Man muss allerdings hinzufügen, dass sich die Erstbeschreibung auf ein rein kriegsinduziertes posttraumatisches Stress-Syndrom bezog, d.h. auf die Physiologie und Pathologie der heimkehrenden Vietnamveteranen und die Folgen kriegerischer Kampfeinsätze. Insgesamt waren sich die Fachleute jedoch einig, dass die posttraumatische Belastungsstörung die wesentlichste eindeutig auf eine traumatische Einzel- oder auch sequenzielle Dauererfahrung zu beziehende Folgestörung war. Diese wird im Folgenden ausführlich beschrieben.

Das Charakteristische der Trauma-Folgestörung besteht darin, dass der Schritt vom akuten Trauma, dem Schock, zu einer gesunden Verarbeitung, Integration und Bewältigung misslingt, zum einen durch das Ausmaß der Traumatisierung, die Dauer, aber auch das Vorliegen von Risikofaktoren (siehe Seite 110).

Im englischsprachigen Raum ist das DSM, das diagnostische und statistische Manual aller psychiatrischen Störungsbilder (mittlerweile V), die wesentliche und gültige Klassifikation. Folgende Kriterien werden im Hinblick auf die Diagnosestellung einer posttraumatischen Stress-Störung gefordert:

Kriterien des DSM

- Erleben oder Beobachten eines traumatischen Ereignisses mit möglicher oder realer Todesgefahr, ernsthafter Verletzung, Bedrohung der körperlichen Unversehrtheit bei sich oder anderen (sogenanntes A1-Kriterium),
- Reaktion mit intensiver Furcht, Hilflosigkeit, Erschrecken auf dieses Ereignis (sogenanntes A2-Kriterium),
- Wiedererleben: Intrusion in Form belastender Albträume, Flashbacks, Belastung durch Auslöser (Trigger), physiologische Reaktion auf Erinnerung,
- Vermeidung von bestimmten Gedanken, Gefühlen, Aktivitäten, Situationen, Interessen; Amnesien, Entfremdungsgefühl, eingeschränkter Affektspielraum,
- Übererregung, Ein- und Durchschlafstörungen, erhöhte Reizbarkeit, Konzentrationsstörungen, übergroße Schreckhaftigkeit,
- Zeitkriterium: Dauer der obigen Symptome mindestens 4 Wochen.

Mittlerweile wurde das A2-Kriterium in der neusten Klassifikation wieder aufgegeben.

In der in Deutschland relevanten ICD-10, der »Internationalen Klassifikation für (psychiatrische) Erkrankungen«, sind folgende Kriterien genannt, um die Diagnose einer PTBS zu stellen:

Kriterien der ICD-10

- Traumatisches Ereignis von außergewöhnlicher Schwere,
- auftretende Symptome innerhalb von 6 Monaten nach dem traumatischen Ereignis,
- wiederholte, unausweichliche innere Wiederinszenierung des Ereignisses in Gedächtnis, Tagträumen oder Träumen,
- Vermeidung von Reizen, die eine Erinnerung an das Trauma hervorrufen können, sowie Gefühlsabstumpfung (sogenanntes Numbing),
- Hyperarousal, Übererregung im Sinne einer vegetativen Störung bei Übererregtheit.

In beiden Klassifikationen gelten somit als Kernsymptome:

- das Vorliegen eines schweren traumatischen Ereignisses,
- Wiedererleben,
- Vermeidungsverhalten,
- Übererregung.

Abgrenzung von anderen Krankheitsbildern

In der Praxis zeigen sich jedoch häufig sogenannte *subsyndromale Erkrankungsbilder,* bei denen nicht alle diagnostischen Kriterien der PTBS erfüllt sind. Abzugrenzen sind außerdem die *akute Belastungsreaktion,* bei der es zum Vollbild kommen kann, die jedoch nach wenigen Tagen oder Wochen wieder abklingt und somit eher eine physiologische, etwas verzögerte Akut-Reaktion darstellt, und die sogenannte *Anpassungsstörung,* bei der es zu sehr unspezifischen, leichten Reaktionen wie depressiven, ängstlichen Symptomen oder Änderungen des Sozialverhaltens kommt, was jedoch nicht länger als 6 Monate andauert und sich in der Regel vollständig zurückbildet. Die Anpassungsstörung ist somit eher als inadäquate Bewältigung einer schwierigen, belastenden Situation einzuordnen, nicht als klassische Trauma-Störung.

»einfache« und komplexe PTBS

Von der »einfachen« *posttraumatischen Belastungsstörung* mit einem einmaligen traumatischen Ereignis ist die sogenannte *komplexe posttraumatische Belastungsstörung* zu unterscheiden, die in der Regel nach einer lang andauernden bzw. immer wiederkehrenden traumatischen Belastung auftritt, zum Beispiel bei Opfern von organisierter Gewalt, schwerer wiederholter sexualisierter, körperlicher, emotionaler Gewalt in der Kindheit, langjähriger häuslicher, ehelicher Gewalt, systematischer Folter und anderem. Neben den Kernsymptomen der PTBS mit Wiedererleben, Vermeidungsverhalten, Abstumpfung und Übererregung kommt es zusätzlich zur Beeinträchtigung weiterer Bereiche wie der Regulation von Gefühlen. Emotionen werden als unaushaltbar, unkontrollierbar erlebt mit häufigen Gefühlsausbrüchen und Phasen der Gefühllosigkeit. Selbstverletzungen und Suizidgedanken gehören ebenfalls zum Symptomkreis; hier ist eine große Nähe zu Persönlichkeitsstörungen wie der emotional instabilen Persönlichkeitsstörung bzw. Borderline-Persönlichkeitsstörung zu sehen. Des Weiteren verändert sich das Selbstbild der Betroffenen, sie erleben sich als wertlos, schlecht, schuldig, minderwertig, unterlegen und leiden unter ausgeprägten Schamgefühlen, die sie quasi vom Täter übernommen haben, womit sie ihn quasi freisprechen. Die Beziehungsgestaltung ist gestört, Nähe und Distanz können nicht reguliert werden, Beziehungen werden abrupt abgebrochen oder aufgrund von Angst und Misstrauen nur schwer aufgenommen. Ebenso sind Dissoziationen zu beobachten; hierbei kommt es zu einer Trennung seelischer Funktionen (siehe Seite 95 ff.).

Die komplexe posttraumatische Belastungsstörung ist bisher jedoch nicht als eigene Kategorie in der ICD-10 konzeptionalisiert und weniger erforscht, in der klinischen Praxis jedoch die Regel, wenn man von heutigen Kriegstraumatisierungen absieht. Im psychiatrischen und psychotherapeutischen Alltag wird jedoch häufig eine andere Diagnose gestellt, und zwar die diagnostische Entität DESNOS (*Disorder of extreme stress not otherwise specified* – auf Deutsch: Störungen durch Extrembelastungen nicht anderweitig bezeichnet). Diese wird jedoch nur im deutschsprachigen Raum, nicht im internationalen DSM verwendet. Insgesamt deckt das DESNOS-Konzept sehr gut das ursprünglich von Andreas Maercker vorgeschlagene Konzept der komplexen Trauma-Störung ab.[16]

DESNOS

Die diagnostischen Kriterien für DESNOS sind

- Veränderung der Affekt- bzw. Gefühlsregulation mit autodestruktivem, selbstzerstörerischem, selbstverletzendem Verhalten, Selbstmordgefährdung, Sexualstörungen, exzessivem Risikoverhalten,
- Amnesien (teilweiser oder vollständiger Gedächtnisverlust) und vorübergehende dissoziative Episoden, bei denen eine Trennung seelischer Funktionen erfolgt, Depersonalisation (Selbstentfremdung), Derealisation, bei welcher sich das Gefühl für die Wirklichkeit und den eigenen Körper verändert bzw. verloren geht,
- Veränderungen der Selbstwahrnehmung mit Stigmatisierung, Bagatellisierung, Isolation, Scham- und Schuldgefühlen,
- Beziehungsveränderungen mit der Unfähigkeit zu vertrauen, Reviktimisierung (d. h. der Betroffene begibt sich immer wieder in die Opferrolle hinein) und Viktimisierung anderer,
- ausgeprägte Somatisierung: Es bilden sich körpernahe Beschwerden, ohne dass eine organische Ursache dafür vorliegt, beispielsweise Magen-Darm-Symptome, chronische Schmerzen, sexuelle Symptome, Konversionssymptome (bei denen sich Affekte und Gefühle in körperlichen Symptomen vor allem neurologischer Art äußern) sowie kardiopulmonale, Herz und Lunge betreffende Symptome. All diese

Beschwerden erzeugen bei den Patienten meist einen hohen Leidensdruck.
- Veränderungen bezüglich der Lebenseinstellung mit Verzweiflung und Hoffnungslosigkeit und/oder dem Verlust früherer stützender Grundüberzeugungen.

Je früher die Traumatisierung erfolgt ist bzw. je länger diese besteht, desto höher ist die Wahrscheinlichkeit, dass eine chronische bzw. komplexe Trauma-Folgestörung wie DESNOS ausgebildet wird.

Sowohl die einfache posttraumatische Stress-Störung, wie sie zunächst bei Soldaten beobachtet und beschrieben wurde, als auch die komplexe Trauma-Störung bzw. DESNOS sind spezifische psychiatrische/psychosomatische Erkrankungen mit erheblichem Leidensdruck und starker Krankheitsausprägung. Viele Betroffene sind nicht zu Beziehungen fähig, leben zurückgezogen und vereinsamt und zeigen ein auffälliges Sozialverhalten. Manche der Betroffenen sind unfähig, einen Beruf zu ergreifen, sind berentet, sozial isoliert, dem sozialen Abstieg ausgeliefert. Bei vielen kommt es zur psychiatrischen Komorbidität, sie bilden zusätzliche Auffälligkeiten aus wie sekundäres Suchtverhalten in Form von Alkoholmissbrauch, Cannabis- oder auch Opiat- und Amphetaminkonsum. Insgesamt ist ein abhängiges, süchtiges Verhalten häufig zu beobachten. Zudem kommt es zu dysphorischen, gereizten Verhaltensstörungen mit Unberechenbarkeit, Jähzorn und gewaltsamen Ausbrüchen, die die soziale Integration erschweren.

erheblicher Leidensdruck

Aufgrund der mittlerweile guten Beschreibung, aber noch fehlenden Forschungsdaten wird ersichtlich, dass viele frühere psychiatrische Störungen mit dem Konzept der komplexen Trauma-Störung DESNOS, aber auch der posttraumatischen Belastungsstörungen gut erfassbar sind. Zudem eröffnen sich vollkommen neue Behandlungsperspektiven, wenn man auch bei diesen psychiatrischen Störungen den Fokus auf chronische Traumata, Trauma-Folgestörungen und damit auch Verarbeitungsstörungen richtet.

neue Behandlungsperspektiven

Nicht zuletzt gibt es das sogenannte *Late-onset-PTBS,* bei dem Menschen noch nach Jahren und Jahrzehnten weitgehender Symptomfreiheit plötzlich schwere und schwerste Störungen entwickeln, teilweise so extrem, dass sie sich deswegen umbringen. Dies war insbesondere bei Holocaust-Überlebenden der Fall, die noch nach Jahrzehnten plötzlich schwere PTBS-Syndrome entwickelten.

Late-onset-PTBS

Die genauen Ursachen werden noch diskutiert und sind noch unsicher. Auf jeden Fall kommt es bei einem Teil der Patienten nicht zu einer spontanen Heilung, sondern im Gegenteil zu einer Verschlechterung, meist im Rahmen von Lebensumbrüchen wie Pensionierung, Trennung und Vereinsamung, d.h. wenn aktivierende, Halt gebende Stimuli wegfallen bzw. krisenhafte biografische Einschnitte vorliegen.

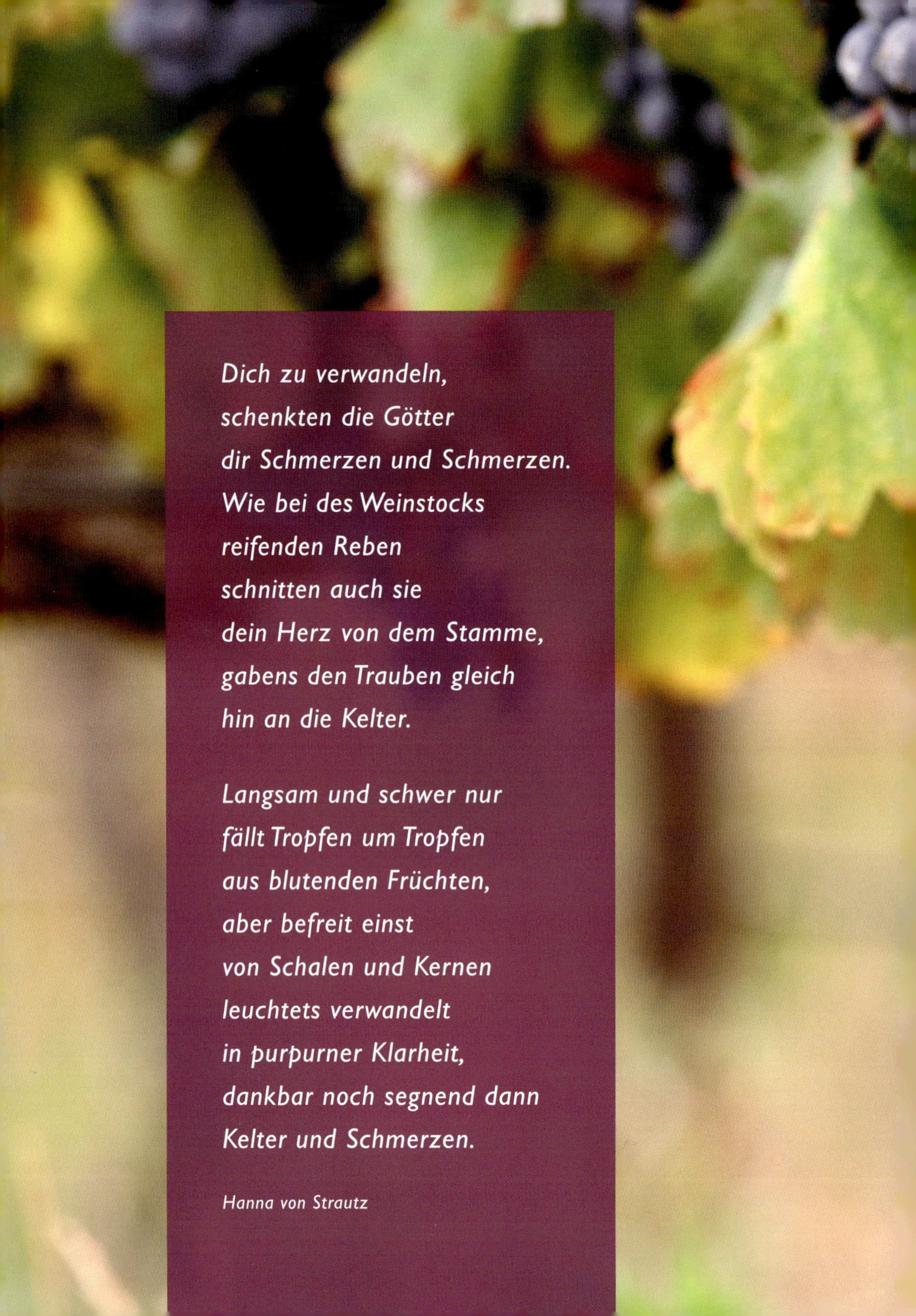

Dich zu verwandeln,
schenkten die Götter
dir Schmerzen und Schmerzen.
Wie bei des Weinstocks
reifenden Reben
schnitten auch sie
dein Herz von dem Stamme,
gabens den Trauben gleich
hin an die Kelter.

Langsam und schwer nur
fällt Tropfen um Tropfen
aus blutenden Früchten,
aber befreit einst
von Schalen und Kernen
leuchtets verwandelt
in purpurner Klarheit,
dankbar noch segnend dann
Kelter und Schmerzen.

Hanna von Strautz

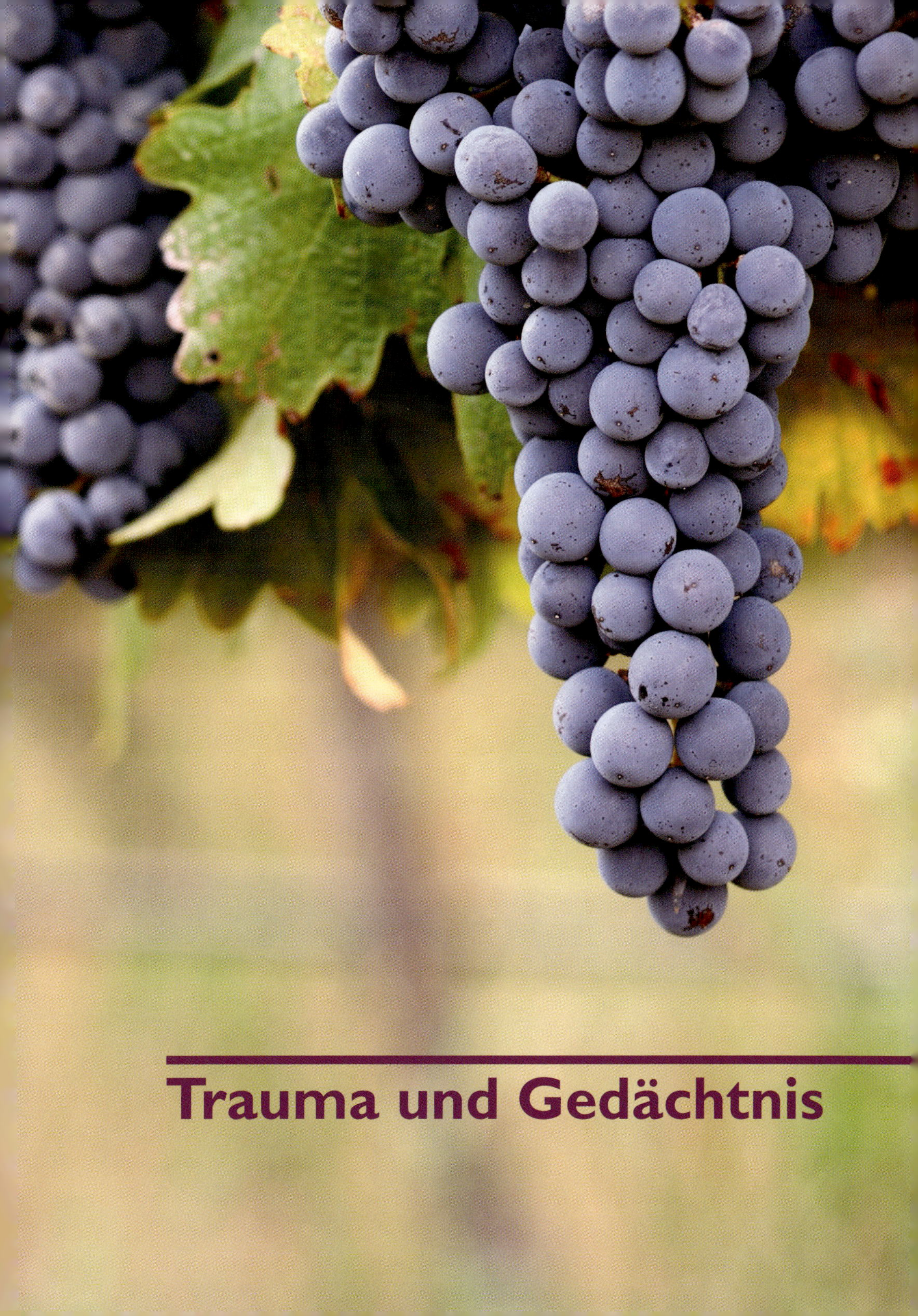

Trauma und Gedächtnis

Einen besonderen Stellenwert nimmt die Beziehung Trauma und Gedächtnis ein. Man kann die Trauma-Störung bzw. das erlittene Trauma auch als eine Art Gedächtniserkrankung oder Gedächtnisüberforderung ansehen.

zentrale Dimension der Persönlichkeit

Das Gedächtnis ist eine der zentralsten Dimensionen der menschlichen Persönlichkeit, eigentlich werden wir nur durch unsere Gedächtnisfunktionen und -inhalte zu unserem konsistenten biografischen Ich. Im Selbsterleben ist eine der bedrohlichsten Erkrankungen für den mitteleuropäischen Menschen die Demenz, d. h. der Verlust von Erinnerung und Gedächtnis. Dies geht so weit, dass Menschen (als prominentes Beispiel kann Gunter Sachs gelten) den Freitod wählen, wenn ihnen das widerfährt. Transiente globale Amnesien, d. h. kurzzeitige Gedächtnisausfälle, werden als eminent bedrohlich empfunden; unser Ich erlebt sich kongruent in der Zeit, indem wir unsere Persönlichkeit kurz- und mittelfristig nach jedem Einschlafen und Aufstehen wieder an unsere biografische Konstanz anknüpfen. Das »technische Instrument«, mit dem wir das tun, sind unsere Gedächtnisfunktionen und Gedächtnisinhalte, mit denen wir unsere Persönlichkeit und unser biografisches Ich bilden. In Gesundheit haben wir dazu jederzeit Zugriff, sowie es hier aber zu Störungen kommt, treten sofort Angst und Panik auf.

Mittlerweile konnten in der Forschung die verschiedensten strukturellen und funktionellen Dimensionen des Gedächtnisses lokalisiert und beschrieben, ihre Störung bei Ausfällen genauestens dargelegt werden. Hierbei sind das Trauma und die Trauma-Folgestörung ein wichtiges Paradigma geworden.

Hans-Joachim Markowitsch, im deutschsprachigen Raum einer der wichtigsten Gedächtnisforscher, hat traumatische Patienten ganz in den Mittelpunkt seiner Untersuchungen gestellt. Er kann praktisch sämtliche Formen von Gedächtnisstörungen und -ausfällen und auch Therapie-Effekte beispielhaft anhand von Traumata und Trauma-Störungen erklären (siehe das Literaturverzeichnis, Seite 243).

»Körperelementarwesen«

Wir unterscheiden verschiedenste Gedächtnisebenen, Gedächtnisformen und entsprechende anatomische Strukturen im Gehirn. Hier ist der Begriff des »Körperelementarwesens« hilfreich, den wir in der Anthroposophie gebrauchen, um zu verstehen, dass es eine gesamtätherische Wirklichkeit von Krankheit und Gesundheit gibt. In diesem nicht physisch greifbaren, lebendigen (ätherischen) Körperelementarwesen stellt sich quasi alles wie eine Art Körpergedächtnis, Leibgedächtnis dar, was der Leib erlebt hat, was ihn prägt und gestaltet.

Formen des Gedächtnisses

Die verschiedenen Formen des Gedächtnisses sind vor allen Dingen folgendermaßen lokalisiert:

- das semantische (sprachliche) Gedächtnis speziell im Temporallappen,
- das episodische Gedächtnis, das Abläufe und szenisch-emotional Erlebtes festhält, vor allem im Temporalgebiet, also im Bereich des limbischen Systems und damit in der Traumaregion, aber auch rechts frontal,
- das deklarative, eher benennende Fakten- und Zahlengedächtnis im gesamten Neocortex,
- auch das Langzeitgedächtnis ist hier anzusiedeln.
- Das Arbeitsgedächtnis (für Abläufe, Handlungsvollzüge, Programme) ist im präfrontalen Cortex lokalisiert,
- das prozedurale Lernen (Lernen von Prozessen) im Kleinhirn und den Basalganglien.
- Die Speicherung emotional erlebter Gedächtnisinhalte ist insbesondere bei Angst- und Panikreaktionen spezifisch im Mandelkern, in der Amygdala lokalisiert.
- Körpererinnerung: Es wird ein sogenanntes implizites Gedächtnis unterschieden, das dem bewussten Geist nur bedingt zugänglich ist, und die sogenannten expliziten Erinnerungen, die sich zum Beispiel durch intensive Gedanken als auch durch Flashbacks zeigen. Vieles von dem, was wir als Erinnerung oder Gedächtnisinhalte bezeichnen, erreicht uns unbewusst durch Körperempfindungen. Die verlässlichsten Erinnerungen sind diejenigen, die zunächst am wenigsten verletzlich zu sein scheinen, die Erinnerungen des Körpers.

zentrale Bedeutung des Körpergedächtnisses

Das Körpergedächtnis ist die zentrale Erinnerung des Trauma-Betroffenen und eine der zentralen Behandlungsdimensionen des Trauma-Therapeuten. Dementsprechend hat Peter Levine seine Methode des »Somatic Experiencing«® (SE) entwickelt und ausgearbeitet (siehe auch Seite 156).

Hier möchte ich eine von mir entwickelte Diagnostik vorstellen, durch die wir Zugang zum Körpergedächtnis haben.
Die Patienten werden angeleitet, ihren Körper erst mit der rechten, dann mit der linken Hand zu zeichnen. Dann sollen sie ein Schmerz- oder Beschwerdebild anfertigen. Zum Schluss soll der Patient den klassischen »Baumtest« absolvieren, er wird also aufgefordert, einen Laubbaum zu zeichnen. Aus der Art dieser Zeichnungen, der jeweiligen Größe, der Anordnung und bestimmten Details kann der Untersuchende Rückschlüsse auf im Körpergedächtnis festgehaltene Erlebnisse des Patienten ziehen und darauf, ob eine entsprechende Verarbeitung und Integration erfolgt ist.

achtsame Begleitung bei Leibtherapien

Auch der Gedächtnisfähigkeit des Leibes ist also im Zusammenhang mit Traumata und Trauma-Folgestörungen Rechnung zu tragen. Das hat zur Folge, dass jede therapeutische Berührung, jede körpertherapeutische Behandlung eine Reaktualisierung von traumatischen Erlebnissen darstellen kann. Folter-Patienten und Menschen mit sexualisierter oder körperlicher Gewalterfahrung in Kindheit und Jugend sind besonders betroffen und brauchen eine besonders achtsame Begleitung und Führung, wenn es um die Leibtherapien geht. Zum anderen bedeutet dies aber auch eine eingeschränkte sexuelle Erlebnisfähigkeit, denn jede Sexualität, jede Partnerschaft beruht auf Berührung und Vereinigung.

Häufig sind Traumata bzw. Trauma-Folgestörungen von einem Rückzug von Berührung, Sexualität und Vereinigung begleitet, es kommt zu einem diesbezüglichen Lustmangel, einem mangelnden Bedürfnis nach Berührung, aus der großen Angst heraus, dass es zur Triggerung und Reaktualisierung von Symptomen kommen könnte.

Wirkung positiver Körpererfahrungen

Andererseits können wir den Zusammenhang zwischen Körper und Gedächtnis aber auch positiv nutzen. Jede positive Körpererfahrung, jede positive Therapie-Erfahrung wird dem Körper wie eingeschrieben, wird sofort »abgespeichert« und wirkt wie ein neues Lernen. Häufig haben Menschen mit traumatischen Erfahrungen primär negative Erinnerungen, die immer wieder aufflackern. Es ist ihnen fast vollständig die Möglichkeit verloren gegangen, Ressourcen, d. h. positive Erinnerungen zu generieren und aufzurufen. In der gezielten Arbeit mit positiven und negativen Lebensereignissen mit traumatisierten Menschen wird dies deutlich. Es fällt ihnen in der Regel deutlich schwerer, positive Lebenserfahrungen herbeizuführen und zu erinnern,

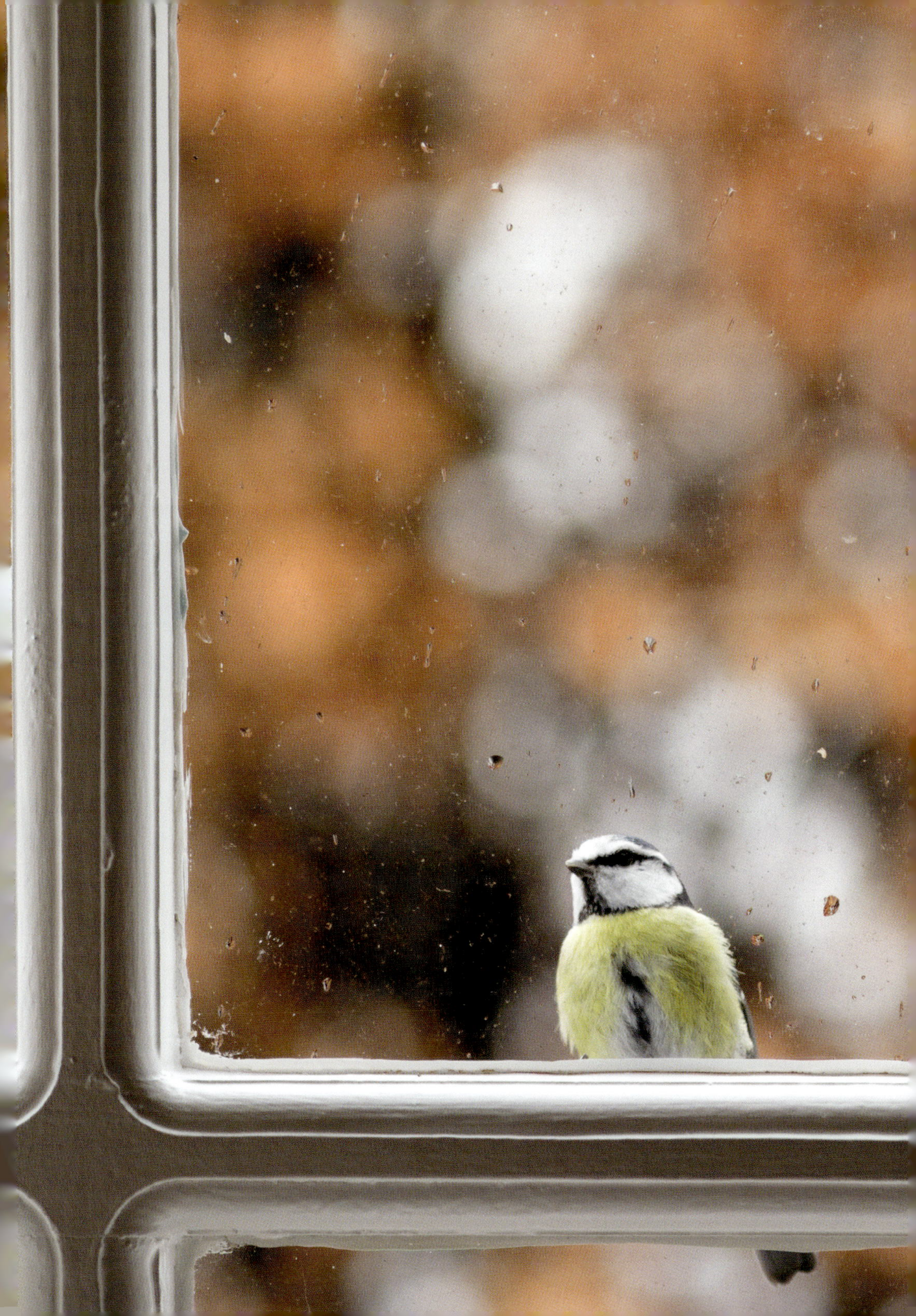

negative Ereignisse sind sofort präsent und können vielfältig aufgezählt werden. Insbesondere die eigenen Trauma-Ereignisse sind sofort gegenwärtig.

Hier können wir ansetzen, indem wir mit den Betroffenen intensiv an positiven Lebensereignissen, positiven Bildern und Erlebnissen arbeiten, um so quasi mit diesen Erlebnissen negative Erfahrungen zu überschreiben und zu decodieren. Der Seele kann auf diese Weise wieder Raum für positive Erlebnisse gegeben werden, sodass Freude und Lust, Intensität und positiv-sensorisches Erleben wieder möglich sind. Die Arbeit mit positiven Lebensereignissen und »biografischen Inseln« stellt einen zentralen traumatherapeutischen Faktor dar.

Die Bedeutung des Gedächtnisverlustes (Amnesie)

Abhängigkeit vom Lebensalter

Schon seit vielen Jahren wird sehr kontrovers diskutiert, ob Traumatisierte ihr Trauma vergessen können, d. h. amnestisch sind. Dies mag in der Regel auf Traumata in den ersten Lebensjahren zutreffen, d. h. bevor die Ich-Erinnerung einsetzt. Für Traumata in späteren Lebensaltern gilt dies nur sehr begrenzt. Nach verschiedenen Studien sind mehr als 90 Prozent der Betroffenen in der Lage, ihre Traumata zumindest partiell zu erinnern, d. h. bewusstseinsnah zu decodieren bzw. aufzudecken und über Gedächtnissysteme aufzurufen.[17] Nur eine Minderzahl der Patienten erleidet tatsächlich einen Gedächtnisverlust. Bei ihnen handelt es sich zumeist um massivste, schwerwiegende Traumata, die in der Folge zu einer Fragmentierung, Zersplitterung der Persönlichkeit geführt haben, sodass die entsprechenden Persönlichkeitsanteile keinen bewusstseinsmäßigen Zugang mehr zum Alltags-Ich haben. Gesamthaft gesehen ist dies jedoch die Ausnahme.

»False-memory-Syndrom«

Hier ist auch das sogenannte *False-memory-Syndrom* zu nennen, bei dem es um »gefälschte Erinnerungen« geht. In der Erinnerung wird das tatsächlich Erlebte verändert, ohne dass es dem Betroffenen bewusst wird, dass er sich »falsch« erinnert. In Einzelfällen konnte gezeigt werden, dass Traumata durch intentionales, quasi hypnotisches, suggestives Erinnern ausgelöst werden können. Hierbei handelt es sich aber um eine regelrechte Induktion, die nur bei einer absoluten Minderzahl der Betroffenen überhaupt auftritt. False memory ist eine Rarität, nicht die Regel bei der Arbeit mit Traumatisierten und Patienten mit Trauma-Folgestörungen.

Die Literatur hierzu ist äußerst umfangreich und soll an dieser Stelle nicht weiterverfolgt werden. Es genügt das Resümee, dass Traumata in der Regel bis zum dritten, vierten Lebensjahr erinnert werden können, auch wenn sie bewusst »weggesteckt«, verdrängt werden. Bei Extremtraumatisierungen, insbesondere komplexen Trauma-Folgestörungen, bei denen in der Kindheit über Jahre sadistische, satanische, sexualisierte Übergriffe und Gewalt erfahren wurden, kann es jedoch sein, dass ganze Jahre wie ausgelöscht sind und nicht »zur Verfügung« stehen.

Extremtraumatisierungen

Wir können uns die Trauma-Störung als Gedächtnisstörung auch so denken, dass, wenn es dem Traumatisierten gelingt, ein traumatisches Ereignis ganz normal im Gedächtnisspeicher abzulegen, d. h. normal zu »vergessen«, er eigentlich wie geheilt ist. Gerade das aber vermag der traumatisierte Mensch nicht. Wenn also der Trauma-Betroffene seine Emotionen integrieren kann und so wieder Zugang zu seinen intakten Gedächtnisstrukturen findet, kann er das Trauma ablegen und im wahrsten Sinne des Wortes vergessen. Nur noch bei bestimmten Triggern (siehe Seite 31) oder durch intentional-bewusstes Aufrufen des Erlebten erinnert er sich wieder.

Zugang zu intakten Gedächtnisstrukturen

Intentionales, Ich-haftes und willensfähiges Handhaben des Erinnerns und Vergessens stellt eine zentrale therapeutische Leitlinie dar. Dies wird mit dem Patienten intensiv mithilfe bestimmter methodisch präzise zu erarbeitender Techniken geübt, wie wir im Therapie-Kapitel noch sehen werden (Tresor-Übung, Bildschirm-Übung u. a., siehe Seite 151). Diese Techniken sind in der Regel sehr erfolgreich, weil sie dem Patienten selber Mittel an die Hand geben, wieder Herr seiner Erinnerungen zu werden und zwischen Erinnern und Vergessen wieder selbst zu entscheiden. Dies ist für den Patienten ein wichtiger Schritt hin zur Autonomie und der Wiedererlangung von Selbstständigkeit.

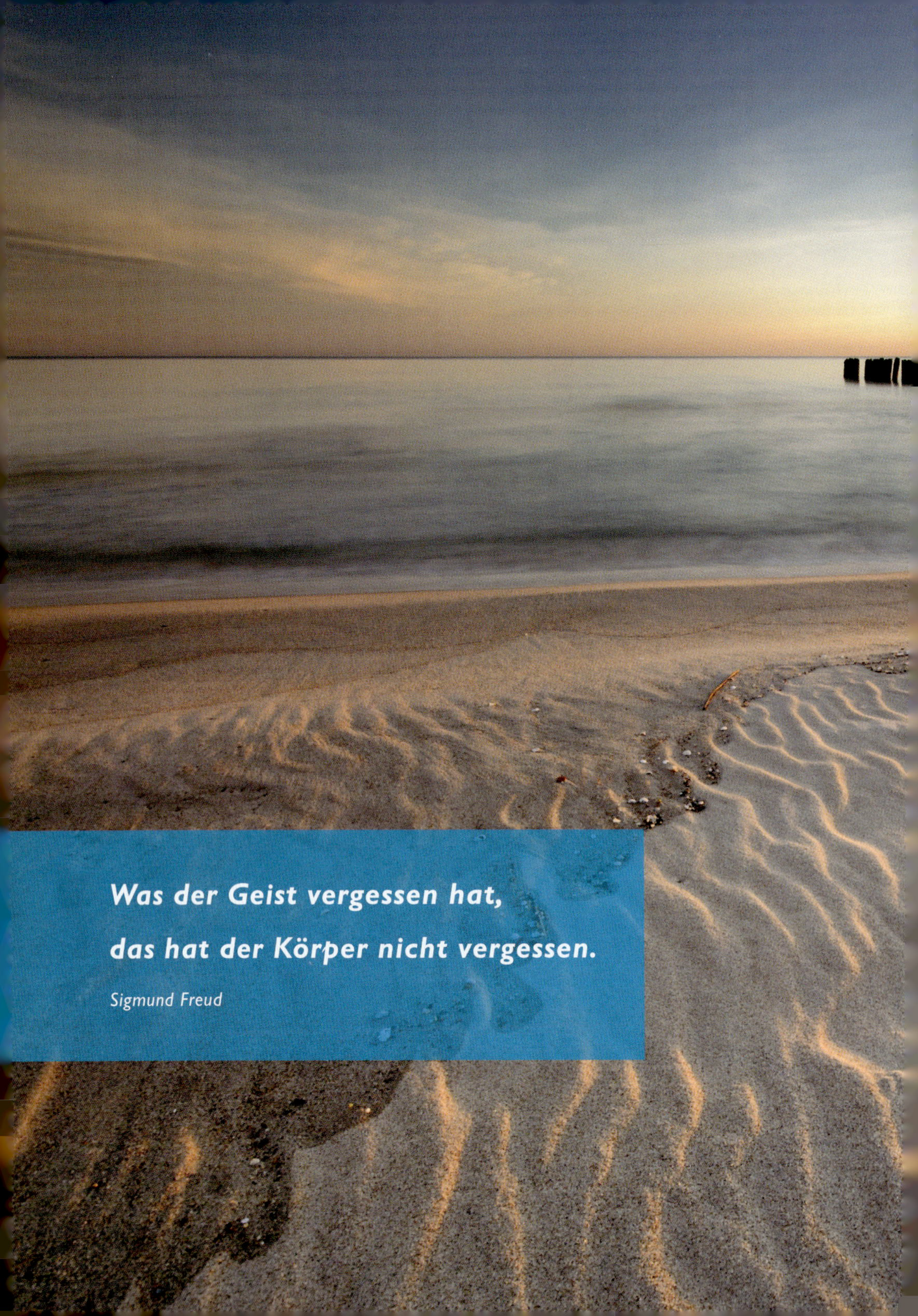

Was der Geist vergessen hat,

das hat der Körper nicht vergessen.

Sigmund Freud

Trauma und Leib

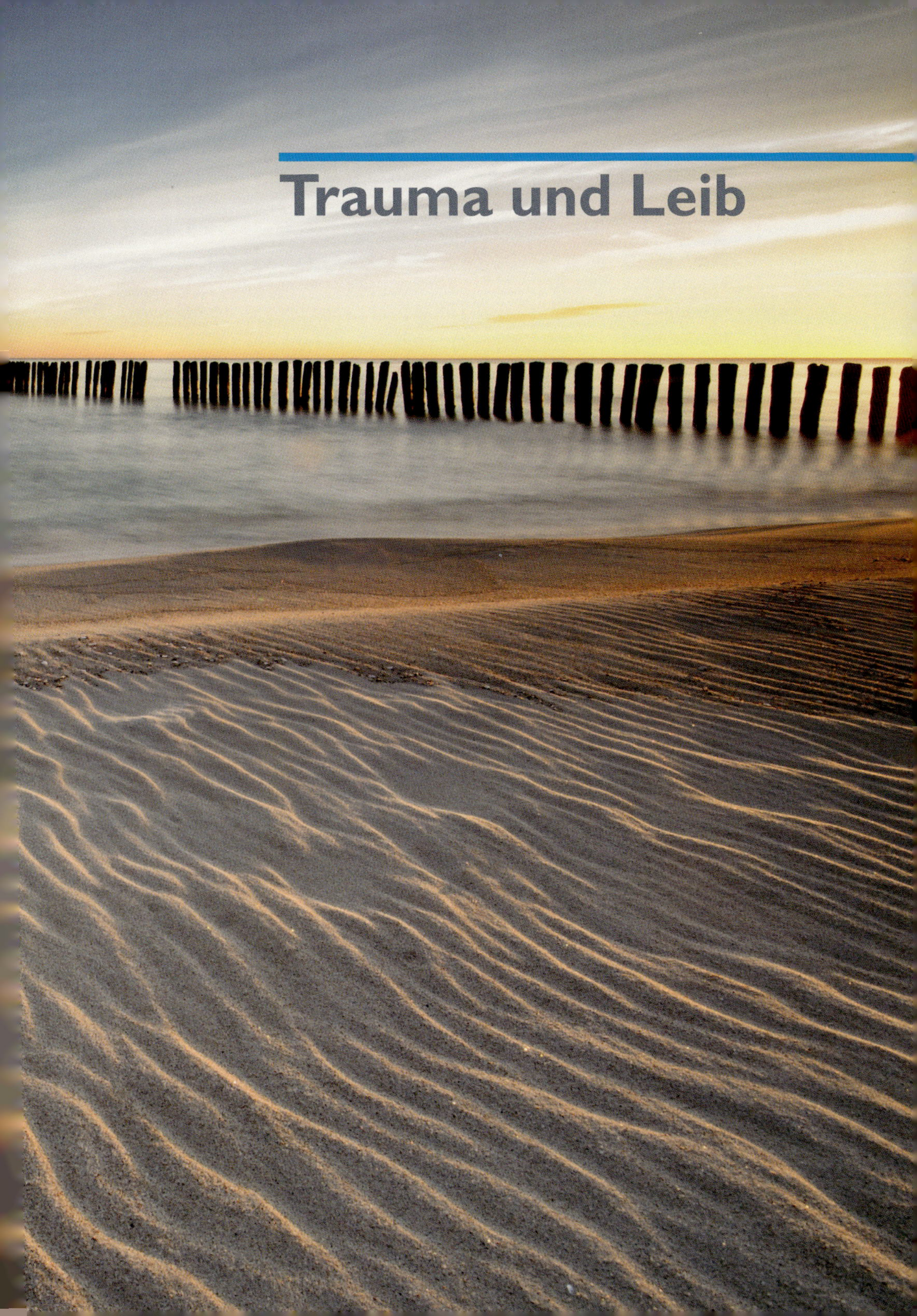

Einer der führenden Psychotraumatologen, der Holländer Bessel van der Kolk, der in Boston (USA) arbeitet und forscht und in den 70er-Jahren wesentlich an der Konzeptionalisierung der posttraumatischen Belastungsstörung beteiligt war, hat den Satz geprägt: »The body keeps the score.« Der Körper vergisst nichts. Alles, was mit dem Trauma zusammenhängt, prägt und bildet sich im Körper ab und der Körper spricht es wieder aus. Das bedeutet, dass jede Trauma-Physiologie zentral am Leiberleben ansetzt und jede wirkliche Trauma-Therapie am Leib arbeitet.

Der Körper vergisst nichts!

Bessel van der Kolk hat deshalb asiatische Yogatechniken und Atmungstechniken des Buddhismus zur Tiefenentspannung und zum positiven Leiberleben in seine Therapien integriert. Das bedeutet, dass für ihn jede Trauma-Behandlung immer auch eine Leibbehandlung ist.

Trauma-Behandlung ist immer auch Leibbehandlung

Wir haben im Kapitel über das Gedächtnis gesehen, dass es ein dezidiertes Körpergedächtnis gibt und ein sogenanntes Körperelementarwesen, d.h. dass der Leib gedächtnisfähig ist (siehe Seite 82ff.). Hier können wir wieder das anthroposophische Bild des Leibes hinzunehmen, das uns in seiner Differenziertheit ein erweitertes Verständnis ermöglicht im Sinne eines lebendiges Leibes, der Lebensfunktionen in sich trägt, eines seelischen Leibes, der Gefühlsfunktionen übernimmt, und eines Ich-Leibes, der die Ich-Funktionen in sich trägt (siehe auch Seite 51ff.). Erst mit einem solchen ganzheitlichen Leibbegriff können wir zu einem wirklichen Verständnis von Trauma und Trauma-Heilung kommen.

Die Leibdiagnostik, d.h. zu verstehen, wie der Leib in das Trauma einbezogen ist und wie bzw. welche Trauma-Spuren sich im Leib abbilden und darstellen, ist ein zentraler Aspekt des diagnostischen Prozesses. Hierzu wurde auch die bereits genannte Körperschemadiagnostik entwickelt, bei der die Patienten über Körperzeichnungen Einblick in das subjektive Leiberleben insbesondere ihrer Trauma-Geschichte geben (siehe Seite 84).

Trauma-Spuren im Leib

In diesem Zusammenhang muss auch bedacht werden, dass sogenannte Täter-Introjekte, d.h. Abbilder seelisch-ätherischer Art, die auf den Täter zurückgehen, wie Schatten oder »Astral-Phantome« im Betroffenen selber auftreten, dabei aber fremd, Ich-dyston, nicht zum eigenen Ich gehörend wahrgenommen werden. Bei Man-Made-Disasters werden somit im Leib Abdrücke des Täters astralisch-ätherischer Art erfahren. Der Leib ist nicht bei sich selber,

Täter-Introjekte

wird als fremd, tot, stumpf erlebt. Das bedeutet auch, dass der betroffene Leib in gewisser Weise förmlich absterben muss, beispielsweise keine sexuellen Gefühle mehr empfinden kann; alles, was mit dem Leib zu tun hat, ist negativ belegt, was sich häufig in Selbstverstümmelungen, Selbstverletzungen, Selbstentwertungen äußert (siehe auch Seite 101 ff.).

Leib wird als fremd, tot und stumpf erlebt

Die Frage nach Täter-Introjekten bzw. nach Introjekten, die als Ich-dyston, als nicht zu einem selbst gehörig erlebt werden, stellt einen wichtigen Aspekt im diagnostischen Prozess dar:
- Was ist an meinem Leib nicht Ich,
- was ist mein Leibgefühl,
- was ist an meinem Leib lebendig?

Häufig liegt wie etwas Fremdes über dem Leib. Nur wenn der Leib wieder eigener Leib wird, kann überhaupt von Trauma-Heilung gesprochen werden.

Zum anderen wirkt die gesamte Trauma-Physiologie vor allem über das *vegetative Nervensystem*. Dies korreliert mit der Tatsache, dass die ganze Panik- und Angstkaskade, die über das limbische System generiert wird, primär im peripheren vegetativen Nervensystem angesiedelt ist. Gleichwohl ist sie als zentrale Spur im gesamten Körper nachzuweisen.

Leibbegriff versus Körperbegriff

Trauma-Arbeit bedeutet also, immer mit dem ganzen Leib zu arbeiten und nicht nur mit dem »Körper« – der Leibbegriff geht hierbei weit über den Körperbegriff (»corpus« als der physische, unbelebte, »tote« Körper) hinaus. Dieses Verständnis hat in der anthroposophischen Medizin einen zentralen Stellenwert und kann wesentlich zur Trauma-Therapie und auch Trauma-Heilung beitragen; es hat sich vielfältig in der therapeutischen Praxis bewährt. Dies wird allein schon aus den anatomisch-physiologischen Kenntnissen des vegetativen Nervensystems nachvollziehbar.

Im peripheren Nervensystem besteht ein struktureller und physiologischer Antagonismus, ein Dualismus zwischen Sympathikus und Parasympathikus als wesentliche steuernde Instanzen. Der Sympathikus ermöglicht es uns, nach innen und nach außen aktiv zu werden, also auch im Fall einer bedrohlichen Situation zu reagieren; der Parasympathikus sorgt dafür, dass eine Stressreaktion wieder in einen Ruhezustand überführt wird. Eng damit verknüpft sind die jeweiligen Hormonspiegel von Cortisol und Oxytocin, aber auch die entsprechenden Katecholamine und Neurotransmitter wie Serotonin

Sympathikus und Parasympathikus

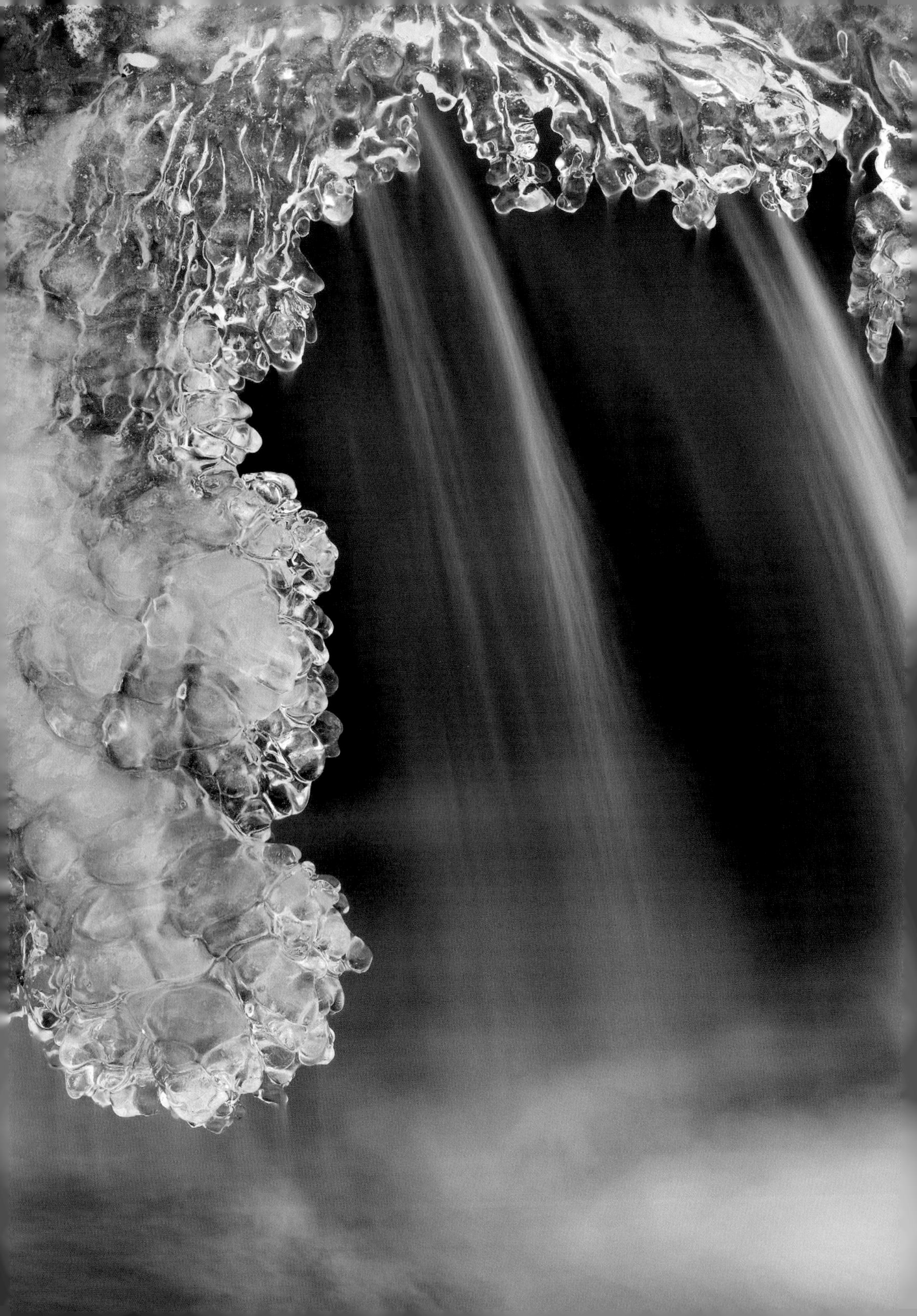

und Dopamin hängen vom vegetativen Nervensystem ab. In einer extrem belastenden Situation kommt es im Körper beispielsweise kurzfristig zu einem massiv reduzierten Serotoninspiegel und einer Dysregulation der ganzen Cortisol-Achse, d. h. die natürlichen Gleichgewichte sind bis in die Stofflichkeit hinein verschoben.

Bedeutung des Leiberlebens

Wie wichtig der Leib und das Leiberleben im Zusammenhang mit einem Trauma sind, wissen wir aus der Notfallpsychologie: Wenn wir einen einfachen Schock, einen Unfall erlebt haben oder Zeuge von etwas Schlimmem geworden sind, ist die archaische, erste heilsame Handlung, die wir machen bzw. brauchen, eine feste Umarmung. Durch die Berührung wird der Schock, das Trauma förmlich aus dem Leib herausgeholt. Das klingt so selbstverständlich, ist es aber durchaus nicht und war jahrzehntelang kein Gegenstand therapeutischer Bemühungen. Somit ist das bereits erwähnte Grundmotiv von Bessel van der Kolk – »The body keeps the score« – das Maß aller therapeutischen Interventionen.

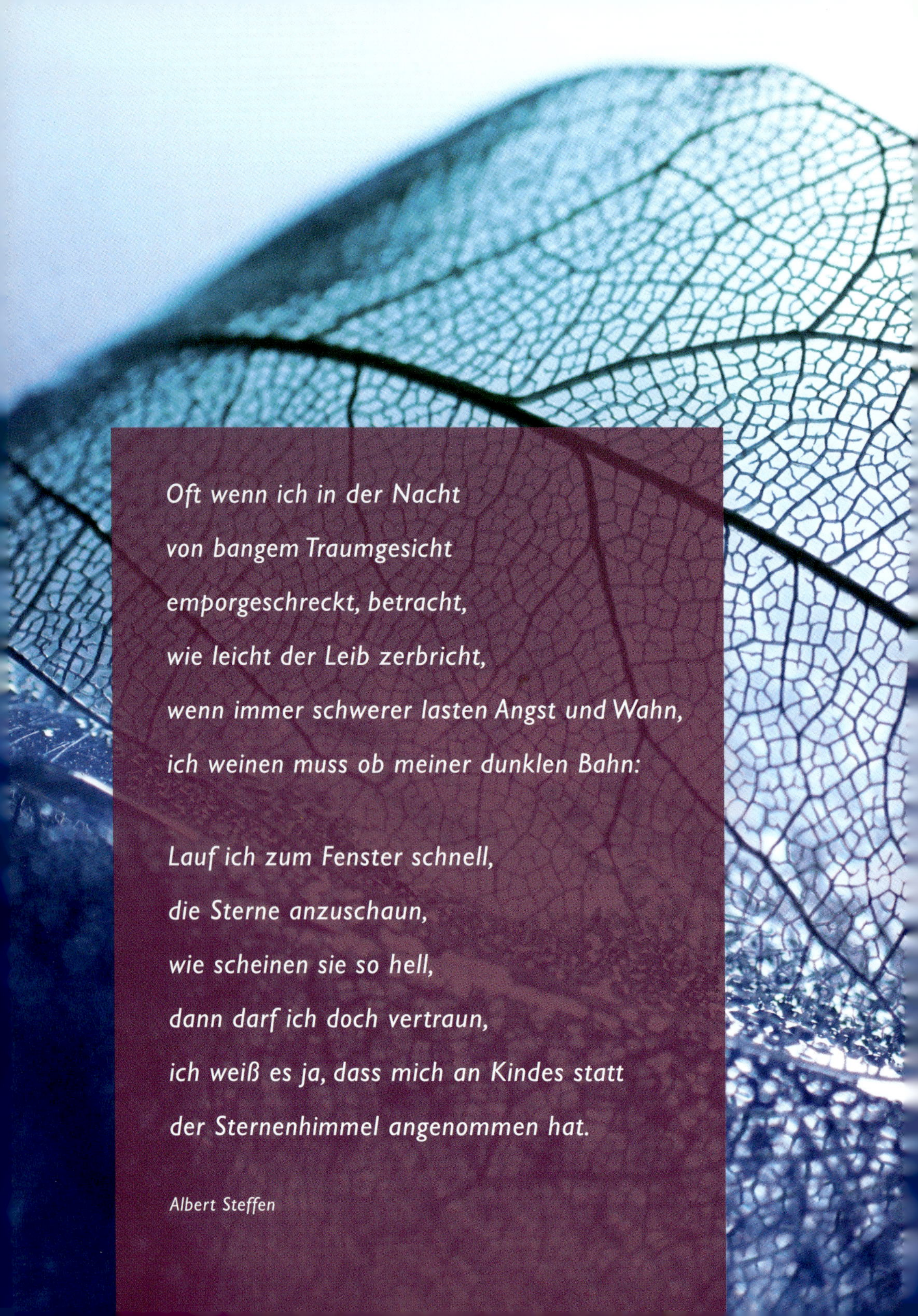

Oft wenn ich in der Nacht
von bangem Traumgesicht
emporgeschreckt, betracht,
wie leicht der Leib zerbricht,
wenn immer schwerer lasten Angst und Wahn,
ich weinen muss ob meiner dunklen Bahn:

Lauf ich zum Fenster schnell,
die Sterne anzuschaun,
wie scheinen sie so hell,
dann darf ich doch vertraun,
ich weiß es ja, dass mich an Kindes statt
der Sternenhimmel angenommen hat.

Albert Steffen

Dissoziation

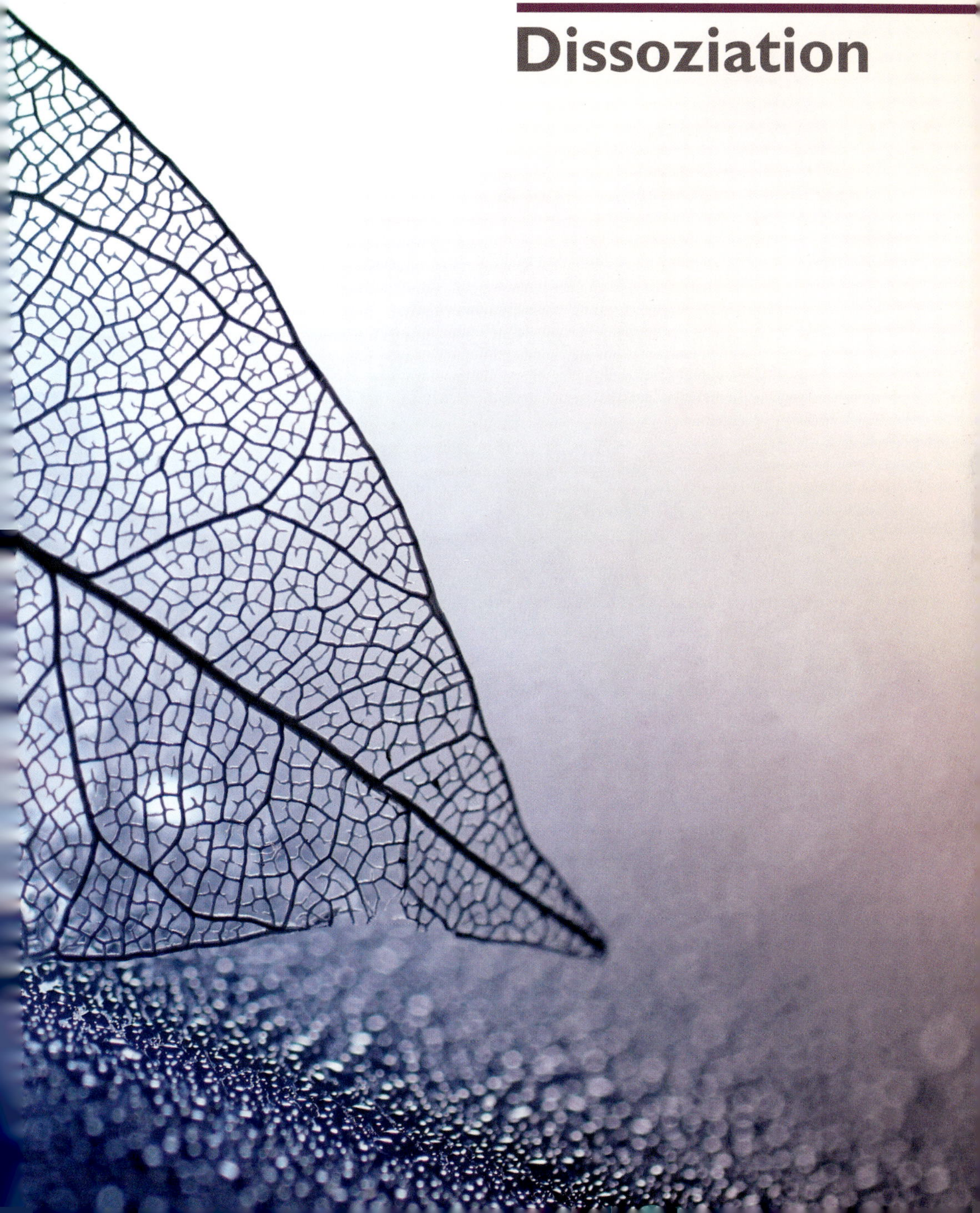

Trennung seelischer Funktionen

Der Begriff »Dissoziation«, der die Trennung seelischer Funktionen wie Denken, Fühlen und Wollen bezeichnet, spielte viele Jahre lang in der Psychiatrie bzw. Psychosomatik keine Rolle, obwohl er bei einem wichtigen Zeitgenossen von Sigmund Freud, dem Franzosen Pierre Janet, einen zentralen Pfeiler seiner gesamten Konzepte darstellt. Es war Freud, der sich schließlich ausgehend von einigen Patientendarstellungen mit dem Konzept seines Hysteriemodells, mit dem fantasierten Inzest, durchsetzte.

Der Aspekt der Realtraumatisierung mit dissoziativer Reaktion war in der damaligen Zeit gefährlich, da er dem zumeist sexuellen Trauma von Frauen Realitätsgehalt zumaß, was tabuisiert war, eigentlich nicht möglich erschien bzw. nicht sein durfte. Erst seit wenigen Jahrzehnten sind die wesentlichen Konzepte von Pierre Janet im Rahmen der modernen Psychotraumatologie wiederentdeckt und bilden die Grundlage der heutigen Dissoziationsvorstellungen.

primär kein pathologischer Begriff

Dissoziation ist primär kein pathologischer Begriff. Dissoziation meint Trennung, das Gegenteil von Assoziation. Trennung von Leib, Seele, Geist, Trennung der Seelenkräfte Denken, Fühlen und Wollen. Dies ist beim gesunden Menschen im Rahmen von Prozessen innerer Schulung, der Meditation, ein ganz physiologischer Vorgang, der in diesem Zusammenhang sogar auftreten muss. Die gesamten Klassenstunden der Hochschule für freie Geisteswissenschaft, gegeben durch Rudolf Steiner, sind zum wesentlichen Teil Darstellungen über die Dissoziation und deren Handhabung im Rahmen der Schulung von Denken, Fühlen und Wollen durch das Ich bzw. über geistige Reifungsprozesse.

Kinder

Zum anderen ist Dissoziation ein physiologisches Instrument von Kindern vor dem 9. bzw. 12. Lebensjahr, vor allem bei Kleinkindern. Diese verfügen noch nicht über ein konsistentes Ich, welches das innere und äußere Erleben, seelisches Sein und Körpererleben zentriert und integriert. Spätestens ab der Pubertät wird ein konsistentes Selbst erlebt und hört in der Regel die physiologische Fähigkeit zum Dissoziieren auf.

Kleine Kinder wenden also das Tagträumen, das Trennen von Denken und Fühlen alltäglich an, ohne dass dies von krankhafter Bedeutung wäre. Insbesondere benutzen sie es aber auch bei traumatischen Erfahrungen. Sie depersonalisieren sehr leicht und schaffen sich Derealisationserlebnisse, wobei sich die Seelenfunktionen auseinanderdividieren. Dies ist in der Regel und vor allem im Erwachsenenalter kein physiologischer, gesunder Vorgang.

Psycho-stimulanzien

In vielen Kulturen werden Psychostimulanzien, psychoaktive Substanzen wie Mescalin, Cannabis, Peyotl, LSD u.a. benutzt, um diesen Prozess der Desintegration des Ich und des bewussten Fragmentierens, Dissoziierens der Seelenkräfte zu unterstützen. Meist dient dann das Ich des geistigen Lehrers, des Schamanen als Stütze. Problematisch wird es, wenn dieses wegfällt, da es dann zu Psychose-nahen oder gar psychotischen Zuständen kommt, sodass das Ich keinen richtigen Zugriff mehr hat. Die vielfältigen diesbezüglichen Panikzustände bis hin zu Suiziden in den 70er- und 80er-Jahren geben ein beredtes Zeugnis davon ab. Immer bedeutet Dissoziation, dass das regulierende Ich nicht mehr die Gewalt über die Integrität der Seelenfunktionen innehat.

Bei einem ausgeprägten traumatischen Ereignis wird die Seele derartig mit einer Gewalt des Erlebens, der Unaussprechlichkeit, der Schwere und der Unsäglichkeit überfordert, dass sie, um selber zu überleben und das Geschehene auszuhalten, das Erleben beispielsweise von der Wahrnehmung oder vom Handeln und Wollen abtrennen muss. Dies führt dann zur Dissoziierung, zur Trauma-Dissoziation. Auch Depersonalisation, d.h. außerkörperliches Erleben, und Derealisation, bei der sich der Betroffene aus der Realität wegbewegt, können als dissoziative Phänomene angesehen werden.

Bewältigungs-strukturen

Generell sind dissoziative Phänomene zwar Bewältigungsstrukturen von Traumata-Betroffenen, um eine unerträgliche Situation irgendwie zu überstehen, und stellen eine Art Selbstheilungsversuch dar. Aus der Forschung wissen wir jedoch, dass Dissoziation, und hier insbesondere die frühzeitige Dissoziation, mit einem ausgeprägten Risiko für einen schlechten Verlauf und das Auftreten von Trauma-Folgestörungen mit schwieriger Behandelbarkeit und hoher Symptomlast verbunden ist. Somit kann das Auftreten von Dissoziation als ein potenzieller Risikofaktor und negativer Verlaufsprädiktor (= Vorhersagefaktor) gesehen werden.

negativer Verlaufs-prädiktor

Wir versuchen bei den heutigen Therapien, Dissoziation möglichst zu unterbinden und ein integriertes Bewusstsein unter Führung des Ich bzw. stützender, helfender Instanzen des Therapeuten (»Hilfs-Ich«, »Hilfs-Seele«) zu gewährleisten. Es geht also darum, das stützende Ich unter allen Umständen zu etablieren und eine Dissoziation ohne diese Strukturen zu verhindern und möglichst aufzulösen.

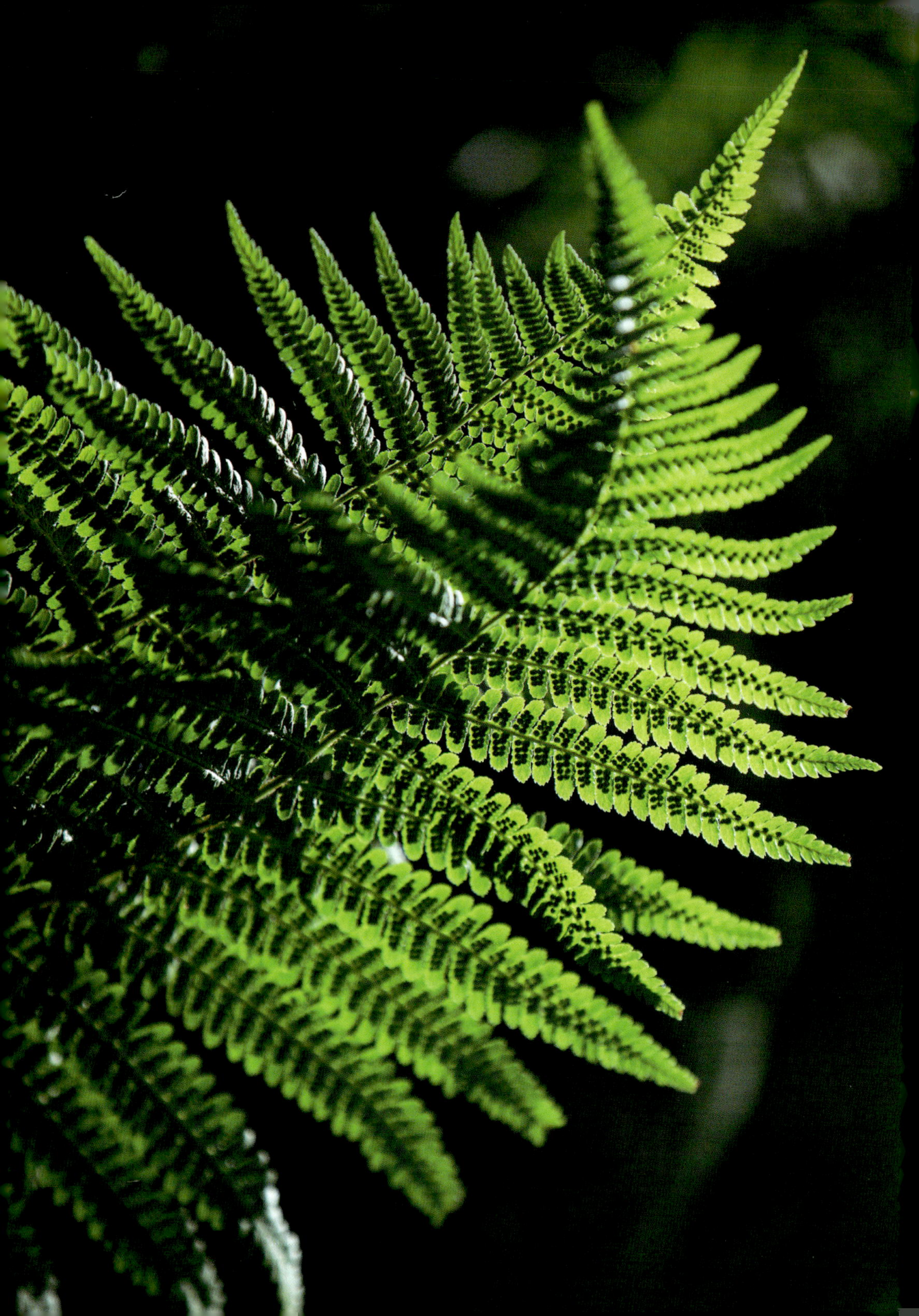

Es ist interessant, dass Dissoziation einerseits einen spirituellen Zustand der Bewusstseins- und Seelenerweiterung darstellt, andererseits aber ohne Führung des Ich und im Zusammenhang mit Traumata prognostisch ungünstig ist und als Risikofaktor für negative Verläufe angesehen werden muss.

Es ist unabdingbar, dass das Ich unter allen Umständen in der Seele steuernd und integrierend tätig ist, ansonsten muss mit Schädigungen gerechnet werden. Sollte es doch zu einer Dissoziation gekommen sein, ist es wichtig, den Patienten nach dem genauen Trauma-Geschehen zu fragen und ihn zu ermutigen, dieses auch zu schildern.

Abgrenzung von einer Psychose

Nur selten kommt es im Rahmen von Trauma-Erfahrungen zu wirklichen Psychosen. Eine Dissoziation ist streng von einer Psychose abzugrenzen, da bei Ersterer in der Regel das Ich erhalten bleibt, es zu keiner Ich-Fragmentation kommt und das Ich, auch wenn es weggerückt ist, immer noch als steuerndes Regulativ vorhanden ist. Nur eine äußerst kleine Anzahl von Trauma-Betroffenen reagiert auf ein schweres sequenzielles, andauerndes Trauma mit einer prozesshaften, vorübergehenden Psychose oder gar einer schizophrenen Psychose. Wir verstehen zwar nicht, warum dies so ist, aber es stellt eine beruhigende Tatsache dar, die wir in diesem Sinne auch den Betroffenen mitteilen können.

Zustand der Führungslosigkeit

Dissoziation ist eigentlich per se ein Zustand, wie er in der spirituellen Schulung angestrebt wird, nur ohne Führung und Sicherung des Ich. Diese Führungslosigkeit bedeutet aber auch, dass der Preis für die Dissoziation bei einem Trauma-Betroffenen in extremen Panik- und Angstzuständen und vegetativer Unruhe besteht, was die Patienten noch mehr in die Enge treibt, eher in eine Kaskade von weiteren Dissoziationen, Angstvermeidung und Abstumpfung führt und sie oft zu Ersatzdrogen und Psychostimulanzien greifen lässt, die beruhigend, angstlösend und antidissoziativ wirken. Es ist erwiesen, dass Opiate, insbesondere Heroin, aber teilweise auch Amphetamine deutlich antidissoziativ wirken und den Patienten aus der Dissoziationsspirale herausführen können – natürlich mit allen negativen psychischen und physischen Folgen dieser Substanzen.[18]

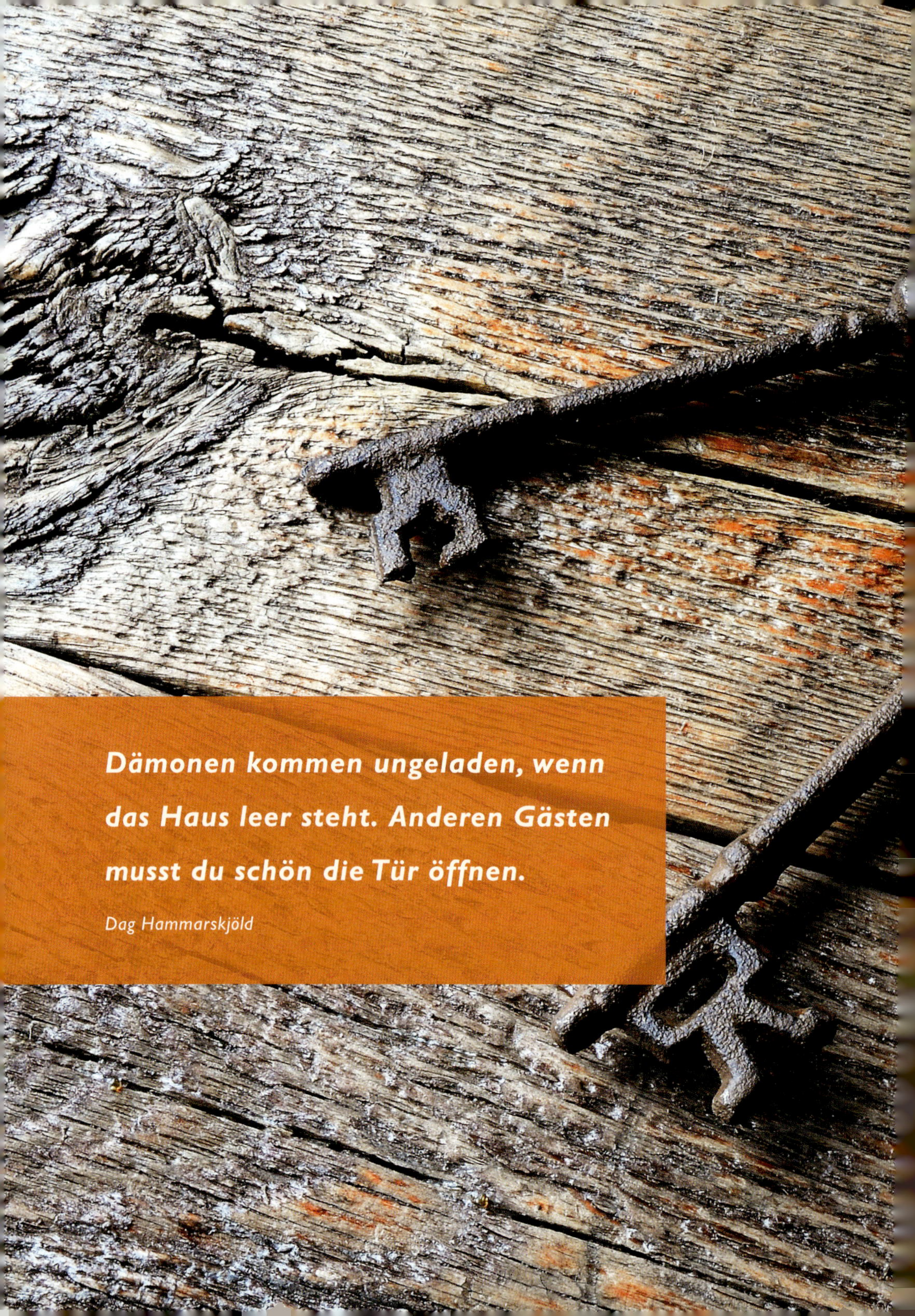

Dämonen kommen ungeladen, wenn das Haus leer steht. Anderen Gästen musst du schön die Tür öffnen.

Dag Hammarskjöld

Täter-Introjekte

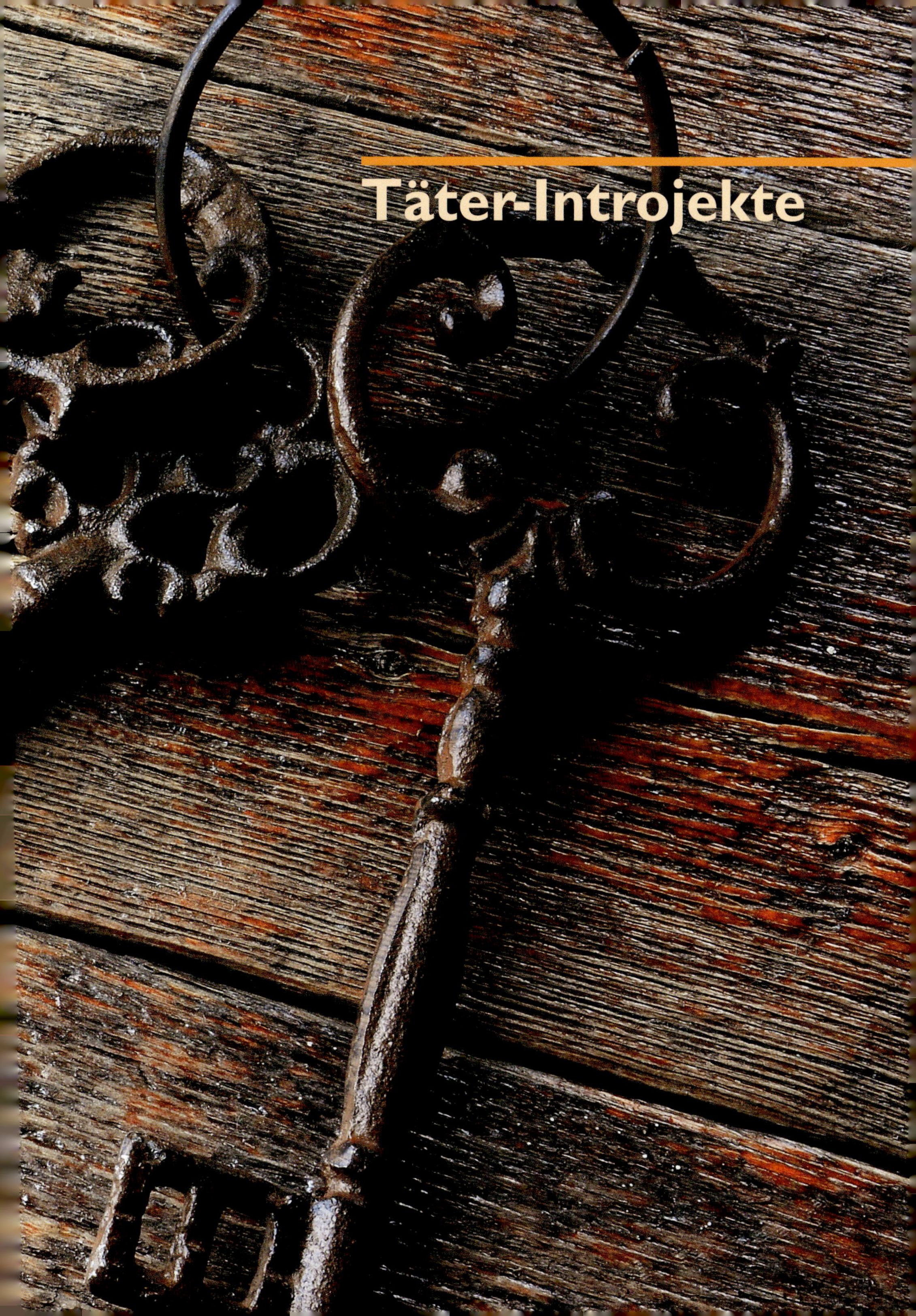

Ein zentraler Begriff, den wir einführen und verstehen müssen, sowohl von der Physiologie, der Einordnung in die heutige Psychotraumatologie als auch vom spirituellen Blickwinkel her, ist der Begriff der Täter-Introjekte.

Dieser Begriff ist aus der Wahrnehmung entstanden, und zwar insbesondere bei Menschen, deren Lebensgeschichte von ausgeprägten Man-Made-Disasters dominiert wird (siehe Seite 39), die Traumata durch andere Menschen erlebt haben wie Folter, sexualisierte Gewalt, namentlich Vergewaltigung und Inzest vor allem bei unreifen Menschen, d. h. Kindern und Jugendlichen vor dem 18. Lebensjahr, Schläge, emotionale Gewalt, Sadismus und vieles andere mehr. Viele der Betroffenen schildern, dass in ihnen etwas Fremdes lebt und wohnt, dass sie sich in ihrem Körper und ihrer Seele nicht beheimatet fühlen. Der alte Begriff der »Besetztheit, Besetzung« führt da nicht unbedingt weiter, da er historisch bzw. kirchengeschichtlich eher negativ belegt ist. In der Fachsprache der Psychotherapie nennen wird das »Ich-dyston« – es ist etwas in mir, das fremd ist, das nicht zu mir gehört.

Erleben von Fremdem in Seele und Körper

Frauen schildern, dass sich der Körper während des Sexualakts anfühlt wie ein Stück Holz, leblos, tot, was dann zu erheblichen Problemen wie der vollkommenen Ablehnung des Körpers bis hin zu schwerer Selbstverletzung, Selbstschädigung und Suizid führen kann. Auch seelisch wird fremdes Denken erlebt, fremde Gedanken, fremde Gefühle und fremde Impulse.

Bei genauer Betrachtung wird ersichtlich, dass dies zumeist Momente der traumatischen Erfahrung sind. Es handelt sich vorwiegend um schwerst bzw. sequenziell traumatisierte Menschen, bei welchen es bei sich wiederholendem Trauma zu einer akuten oder sogar chronischen Dissoziation gekommen ist. Das bedeutet, »das Haus ist verlassen«, das Ich wohnt nicht mehr darin, und alle Geier, Ratten und Ungeziefer können sich des Hauses bemächtigen.

»das Haus ist verlassen«

In der bereits vorgestellten Körperdiagnostik (siehe Seite 84) wird sichtbar, dass zum Beispiel Frauen männliche Körper malen, dass Gewalt-Introjekte dargestellt werden, Fremdes im Körper gemalt und erlebt wird. Häufig lassen sich nach Traumatisierungen und bei chronischen Trauma-Folgestörungen Verhaltensänderungen beobachten; der Mensch, der Trauma-Betroffene wird sich selber fremd und steht bei sich selbst wie vor einer fremden Adresse. Er nimmt Verhaltensweisen des Täters an, welche in ihm weiterwirken.

Anthroposophisch-menschenkundlich gesprochen kommt es dazu, dass

Fremd-Ätherisches, Fremd-Astralisches, Fremd-Ichhaftes in ihm wirksam ist – all das, was sich in den Betroffenen im Moment der Dissoziation und der traumatischen Situation hineinbegibt. Häufig ist der Betroffene dem dann schutzlos ausgeliefert, da er Todesangst hat und jeder weitere Schritt zu mehr Schmerz, mehr innerer Folter führt, im Selbsterleben innerlich sogar mit dem »Tod« zu rechnen ist, was als existenziell bedrohlich erlebt wird. Das bedeutet eine vollkommene Auslieferung, eine vollkommene Ohnmacht, die nur durch außerkörperliche Erfahrung und Dissoziation zu bewältigen ist. Vor allem bei ritueller Gewalt, Satanismus und »Mind control« (der sogenannten fremdgesteuerten Gedankenkontrolle) und Ähnlichem kommt es nicht nur zum Täterabdruck, nicht nur zur Inklusion von Fremd-Ätherischem, Fremd-Astralischem und Fremd-Ichhaftem der Täter, sondern es wird konkret mit schwarzmagischen Ritualen gearbeitet. Das Ich des Betroffenen wird außer Kraft gesetzt und es entsteht quasi eine Hülle, die dann voller dunkler, schwarzmagischer Energie ist.

Gefühl der Auslieferung und Ohnmacht

Am Anfang jeder Behandlung steht eine genaue Diagnose bzw. exakte Körperdiagnostik und Diagnostik der Täter-Introjekte. Erst wenn diese ganz deutlich sind und mit dem Betroffenen besprochen wurden, kann daran gearbeitet werden. Wenn das nicht der Fall ist, muss damit gerechnet werden, dass die Therapie abgebrochen wird und sich die Täter-Introjekte verselbstständigen. Es sind ernst zu nehmende Ich-fremde, auf der Ebene der Seele und der Lebenskräfte des Betroffenen agierende Impulse, Gefühle und Gedanken, die dann ein Eigenleben zu führen beginnen.

Verselbstständigung der Täter-Introjekte

Die Behandlung der Täter-Introjekte auf leiblich-seelischer und geistiger Ebene ist komplex und anspruchsvoll, aber in einer modernen spirituell ausgerichteten Psychotraumatologie durchaus möglich und Erfolg versprechend. Häufig ist dies eine mühselige, lange Arbeit, die ein sehr gutes Beziehungsverhältnis voller Vertrauen, Schutz und Geborgenheit durch den Therapeuten voraussetzt. Insbesondere muss der Therapeut eine hochgradig authentische und lange Selbsterfahrung haben, was seine eigenen Traumata und seine Lebensgeschichte anbetrifft. Vor allen Dingen aber muss er auch seine transgenerative persönliche und kollektive Biografie verstehen und kennen. Er muss weitgehend angstfrei sein, was die Begegnung mit diesen Schattenkräften angeht, dem schwarzen, dunklen Seelenschatten (wie er im gesamten Werk von Carl Gustav Jung einen zentralen Aspekt darstellt). Gerade der »Schatten«, die negativen, dunklen, aber unterbewussten Eigenschaften sind es ja häufig, die unbescholtene, quasi »normale« Menschen, »normale«

Selbsterfahrung des Therapeuten

Familienväter und -mütter zu Folterern, regelrechten »Monstern« und Sadisten werden lassen – das »Dritte Reich«, der Nationalsozialismus mit seinen unzähligen Nazischergen ist ein beredtes Beispiel hierfür.

Macht des »Schattens«

Auch in der Literatur und in Filmen wird oft sehr deutlich, wozu der Mensch fähig ist, wenn sein Schatten, seine Dunkelheit die Oberhand gewinnt, beispielsweise in der weltweit äußerst erfolgreichen Fernsehserie *CSI*. Als wichtiges und sehr bekanntes Beispiel sei an dieser Stelle auch die *Millennium-Trilogie* von Stieg Larsson genannt. Die Bücher sind internationale Bestseller, ihre filmische Adaption gilt als die erfolgsreichste schwedische Verfilmung bis dato überhaupt. Es geht in drei Folgen mit den Titeln »Verblendung«, »Verdammnis« und »Vergebung« um die schwere, komplexe und sequenzielle Traumatisierung der jungen Lisbeth Salander; diese wird, beinahe unerträglich realistisch, genauestens und eindrücklich geschildert. Es wird sichtbar, wie Täter-Introjekte in ihr wirken, wie genau diejenige Gewalt, die sie selbst erlebt hat, aus ihr wieder herausbricht. Aber es wird auch sehr deutlich und prägnant gezeigt, wie man therapeutisch mit ihr umgehen muss. Der Journalist Mikael Blomkvist schafft es durch sein achtsames, vorsichtiges Vorgehen, bei dem er keinen Schritt zu viel macht, immer reagiert statt zu agieren, hört und lauscht statt selber zu sprechen, und durch sein Verhalten voller Geborgenheit, Zärtlichkeit und Distanz, Lisbeth Salander wie ein idealer Therapeut Schutz, Geborgenheit und Kraft zu geben. Zum Schluss wird deutlich, dass sie Opfer einer institutionellen bzw. politischen Intrige großen Ausmaßes geworden war.

Beziehungsfähigkeit

Erfüllte Sexualität, erfüllte Beziehungen sind in der Regel für die Betroffenen erst wieder möglich, wenn die Täter-Introjekte bearbeitet, integriert und bereinigt worden sind. Das hat auch einen weiteren zentralen Aspekt: Es ist bekannt, dass Betroffene, insbesondere komplex Traumatisierte, Opfer von sequenzieller schwerer sexueller Gewalt, »Mind control« und Satanismus, ohne eine Behandlung spezieller Art, ohne Therapie der Täter-Introjekte ein sehr hohes Risiko haben, selber mehr oder minder unbewusst zu Tätern zu werden. Dabei können sich die Täter-Introjekte nicht nur als Einzel-Ich, sondern sogar als Gruppen verselbstständigen und ein entsprechendes Eigenleben führen. Eine gute entsprechende Trauma-Therapie mit Behandlung der Täter-Introjekte ist die beste Prophylaxe, die es überhaupt gibt.

Risiko, selbst zum Täter zu werden

Insbesondere bei Betroffenen, die eine eigene Familie gegründet haben und versuchen, ein harmonisches, nicht traumatisiertes Leben zu führen, kann es zu einem tragischen Scheitern dieses Lebensentwurfs kommen ohne entsprechende therapeutische Aufarbeitung der Lebensgeschichte der Trauma-Betroffenen. Es ist bekannt, dass es bei Kindern, die viel geschlagen worden sind, was in früheren Zeiten häufig und oft sogar die Regel war und heute noch in manchen Kulturen der Fall ist, quasi zu einer transgenerativen Transmission bzw. Übertragung bzw. zu elterlichen Täter-Introjekten kommt, sodass die Kinder im Erwachsenenalter selber schlagen und gewalttätig werden und dann häufig erschrocken über ihre eigenen Handlungen und Gewaltausbrüche sind, die als fremd, als Ich-dyston erlebt werden.

transgenerative Transmission

Auch die früher als normal codierte, meistens aus erzieherischer Ohnmacht und Hilflosigkeit heraus ausgeübte körperliche Gewalt gegenüber Kindern durch Lehrkräfte, in Erziehungsheimen und durch die Eltern hat durchaus erheblich traumatischen Charakter. Ohne entsprechende Therapie kommt es häufig zur Transmission bis in den Beruf hinein.

Phänomene der Täter-Introjekte offen ansprechen

Wichtig ist es, das Phänomen der Täter-Introjekte offen und direkt auszusprechen. Häufig ist es für die Betroffenen eine große Erleichterung, zum ersten Mal zu hören, warum sie zum Beispiel in der ehelichen Sexualität so reagieren, zum ersten Mal wirklich zu verstehen, was mit ihnen geschieht, was mit ihnen los ist. Auf dieser Grundlage kann ihnen erstmalig ein Weg aufgezeigt werden, sich davon zu befreien und auch ein sexuell und emotional erfülltes Leben zu führen.

kreative Medien

Diagnostisch sind hier verschiedene Wege möglich. Es bieten sich vor allem kreative Medien an, neben der schon dargestellten Körperdiagnostik (siehe Seite 84) die Plastik, das Gestalten des Körpers in freier Assoziation. Vor allen Dingen kann aber auch die sogenannte Sandspieltherapie von Dora Kalff, einer Schülerin von Carl Gustav Jung, hilfreich sein. Hierbei können in einem Tisch-Sandkasten aus Sand und zusätzlichen Figuren oder Materialien ohne therapeutische Vorgaben abstrakte oder auch konkrete Darstellungen spielerisch gestaltet werden, die Rückschlüsse auf Empfindungen, Erfahrungen oder mehr oder weniger bewusste Konflikte zulassen. Auch wenn es bei der Entstehung dieser Therapie, die zwar für Kinder entwickelt wurde, aber auch bei Erwachsenen und Jugendlichen sehr erfolgreich eingesetzt wird, noch keine Trauma-Konzepte gab, erscheint mir die Anwendung des Sandspiels als eine tief heilsame therapeutische Arbeit, die insbesondere auch diagnostisch einen unmittelbaren Zugang zu Täter-Introjekten ermöglicht, und dies auf spielerische bzw. assoziative Art.[19]

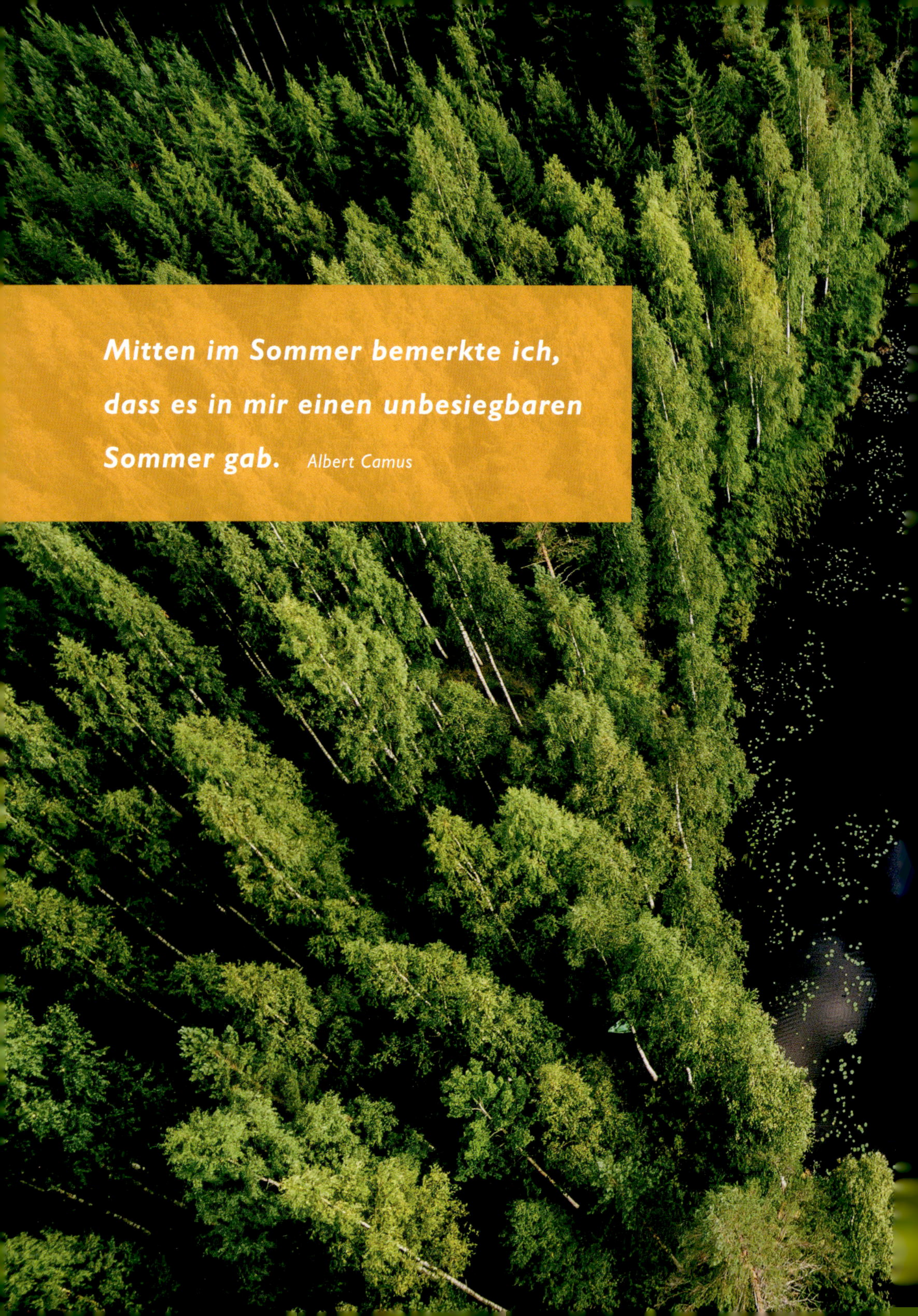

Mitten im Sommer bemerkte ich, dass es in mir einen unbesiegbaren Sommer gab. *Albert Camus*

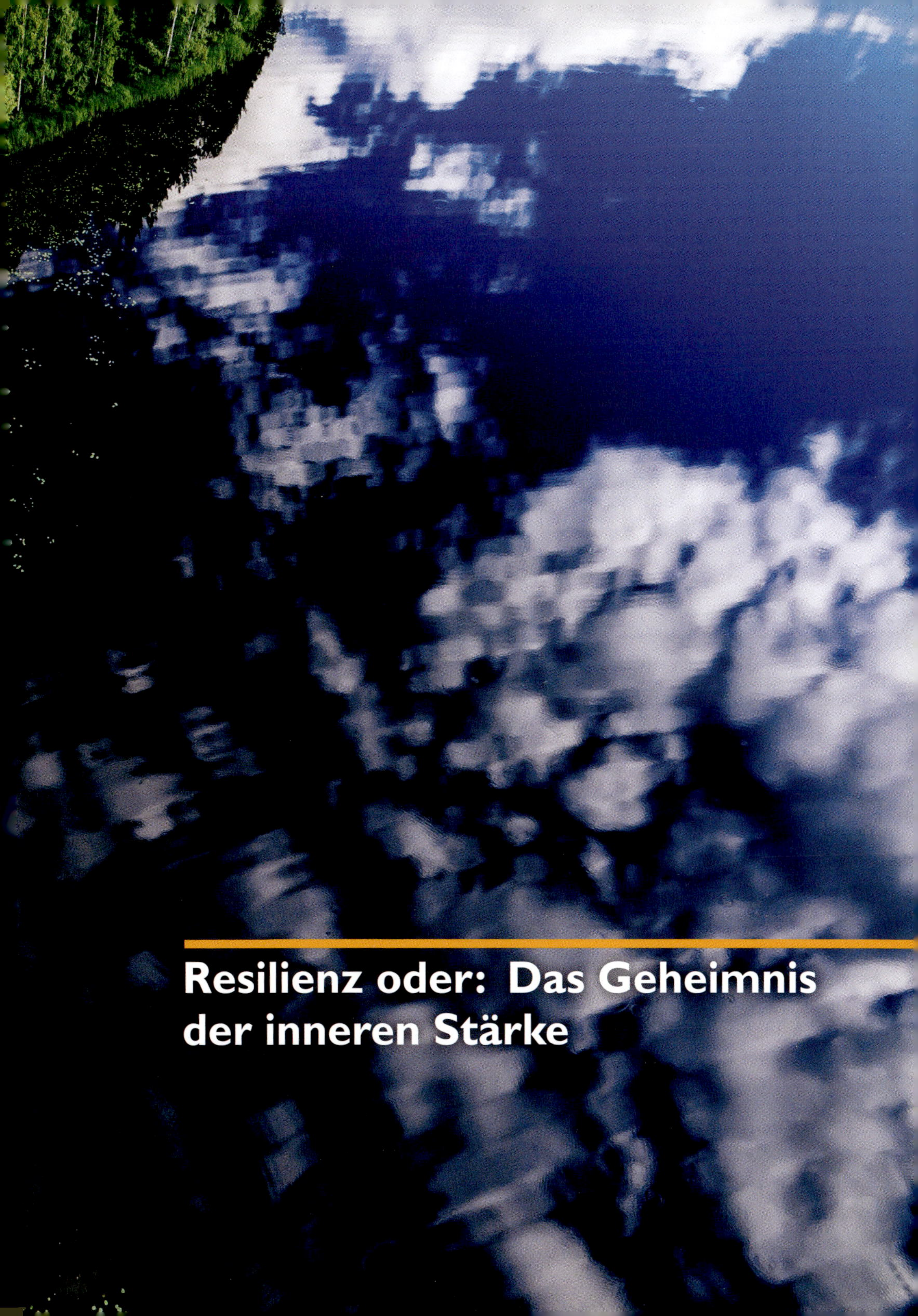

Resilienz oder: Das Geheimnis der inneren Stärke

Begriff der Resilienz

Resilienz ist ein Begriff, der eigentlich schon seit Jahrzehnten bekannt ist, aber weder in der Sozialwissenschaft noch in der Medizin noch in der Pädagogik eine wesentliche Rolle gespielt hat. Noch vor 20 Jahren gab es im deutschen Sprachraum praktisch kaum Literatur, der Begriff war unwesentlich und führte ein Schattendasein. Im englischsprachigen Raum gab es vor 25 bis 30 Jahren schon etliche Publikationen. In den letzten Jahren hat der Begriff aber auch bei uns enorm an Bedeutung gewonnen, vor allem in der Pädagogik, der Sozialwissenschaft und in der Medizin bzw. Psychotraumatologie.

Der Begriff der Resilienz stammt ursprünglich aus der Werkstoffkunde, der Physik, und bezeichnet die Fähigkeit eines Werkstoffes, sich verformen zu lassen und dennoch wieder in die ursprüngliche Form zurückzufinden. Im Englischen bedeutet *resilience* Elastizität und Spannkraft, im Lateinischen *resilire* zurückspringen, abprallen, was auf Deutsch mit Widerstandskraft und Widerstandsfähigkeit übersetzt wird. Corina Wustmann definierte Resilienz 2004 als die psychische Widerstandsfähigkeit gegenüber biologischen, psychologischen und psychosozialen Entwicklungsrisiken, insgesamt kommt sie von der pädagogischen Perspektive her.[20] Meist wird unter Resilienz die Fähigkeit von Menschen verstanden, »Krisen im Lebenszyklus unter Rückgriff auf persönliche und sozial vermittelte Ressourcen zu meistern und als Anlass für Entwicklung zu nutzen.«[21]

positive Entwicklung trotz Risikofaktoren

Im Mittelpunkt der heutigen Resilienzforschung steht die positive, gesunde Entwicklung trotz andauernd hohen Risikostatus wie zum Beispiel chronische Armut, psychische Erkrankung der Eltern, negative soziale Parameter wie Scheidung der Eltern, Verlust eines Elternteils etc., zum anderen die beständige Kompetenz unter akuten Stressbedingungen sowie die positive und schnelle Erholung von traumatischen Ereignissen. Einen Schwerpunkt bildet dabei der Blick auf heranwachsende Kinder und Jugendliche.

Zusammenfassend kann man sagen: Das Konstrukt Resilienz ist ein kompensatorischer, dynamischer Prozess positiver Anpassung bei ungünstigen Entwicklungsbedingungen und dem Auftreten von erheblichen sozialen oder persönlichen Belastungsfaktoren. Charakteristisch für Resilienz sind ihre variable Größe, das situationsspezifische Auftreten und damit verbundene Multidimensionalität.

Als Pionierin und Begründerin der Resilienzforschung kann die Amerikanerin Emmy Werner angesehen werden, die mit ihrem Team über 40 Jahre lang knapp 700 Kinder begleitete, die 1955 auf der Hawaii-Insel Kauai geboren wurden. Ihr Team bestand aus Kinderärzten, Psychologen und Mitarbeitern vom Gesundheits- und Sozialdienst. Bei ihrer Langzeitstudie wurde unter Berücksichtigung einer Vielzahl von biologischen und psychosozialen Entwicklungsfaktoren die Entwicklung von insgesamt 698 Kindern untersucht. Die erste Untersuchung fand bereits vor der Geburt statt, im Alter von 1, 2 10, 18, 32 und 40 Jahren erfolgten die Nachuntersuchungen. Ein Drittel der Kinder wies ein hohes Entwicklungsrisiko auf, weil sie in chronische Armut hineingeboren wurden, schwerwiegenden geburtsbedingten Komplikationen ausgesetzt waren und in Familien aufwuchsen, die durch erhebliche soziale Stressoren wie dauerhafte elterliche Disharmonie bis hin zu pathologischen Interaktionen belastet waren.

Langzeitstudie von Emmy Werner

Die Ergebnisse waren überraschend: Ein Drittel der Kinder, die diesen gravierenden Risikofaktoren ausgesetzt waren, entwickelten sich zu leistungsfähigen, zuversichtlichen und fürsorglichen Erwachsenen. Im Alter von 40 Jahren gab es in dieser Gruppe die niedrigste Rate an chronischen Gesundheitsproblemen, Scheidungen, Todesfällen, keiner war in Konflikt mit dem Gesetz geraten, alle hatten Arbeit, stabile Ehen,eine positive Zukunftserwartung, viel Mitgefühl für Menschen in Not.[22]

Interessant ist, dass es sich um ein Drittel der Population handelt, ähnlich wie bei Aaron Antonovsky, der Holocaust-Überlebende untersucht hat, die ebenfalls eine positive seelische Konfiguration aufwiesen. Auf jeden Fall haben diese sozialwissenschaftlichen und pädagogischen Langzeitstudien gezeigt, dass negative Bedingungen und soziale Belastungsfaktoren nicht ausschließlich wesentlich für die Entwicklung sind, sondern dass es noch viel wichtiger ist, darauf zu achten, was es für andere Faktoren gibt, die Kinder und Jugendliche geradezu stark machen, trotz schwierigster Bedingungen sogar stärker und erfolgreicher, sozial verträglicher und empathischer als Menschen einer Parallel- bzw. Normalpopulation.

Relativierung negativer Bedingungen

Es liegen mittlerweile sehr viele Studien vor, die Risikofaktoren und Vulnerabilitätsmarker (Parameter für die »Verletzlichkeit« oder Empfänglichkeit für negative Einflüsse) aufzeigen können, bis in die genetische Ausstattung hinein. Manche dieser Gene konnten sogar auf sogenannten Genkarten identifiziert werden. In Zwillingsstudien konnte gezeigt werden, dass es klare genetische Risikopopulationen gibt. Im Vietnamkrieg beispielsweise hatten die entspre-

genetische Risikopopulationen

chenden Genträger ein deutlich erhöhtes Risiko, unter gleichen Bedingungen an einer posttraumatischen Belastungsstörung zu erkranken.

Als Risikofaktoren bzw. Vulnerabilitätsmarker wurden u. a. beschrieben:

- Armut, niedriger sozioökonomischer Status,
- mangelnde soziale Unterstützung,
- keine familiäre Einbindung,
- fehlende kulturelle Identität,
- Vereinsamung, keine Kontakte,
- vorherige traumatische Erfahrungen, insbesondere in den ersten Lebensjahren, Kindheit und Jugend,
- Bindungstraumata aus der Primärbindung,
- Scheidung der Eltern als hoher Risikofaktor.

Es mag die Frage erlaubt sein, wie sich die heutigen häufigen, fast vierwöchentlich erfolgenden Ultraschalluntersuchungen von Ungeborenen auswirken, die in der Regel einen traumatischen Charakter haben, da Mutter und Kind suggeriert wird, bei entsprechenden Auffälligkeiten sei ein medizinisch begründeter Abbruch angezeigt. Dies stellt meines Erachtens einen erheblichen invasiven traumatisierenden Stimulus dar – ebenso wie die häufigen und mittlerweile meist zu früh einsetzenden Impfungen, welche die Ausbildung des seelischen und geistigen Immunsystems verzögern und schwächen.

Neben den Fragen der Vulnerabilität, der Verletzlichkeit, der pathologischen Faktoren, in die noch Aspekte wie Hochsensibilität und zusätzliche Grunderkrankungen wie Depressionen, Persönlichkeitsstörungen, primäre Suchterkrankungen oder emotionale Labilität hineinspielen, müssen wir auch die Frage nach den gesunderhaltenden, protektiven Schutzfaktoren stellen. Diese scheinen mir gerade im Bereich von Traumata und Trauma-Folgestörungen eminent wichtig zu sein, da sie gezielt pädagogisch, psychoedukativ und therapeutisch angehbar sind, dies auch im gesellschaftlichen bzw. pädagogischen Rahmen und Maßstab. Meines Erachtens stellt die Waldorfpädagogik, wie sie Rudolf Steiner ab 1919 entwickelt und vorgestellt hat, einen primär heilenden, das Kind leiblich, seelisch und geistig in seiner Immunität tief stabilisierenden, schützenden und stärkenden Faktor dar. Insofern ist die Waldorfpädagogik – um mit Bernd Ruf zu sprechen – eine klare Prophylaxe im Sinne einer notfallpädagogischen bzw. traumapädagogischen Frühintervention.[23]

protektive Schutzfaktoren

Im Folgenden soll erläutert werden, wie die Konzepte des posttraumatischen Wachstums von Richard Tedeschi und das der Salutogenese von Aaron Antonovsky in seiner bahnbrechenden Arbeit über Holocaust-Überlebende sowie der Begriff der Resilienz in wunderbarer Weise aufzeigen, was an Ich-Stärke im Menschen möglich ist, wie diese entwickelt werden kann und wie es möglich ist, selbst stärkste traumatische Erfahrungen weitgehend unbeschadet zu überstehen. Dabei wird deutlich, wie wir mit Prophylaxe, Früh- und Spätinterventionen bzw. auf therapeutischem Weg diese in jedem Menschen ruhenden Dimensionen entwickeln, stärken und forcieren können.

Ich-Stärke

Dies kann als eine wirkliche Trauma-Heilung verstanden werden.

Epigenetik

All dies hat interessanterweise einen tieferen Hintergrund in der Epigenetik. Epigenetik ist die Lehre von der flexiblen genetischen Reaktion, die in den letzten Jahren unser gesamtes Bild der Genetik komplett verändert und revolutioniert hat. Die Vorstellung von Genen als starre innere Basis, als Konfiguration mit klaren Regeln, die in jeder Zelle den Menschen festlegen, ist in dieser Form nicht mehr haltbar. Die Epigenetik zeigt, dass wir in jedem Moment unsere genetische Ausstattung, die Tatsache, ob ein Gen aktiv wird oder ruht, an die Außenwelt, an Reaktion und Interaktion anpassen. D. h. der Zustand unserer Gene ist immer eine Momentaufnahme, hier ist wesentlich mehr Flexibilität und Plastizität möglich, als früher gedacht.

Konkret spielt das eine große Rolle in der Psychotrauma-Forschung, mit äußerst interessanten Ergebnissen, da in den letzten Jahren sehr viel über pathologische Ereignisse, Stress und traumatische Früherfahrungen in der Schwangerschaft und den ersten Lebensjahren geforscht wird. Diese Faktoren haben auch aus der epigenetischen Perspektive heraus auf das ganze Leben eine große Auswirkung.

Stressoren in der Kindheit

Stressoren, Stressbelastung und traumatische Erfahrungen in der Kindheit und Jugend führen zu einem lebenslang auffälligen Cortisol-Stoffwechsel, was später für Depressionen und Trauma-Störungen empfänglich macht. Es existiert ein bestimmtes Gen, das für den Genträger bei einer entsprechenden Disposition ein hohes Risiko mit sich bringt, an einer Trauma-Folgestörung oder Depression zu erkranken, und dies in einem hohen Maße.

Nun gibt es aber auch ein epigenetisches Phänomen, bei dem dieses Risiko eher nicht zum Tragen kommt, wenn bei dem Betroffenen in der frühen Kindheit eine stabile, sichere Bindung zu einer Bezugsperson gemäß den Kriterien von John Bowlby und Mary Ainsworth vorlag.[24] Die Gene, welche die Empfänglichkeit für Trauma-Folgestörungen und Despressionen verursachen, werden quasi aktiv abgeschaltet.

stabile Bindung in den ersten drei Lebensjahren

Das bedeutet, dass eine entsprechende stabile Bindung in den ersten drei Lebensjahren einen lebenslangen Schutz und eine lebenslange Resilienz selbst bei negativer genetischer Ausstattung darstellt. Dies bedeutet aber auch, dass bei einer normalen genetischen Ausstattung eine noch stärkere schützende Resilienz vorhanden ist.

> ***Eine frühe gelungene, positive Bindung*** zu einer Bezugsperson (das muss weder Vater noch Mutter sein) stellt dementsprechend mit die stärkste Resilienz, den stärksten Schutz und stabilisierenden, gesunderhaltenden Faktor während des ganzen Lebens dar. Sie scheint sogar vor schwer traumatischen Erfahrungen und Depressionen zu schützen.
> Dies zeigt umso mehr, wie wichtig es ist, bei Interventionen das Augenmerk auf die frühe Kindheit zu legen. Dabei scheint die sehr frühe und hochfrequente therapeutische Behandlung von Risikopopulationen eine wirksame Prophylaxe gegenüber späteren Trauma-Folgestörungen bzw. Depressionen zu sein.[25]

Therapeut als wirksame Instanz

Abgesehen davon werden wir immer wieder auf den Therapeuten als wirksame Instanz verwiesen, seine Haltung, seine eigenen Gedanken und Gefühle, seine eigene Spiritualität, seine eigene Resilienz und Authentizität. Die Grundlagen dazu hat bereits in den 30er-, 40er- und 50er-Jahren Carl Rogers geliefert, der Begründer der Gesprächspsychotherapie, der Authentizität, Echtheit, Empathiefähigkeit und absolut offene Resonanz als Grundvariablen in jeder erfolgreichen psychotherapeutischen Arbeit genannt hat. Dies kann als Fundament jeder Intervention, jeder Psychoedukation und jeder therapeutischen Behandlung von Trauma-Betroffenen gesehen werden.

Grundfaktoren der spirituellen Schulung

Daneben wird sichtbar, dass die Grundfaktoren jeder spirituellen Schulung und Entwicklung, d. h. die Wirklichkeit von Gedanken, Gefühlen, Willensimpulsen, gerade in der Arbeit mit Trauma-Betroffenen außerordentlich wichtig sind. Viele dieser Menschen weisen eine Übersensibilität und ähnlich wie psychotische Patienten eine äußerst feine Wahrnehmung auf, sie sind »hellfühlig« bis hellsichtig geworden und können Gedanken, Gefühle, Einstellung und Erwartungen der Therapeuten extrem präzise wahrnehmen, was bedeutet, dass die Behandlung und das Behandlungssetting immer eine beidseitige Lernphase darstellt. Deswegen ist der Therapeut sehr gefordert, seine edelsten Seiten, seine Authentizität, sein Ich, seine seelischen Qualitäten in den therapeutischen Prozess hineinzustellen, aber auch bis in seine innersten Qualitäten hinein zu arbeiten.

heilpädagogisches Grundgesetz

Das heilpädagogische Grundgesetz, das Rudolf Steiner unter anderem in der Pädagogik entwickelt hat und das besagt, dass bei der heilpädagogischen Arbeit mit Kindern und Jugendlichen immer das nächsthöhere Wesensglied (also die innere Instanz) des Therapeuten, Pädagogen, aber meiner Meinung nach auch des Arztes und Psychologen wirkt (also beispielsweise das Geistselbst des Therapeuten oder Pädagogen auf das Ich des betreuten Kindes, das Ich auf den Astralleib, der Astralleib auf den Ätherleib und der Ätherleib auf den physischen Leib; siehe auch Seite 51 ff.), trifft meines Erachtens eindeutig auch für die Trauma-Arbeit zu.

Mittlerweile wird Resilienz häufig als grundlegendes Konzept in der Unternehmensberatung, der Ausbildung von Führungskräften oder als Coaching in Unternehmen gelehrt und eingeführt.

Definitionen von Resilienz

Es ist interessant zu sehen, welche weiteren Definitionen von Resilienz es in den verschiedenen Disziplinen gibt:

- In den Ingenieurwissenschaften wird unter Resilienz die Fähigkeit von technischen Systemen verstanden, bei einem Teilausfall nicht vollständig zu versagen. Auf den Menschen übertragen bedeutet das eine Konflikt- und Trauma-Stabilität.
- In einem Ökosystem bezeichnet Resilienz die Fähigkeit, nach einer Störung zum Ausgangszustand zurückzukehren. Dies würde auf den Menschen übertragen bedeuten, dass ihm ein Vermögen innewohnt, trotz Erschütterung, Traumatisierung oder Störung zu einem prämorbiden, gesunden und intakten Zustand zurückzufinden.
- In der Soziologie wird Resilienz als Fähigkeit von Gesellschaften definiert, externe Störungen zu verkraften, in der Urbanistik als die Fähigkeit städtischer Strukturen, noch bei schweren Schäden zentrale Funktionen aufrechtzuerhalten. Überträgt man dies auf den Menschen, bedeutet das, auch bei einer erheblichen Zerstörung von leiblichen Strukturen nicht nur zentrale somatische Funktionen zu bewahren, sondern auch seelische und geistige Funktionen trotz schwerster äußerer Bedingungen und Schädigungen am Leben erhalten zu können.

Im Hinblick auf die Psychotraumatologie kann Resilienz auch als *das Geheimnis der inneren Stärke* bezeichnet werden.

Ist Resilienz vielleicht das wesentliche angewandte System für das 21. Jahrhundert? Die rapide ansteigende Zahl von Publikationen zu diesem Begriff spricht hier eine deutliche Sprache.

Gesamthaft bedeutet dies, dass wir die Perspektive auf die Stärke, auf Schutzfaktoren und die vorhandenen Möglichkeiten richten sollen anstatt auf Risiko, Probleme und Vulnerabilität.

seelische Widerstandsfähigkeit

Resilienz ist somit eine Art seelische Widerstandsfähigkeit oder auch Unverwüstlichkeit, gewissermaßen Ausdruck und Maß des Immunsystems der Seele.

Unter Resilienz kann also eine positive, gesunde Entwicklung bei zu hohem Risikostatus verstanden werden:

- eine beständige Kompetenz unter extremen Stressbedingungen,
- eine positive und schnelle Erholung von traumatischen Erlebnissen.

personale Ressourcen

Als personale Ressourcen bei resilienten Kindern, aber auch Erwachsenen finden wir:

- ausgeprägte Problemlösungsfähigkeiten,
- hohe Sozialkompetenz,
- Fähigkeiten zur Selbstregulation, Selbstmanagement,
- positives Selbstkonzept und Selbstbewusstsein,
- aktives, flexibles Bewältigungsverhalten,
- das Gefühl, Kontrolle über die eigenen Lebensumstände zu haben,
- Überzeugung von der eigenen Selbstwirksamkeit,
- Fähigkeit zu Optimismus.

Schutzfaktoren in der Familie

Als Schutzfaktoren in der Familie werden in der Resilienzforschung beschrieben:

- Zusammenhalt, Stabilität und adäquate Kommunikation,
- unterstützende Geschwisterbeziehung,
- harmonische Paarbeziehung der Eltern,
- stabile, emotional positive Beziehung zu einer Bezugsperson,
- offenes, warmes, wertschätzendes, unterstützendes Erziehungsklima bei insgesamt aber eher autoritativem, spürbarem Erziehungsstil.

In einem Leitfaden zur Resilienzförderung werden die drei Ich-Dimensionen – ich habe, ich bin, ich kann – im Hinblick auf Pädagogik und Erziehung beschrieben.[26]

drei Ich-Dimensionen

Ein resilientes Kind sagt:

- Ich habe Menschen um mich, die mir vertrauen.
- Ich habe Menschen um mich, die mir Grenzen setzen, an denen ich mich orientieren kann und die mich vor Gefahren beschützen.
- Ich habe Menschen um mich, die mir als Vorbilder dienen und von denen ich lernen kann.
- Ich habe Menschen um mich, die mich dabei unterstützen und bestärken, selbstbestimmt zu handeln.
- Ich habe Menschen um mich, die mir helfen, wenn ich krank oder in Gefahr bin, und die mich darin unterstützen, Neues zu lernen.

Ein resilientes Kind sagt:

- Ich bin eine Person, die von anderen wertgeschätzt und geliebt wird.
- Ich bin froh, anderen helfen zu können und ihnen meine Anteilnahme zu signalisieren.
- Ich bin respektvoll gegenüber mir selbst und anderen.
- Ich bin verantwortungsbewusst für das, was ich tue.
- Ich bin zuversichtlich, dass alles gut wird.

Ein resilientes Kind sagt:

- Ich kann mit anderen sprechen, wenn mich etwas ängstigt und mir Sorgen macht.
- Ich kann Lösungen für Probleme finden, mit denen ich konfrontiert werde.
- Ich kann mein Verhalten in schwierigen Situationen kontrollieren.
- Ich kann spüren, wann es richtig ist, eigenständig zu handeln oder ein Gespräch mit jemandem zu suchen.
- Ich kann jemanden finden, wenn ich Unterstützung brauche.

Im Grunde gilt dies nicht nur für Kinder, wir können es auch auf Jugendliche und Erwachsene ausweiten, da hier zentrale Ich-Dimensionen, Handlungs- und Urteilsfunktionen angesprochen sind.

Als die sieben Säulen der Resilienz werden bezeichnet:
- Akzeptanz,
- Fähigkeit zur Beziehungsgestaltung,
- Optimismus,
- Verantwortung,
- Selbstregulation,
- Lösungsorientierung,
- Fähigkeit zur Zukunftsgestaltung.

Ebenfalls wichtig sind eine positive Selbstwahrnehmung, angemessene Selbststeuerungs- und Sozialkompetenz sowie ein angemessener Umgang mit Stress.

Unterschiede zwischen Jungen und Mädchen

Im Kindes- und Jugendalter sind Mädchen häufiger resilient als Jungen. Resiliente Jungs kann man als eher untypische Jungs bezeichnen, sie sind weniger aggressiv und mehr auf andere bezogen als nicht resiliente Jungen. Intelligente Kinder sind tendenziell resilienter als weniger intelligente. Resiliente Kinder haben ihre Wirkung nach außen besser unter Kontrolle, sind disziplinierter, beharrlicher und eher in der Lage zum Belohnungsaufschub. Sie sind anderen Menschen zugewandt, reagieren positiv auf Aufmerksamkeit, sind einfühlsamer und emotionaler. Sie sprechen über ihre Gefühle und fassen leichter Vertrauen. Sie sind gerade nicht hart im Nehmen oder zäh, sie bitten eher um Hilfe als nicht resiliente Kinder oder geben Schwächen eher zu. Sie haben eine realistische Selbsteinschätzung, realistische Zukunftsvorstellungen, stellen realistische Leistungsanforderungen an sich selbst und können ihre Leistung auch einschätzen, sind sozial angepasster, leichter zu lenken und versuchen eher, den Erwartungen Erwachsener gerecht zu werden. Dabei sind sie interessiert an Menschen und Dingen, lernen gern und gehen gerne zur Schule und verfügen über eine gute Selbstkontrolle.

Eigenschaften resilienter Menschen

Resiliente Menschen haben ein positives Menschenbild, können im Schlechten das Gute erkennen, sie verfügen über die Fähigkeit zur Distanzierung, Humor, Gelassenheit, eine gute Beziehung zur Natur, Motivation, Interesse am Lernen, Wertschätzung von Lesen und Schreiben als kulturelle Fähigkeiten, sie pflegen Hobbys, die ihnen Freude und Selbstbestätigung geben, blicken hoffnungsvoll in die Zukunft und haben das Gefühl, dass in ihrem bisherigen Leben ein sinnhafter Zusammenhang zwischen den einzelnen Lebensabschnitten besteht. Sie verfügen über aktive Problembewältigungsstrategien, ein hohes Selbstwertgefühl und entwickeln eigene Ziele, die bewusst angestrebt werden.

Als Basiskompetenzen für Resilienz können bezeichnet werden:

- ein positives Selbstkonzept,
- Kontrollerwartungen,
- ein Gefühl der Selbstwirksamkeit,
- die Fähigkeit zur Selbstregulation,
- Anpassungsfähigkeit im Umgang mit Belastungen und übermäßigen Reizen, einschließlich der Fähigkeit, sich entsprechend ehrlich zu distanzieren,
- die Fähigkeit, sich vor gefährdenden Einflüssen zu schützen,
- Regelbewusstsein,
- die Fähigkeit, sich zu konzentrieren, zu denken auch bei widrigsten Umständen,
- die Fähigkeit, sich zu entscheiden und selbst zu organisieren, positives Selbstmanagement,
- die Fähigkeit, sich in verschiedenen kulturellen und anderen sozialen Umfeldern zu bewegen und mit unterschiedlichen Rollenerwartungen konstruktiv umzugehen,
- die Fähigkeit, Konflikte gewaltlos zu bewältigen,
- die Fähigkeit, Verantwortung zu übernehmen,
- Kreativität und Offenheit für Neues,
- sachbezogenes Engagement und Motivation.

Zehn Wege zur Ausbildung von Resilienz

1. Bilde Beziehungen und Vernetzungen.
2. Vermeide es, Krisen als unlösbare und unnötige Probleme anzusehen.
3. Akzeptiere, dass Veränderung und Verwandlung zentraler Bestandteil des Lebens sind.
4. Blicke in die Zukunft und stecke dir Ziele.
5. Mache zielgerichtete Aktionen.
6. Suche immer Möglichkeiten zur Selbstentdeckung, zur Selbstentwicklung und Selbstwandlung.
7. Hege immer eine positive Sicht von dir selber.
8. Halte die Dinge im Fluss und in der Möglichkeit.
9. Behalte eine hoffnungsvolle Aussicht bei.
10. Achte immer auf dich selbst, hege die Selbstvorsorge als wichtigen Parameter.

Unternehmenskultur

In einer auf Resilienz bedachten Unternehmens- und Führungskultur sollten folgende acht Fragen gestellt werden:

- Pflegen wir einen wertschätzenden und freundlichen Umgangston?
- Arbeiten wir mit realistischen Zielen und Leistungsvorgaben?
- Geben wir den Mitarbeitern Raum für ihre eigene Kreativität?
- Sorgen wir ausreichend für Pausen und Regenerationsphasen?
- Besitzen unsere Mitarbeiter genügend Entscheidungsfreiheit?
- Achten unsere Vorgesetzten auf ihre Vorbildfunktion?
- Sorgen wir für eine nachhaltige Weiterbildung unserer Mitarbeiter?
- Bieten wir eine konstruktive Fehler- und Lernkultur an?

Resilienz bei Trauma-Opfern

In mehreren Studien und einer Faktorenanalyse konnte gezeigt werden, was Resilienz bei Trauma-Opfern ausmacht:[27]

- Sie gehen effektiv mit Stress um,
- sie haben gute Problemlösungsfähigkeiten,
- sie bitten bei Problemen andere um Hilfe,
- sie glauben, dass es Möglichkeiten gibt, mit den Problemen umzugehen,
- Beziehungen zu Freunden und Familienmitgliedern sind eng,
- sie sprechen mit Freunden und Familienmitgliedern über traumatische Gefühle,
- sie sind spirituell oder religiös eingestellt,
- statt als Opfer sehen sie sich als Überlebende,
- sie helfen anderen,
- sie versuchen, dem Trauma etwas Positives abzugewinnen,
- nicht zuletzt trägt auch soziale Unterstützung beispielsweise des Freundeskreises und der Familie zur Resilienz bei.

Was ist Resilienz aus psychologischer Sicht?

- Resilienz ist die Fähigkeit, Ärger zu kanalisieren statt zu explodieren,
- Resilienz ist die Fähigkeit, negative Gefühle in positive Emotionen umzugestalten,
- Resilienz ist die Fähigkeit, sich zu wehren,
- Resilienz ist die Fähigkeit, Schwierigkeiten zu meistern,
- Resilienz ist die Fähigkeit, Rückschläge auszuhalten,
- Resilienz ist die Fähigkeit, Wunden der eigenen Seele zu heilen,
- Resilienz ist der Wille, zu überleben,
- Resilienz ist die Disziplin, Herausforderungen anzunehmen.

Resilienz führt schließlich dazu, dass Sie am Morgen im Spiegel Ihr fröhliches und kein verbittertes, trauriges oder zorniges Ich sehen.

Resilienz und Trauma

Was haben alle diese Aspekte von Resilienz mit dem Thema Trauma und Trauma-Folgestörungen zu tun?

Zum einen scheinen die persönlichen seelischen Eigenschaften von resilienten Menschen deutlich geeigneter zu sein, ein Trauma unbeschadet zu überstehen, sodass die Seele, der Leib und das Ich nicht geschädigt werden und es nicht zu den Erstarrungsphänomenen und fatalen Folgen kommt, die wir bereits beschrieben haben (siehe Seite 42 ff.). Zum anderen ergeben sich aus der Beschreibung von Resilienz Anhaltspunkte für eine zielgerichtete Therapie, die sich darauf konzentriert, die Ich-Funktionen zu stärken, seelische Funktionen zu kräftigen und auch die Lebenskräfte zu vitalisieren. Nicht zuletzt bietet das Wissen über Resilienz die Möglichkeit, auch prophylaktisch vorzugehen, sodass Menschen sich besser vor seelischen Verletzungen schützen können.

Resilienz und Pädagogik

Resilienz scheint somit ein umfassendes Konzept zu sein, an den Kräften des Leiblich-Seelisch-Geistigen erstarkend zu wirken, ein Grundelement spirituellen, achtsamkeitsbasierten Trainings und innerer Erkraftung, sowohl pädagogisch als auch medizinisch.

Eine auf Resilienzfaktoren ausgerichtete Erziehung hat ein völlig anderes pädagogisches Ziel, andere pädagogische Variablen. Meines Erachtens werden viele davon in der Waldorfpädagogik erfüllt. Auch hier geht es darum, einen autonomen, selbstbestimmten und eigenen Idealen und Zielen verpflichteten Menschen heranzubilden, mit einem starken Ich, kraftvollen, kreativen und fantasievollen seelischen Funktionen und einer starken Lebenskraft. Somit ist er ausgestattet, traumatische Erfahrungen zu verstehen und an ihnen eher zu wachsen.

Es kann aber auch ein medizinisches Konzept sein, an einzelnen Dimensionen der Resilienz gezielt traumatherapeutisch zu arbeiten. Insgesamt sind resiliente Faktoren Grundlagen einer positiven Psychologie, einer auf Ressourcen, Ich-Stärkung und Seelenerkraftung ausgerichteten Psychotherapie und Psychologie.

Bisher haben wir den Begriff von Trauma und Trauma-Folgestörungen vor allem unter pathologischen Gesichtspunkten gesehen, d. h. als ein erheblich belastendes Ereignis, das den Menschen überfordert und zu massiven Reaktionen führt bis hin zu chronischen Erkrankungen, die erheblichen Krankheitswert haben und ein zentrales Gebiet der heutigen Psychosomatik und Psychiatrie ausmachen.

Die Raten an Trauma-Folgestörungen bzw. erheblicher Traumatisierung nach kindlichen Gewalterlebnissen, insbesondere sexualisierter Traumatisierung, nach Folter und nach Vergewaltigung sind in allen diesen drei Gruppen extrem hoch, sie liegen zwischen 50 und 90 Prozent.[28]

nicht defizitorientierte Perspektive

Neben der eher pathologie- und defizitorientierten Sichtweise, die absolut berechtigt und relevant ist, gibt es noch eine andere Perspektive. Wie im Folgenden dargestellt wird, gibt es immer wieder Menschen, die trotz widrigster, extremster Umstände gesund, leistungsfähig und sogar vorbildhaft weiterwirken können. Bekannte Beispiele hierfür sind Nelson Mandela, Václav Havel oder Viktor Frankl (siehe Seite 126 f.). Diese Menschen konnten Extremtraumatisierungen in Fähigkeiten verwandeln und ein höheres Bewusstsein mit großer Ausstrahlung und Wirksamkeit entwickeln. Auch die Forschungen von Aaron Antonovsky (siehe Seite 124 f.) zeigen auf, dass eine ausschließliche Konzentration auf die Pathologie eines Traumas nicht weiterhilft und wir völlig andere Gesichtspunkte hinzunehmen müssen, die in folgenden Fragen zum Ausdruck kommen:

- Was hält den Menschen gesund?
- Was macht ihn gesund?
- Welche innerpsychischen Dimensionen können wie ein seelisch-geistiges Immunsystem wirken, sodass wir sogar stärkste Traumata so verarbeiten können, dass es nicht zu einer Trauma-Folgestörung kommt, sondern zu Wachstum, Transformation und tiefer, anhaltender Gesundung?

tiefe Persönlichkeitskräfte

In den folgenden Kapiteln werden wir verschiedene Aspekte dieser anderen Sicht- und Reaktionsweise darstellen, wobei wir immer bedenken müssen, dass wir wenige Prädiktoren haben, d. h. Anzeichen, welcher Mensch in welcher Situation wie reagiert.

Auf jeden Fall wird ersichtlich, dass es tiefe Persönlichkeitskräfte sind, die auch extrem traumatische Situationen in eine positive Entwicklung einmünden lassen können.

Das Konzept des posttraumatischen Wachstums (posttraumatic growth)

Bereits gegen Ende des letzten Jahrhunderts haben Autoren auf das Phänomen aufmerksam gemacht, dass Personen, die ein traumatisches Ereignis oder eine erhebliche Krise überstanden haben, dabei einen Zuwachs an innerer Reife sowie positive Veränderungen ihrer Person erfuhren und einen neu definierten Lebenssinn fanden. In einer berühmt gewordenen Studie über Krebserkrankte von Taylor et al. 1984 wird beschrieben, dass mehr als 60 Prozent der untersuchten Krebspatienten positive Veränderungen wahrnehmen konnten, was ihre Prioritäten anging.[29] Sie gaben an, das Leben leichter zu nehmen, es mehr zu genießen und neue Interessen entwickelt zu haben. In anderen Studien gaben Kriegstraumatisierte an, alltägliche Widrigkeiten besser bewältigen zu können, sich gefestigt und klarere Lebensziele vor Augen zu haben.[30]

positive Veränderungen

Richard Tedeschi und Lawrence Calhoun beschrieben nun 1995 in einem eigenen Forschungsansatz aufgrund detaillierter Untersuchungen, dass persönliche Reifung die subjektiv-negative Bilanz einer Trauma-Wirkung in eine positive Bilanz transformieren kann.[31]

persönliche Reifung

Den Begriff des posttraumatischen Wachstums entwickelte dann Richard Tedeschi, der an der University of North Carolina in Charlotte lehrt.[32] Gemeinsam mit seinem Team arbeitete er fünf Bereiche des posttraumatischen Wachstums heraus.

Die fünf Bereiche posttraumatischen Wachstums

- ***Intensivierung der Wertschätzung des Lebens.*** Persönliche Beziehungen gewinnen an Wert, indem materielle Dinge weniger wichtig werden. Der durch das Trauma ausgelöste Reifeprozess führt zu einer Prioritätenverschiebung.
- ***Bewusstwerden der eigenen Stärken.*** Gerade durch die Erfahrung der eigenen Verletzlichkeit kommt es zu einem Gefühl der inneren Stärke. Einerseits wird deutlich, dass die Sicherheit im Leben jederzeit angreifbar ist, andererseits wird aber auch die eigene Stärke erlebt und die Gewissheit gewonnen, dass man die Folgen eines Traumas meistern kann. Das Bewusstwerden der eigenen Verletzlichkeit ist mit einem Wachstum der inneren Resilienz verbunden. Das dialektische Denken

gleichzeitiger Verletzlichkeit und Stärke führt gesamthaft zu einem Zugewinn an Reife und Weisheit.
Richard Tedeschi ging davon aus, dass bis zu 90 Prozent der Trauma-Überlebenden dies als einen Aspekt des posttraumatischen Wachstums erfahren.

- *Entdeckung von neuen Möglichkeiten im Leben.* Alte Ziele sind verschüttet, Werte zerstört, neue Ziele und Aufgaben ergeben sich für das Ich. Somit erfolgen oft neues soziales Engagement, ein Berufswechsel und auch private Veränderungen.
- *Intensivierung der persönlichen Beziehungen.* Durch das Trauma wurde ein Teil der alten Beziehungen zerstört; die überlebenden Beziehungen werden intensiviert bei gleichzeitiger Zunahme der Empathiefähigkeit. Trauma-Betroffene empfinden ein tieferes Mitgefühl für notleidende Menschen und weisen eine verstärkte Empathie auf.
- *Intensivierung des spirituellen Bewusstseins.* Das traumatische Ereignis wird als Grenzerlebnis mit existenziellen Fragen beschrieben. Reflexionen über den Sinn des Lebens, höhere Mächte und Transzendenz können zu größerer spiritueller Erkenntnis und größerer innerer Zufriedenheit führen.[33]

Des Weiteren wird das posttraumatische Wachstum in drei Phasen unterteilt:

- *Erleben der traumatischen Situation und des Traumas.* Die eigenen Bewältigungsmöglichkeiten werden überschritten, eine Grundannahme über sich selbst und die Welt wird zerstört. Es wird massives psychisches Leid erlebt; ein hoher Leidensdruck entsteht.
- *Kognitive Bewältigung.*
  - Häufiges automatisches Wiederholen im Sinne kognitiven Verarbeitens,
  - Reduktion von emotionalem Dysstress (negativem, belastendem Stress),
  - Verarbeitung von nicht mehr erreichbaren Zielen,
  - Veränderung von Grundannahmen und Neuorientierung.
- *Phase des posttraumatischen Wachstums.*[34]

Bereits Viktor Frankl, der im Weiteren noch vorgestellt werden wird (siehe Seite 126 f.), hat detailliert auf das Phänomen eines Zuwachses an Reife und

Weisheit durch das Verarbeiten traumatischer Erlebnisse hingewiesen, auch aus eigener Lebenserfahrung.[35] George Bonanno, Professor an der Columbia University in den USA, geht sogar davon aus, dass posttraumatisches Wachstum nicht die Ausnahme, sondern die Regel ist. Nach seinen Studien sind 60 bis 80 Prozent der Menschen langfristig zufriedener, stärker geworden, nachdem sie eine tiefgreifende Krise bzw. ein Trauma durchlebt hatten.[36] Andreas Maercker spricht von posttraumatischer Reife; es wird aber auch von »transformational coping«, also transformierender Bewältigung, und »stress-related growth«, stressbezogenem Wachstum, gesprochen.[37]

Häufigkeit posttraumatischen Wachstums

Andererseits wurden zum Beispiel von Joseph Nottingham mehrere Elemente beschrieben, die als Voraussetzungen für ein traumatisches Wachstum gelten können, die also notwendig sind, um aus Schicksalsschlägen und traumatischen Erfahrungen wirklich gestärkt hervorzugehen.

Voraussetzungen traumatischen Wachstums

- Es muss eine Bewältigungsstrategie geben, die bewirkt, dass es nicht zu einer Verunsicherung in unserem Ich kommt, wenn das Leben als unsicher erfahren wird.
- Es muss die Fähigkeit vorliegen, mit den eigenen Emotionen umzugehen, sie wahrzunehmen, zu verstehen, zu akzeptieren, im Sinne einer emotionalen Selbsteinsicht, Selbstreflexion und Selbstsicherheit.
- Die Einsicht, dass man Verantwortung für sich, sein Leben und seine Taten trägt, muss vorhanden sein. Man darf sich nicht als Opfer, sondern als Betroffener sehen; die eigene Selbstständigkeit und Autonomie muss deutlich wahrgenommen werden.
- Neue Möglichkeiten wahrzunehmen und sich für sie zu öffnen ist ein wesentlicher Schlüssel zum posttraumatischen Wachstum.

Allerdings ist das posttraumatische Wachstum kulturabhängig. Insbesondere in Ländern mit gänzlich fehlendem oder geringem spirituellem Bewusstsein (zum Beispiel in den postsozialistischen Staaten, den fünf neuen Bundesländern) ist es in geringerem Maße vorhanden. Hier wird sogar eine *posttraumatische Verbitterungsstörung* beschrieben.[38]

Kulturabhängigkeit

Demgegenüber gibt es insbesondere in den traditionellen Kulturen ganz klare rituelle Formen von Trauma-Bewältigung, kulturgebundene archaische Formen von Wachstum, Transformation und Reifung, im Einzelfall wie im Kollektiv.

Das Salutogenese-Konzept von Aaron Antonovsky

Aaron Antonovsky war ein Medizinsoziologe, der von 1923 bis 1994 lebte und seit 1960 in Israel geforscht und gearbeitet hat. Die drei fundamentalen Fragen seiner Forschung waren:

- Was erhält Menschen gesund, was erhält ihre Gesundheit, gerade wenn sie vielen störenden, krankmachenden Einflüssen ausgesetzt sind?
- Wie gelingt es Menschen, sich zu erholen und zu regenerieren?
- Was wohnt dem Menschen inne, dass er unter massivstem Druck und traumatischen Ereignissen nicht krank wird und nicht aufgibt?[39]

Frage nach den innersten Kräften

Aaron Antonovsky stellt hiermit die zentrale Frage nach den innersten Kräften des Menschen und der Persönlichkeit, nach seinem Ich, seiner inneren Stärke und seiner Verbindung zu höheren Kräften. Praktisch äußerte sich dies darin, dass er eine große Untersuchung an 240 Holocaust-Überlebenden durchführte und deren psychische Gesundheit analysierte. Er kam zu dem Ergebnis, dass zwei Drittel der Untersuchten eine mäßig bis ausgeprägt auffällige psychische Gesundheit hatten, was auch der Erwartungswert der Untersuchung war. Normalerweise würde man das publizieren und das Kapitel abschließen. Im Hinblick auf seine wesentlichen Grundannahmen richtete Antonovsky jedoch sein Augenmerk auf das dritte Drittel.

wichtige Eigenschaften und Überzeugungen

Diese Holocaust-Überlebenden – die den Holocaust in den Konzentrationslagern unmittelbar erlebt und überlebt hatten – zeigten eine durchschnittliche bis überdurchschnittliche psychische Gesundheit. Sie waren nicht selbstmordgefährdet, kamen im Leben zurecht und waren nicht am Holocaust zerbrochen. Dies veranlasste Antonovsky dazu, diese dritte Gruppe intensiv zu untersuchen. Schließlich fand er bei diesen Menschen drei Eigenschaften bzw. Überzeugungen, die er folgendermaßen konzeptionalisierte:

- ***Verstehbarkeit:*** Meine Welt ist verständlich, stimmig und geordnet. Auch Probleme und Belastungen, die ich erlebe, kann ich in einem größeren Zusammenhang sehen.
- ***Machbarkeit:*** Das Leben stellt mir Aufgaben, die ich lösen kann. Ich verfüge über Ressourcen, die ich zur Meisterung des Lebens, meiner aktuellen Probleme mobilisieren kann. Ich kann mein Leben aus meinem Ich heraus gestalten.
- ***Sinnhaftigkeit:*** Unsere Welt ist ein sinnerfülltes Ganzes.

Alle drei Aspekte ergaben für ihn den Begriff des *Kohärenzgefühls (sense of coherence)*. Es wird als ein umfassender Parameter dafür beschrieben, in welchem Ausmaß der Betroffene ein tiefgreifendes, andauerndes und dennoch dynamisches Gefühl des Vertrauens hat. Es drückt die Überzeugung aus,

- dass die ***Stimuli,*** die sich im Verlauf des Lebens aus dem eigenen Inneren und dem äußeren Umfeld ergeben, strukturiert, erklärbar und vorhersehbar sind,
- dass ***Ressourcen*** zur Verfügung stehen, um diesen Anforderungen und Stimuli zu begegnen,
- dass sich die ***Anstrengung*** und das Engagement zur Bewältigung dieser Anforderungen lohnen.[40]

Mit der Salutogenese war somit ein Konzept zur Gesundheit gegeben, bevor es eine entsprechende psychotraumatologische Forschung und Konzeptionalisierung gab. Gleichzeitig entspricht es einem Konzept der Trauma-Bewältigung. Antonovsky postulierte die Existenz generalisierter Widerstandsressourcen, welche in jeder Situation zur Unterstützung der Bewältigung von Trauma und Stress eingesetzt werden können. Auf diese Weise trat erstmalig in der modernen Medizin, allerdings durch einen Soziologen eingebracht, die Frage nach Gesundheit auf, einerseits nach den Kräften des Lebendigen, die den Menschen gesund erhalten und aufbauen, also nach dem Ätherleib und den ätherischen Kräften, andererseits die zentrale Frage nach dem Ich als allem Seelischen, Ätherischen und Physischen übergeordnetem, organisierendem und zentralem Prinzip. Aus dieser Kraft, aus der Beschreibung der verschiedenen Ich-Dimensionen heraus konnte Antonovsky zeigen, dass es selbst unter extremsten Erlebnissen wie im Holocaust eine Population gibt, bei der dieses Ich-Prinzip so stark wirkt, dass das Seelisch-Leibliche unversehrt und gestärkt aus einer traumatischen Situation hervorgeht.

Konzept der Trauma-Bewältigung

zentrale Frage nach dem Ich

Sein Blick wurde nicht von dem Profil der belastenden Einflüsse bestimmt, sondern war auf die Potenziale des Menschen gerichtet. So schrieb er beispielsweise: »Das Leben des Menschen ist ein Fluss voller Gefahren. Aus pathogenetischer Perspektive würde ein Außenstehender den ertrinkenden Menschen aus dem Fluss ziehen. Aus salutogenetischer Sicht hingegen stellt sich die Frage: Wie macht man den Menschen zu einem guten Schwimmer?«[41]

Potenziale des Menschen

Viktor Frankl und die innere Freiheit

Der österreichische Neurologe und Psychiater Viktor Frankl (1905–1997) kann als Begründer der Resilienzforschung und Vorläufer der Salutogenese von Aaron Antonovsky und des Konzepts des posttraumatischen Wachstums gesehen werden. Er war einer der Meisterschüler von Sigmund Freud, studierte Medizin, wobei sich Depression und Suizid zu schwerpunktmäßigen Themen entwickelten.

Sinnfrage im Zentrum

Schon in seinen frühen Arbeiten stellte Frankl die Sinnfrage ins Zentrum seiner Arbeiten zur Suizidprävention. 1933 bis 1937 betreute er in Wien als Oberarzt jährlich bis zu 3.000 selbstmordgefährdete Frauen und leitete den sogenannten »Selbstmörderinnenpavillon«. 1940 übernahm er die Leitung einer neurologischen Abteilung, wurde aber 1942 als Jude zusammen mit seiner Frau und seinen Eltern nach Theresienstadt deportiert. Sein Vater starb dort 1943, die Mutter und sein Bruder Walter wurden in den Gaskammern von Auschwitz ermordet. Seine Frau starb im KZ Bergen-Belsen. Viktor Frankl erlebte vier verschiedene Konzentrationslager. Am 27. April 1945 wurde er von der US-Armee befreit.

Versöhnung als einziger sinnvoller Ausweg

In seinem weltberühmten Buch *… trotzdem Ja zum Leben sagen. Ein Psychologe erlebt das Konzentrationslager,* das zu den zehn wichtigsten Büchern des 20. Jahrhunderts gewählt wurde, beschreibt er seine Erfahrungen.[42] Bereits hier nennt er die Versöhnung als einzig sinnvollen Ausweg.

Von 1946 bis 1971 war er Vorstand der Wiener neurologischen Poliklinik. Außerdem begründete er ein Ausbildungsinstitut für Logotherapie und Existenzanalyse. Die grundlegenden Gedanken seiner Tätigkeit, wie sie unter anderem in dem Sammelwerk *Logotherapie und Existenzanalyse* erscheinen, hatte er bereits in den KZs ausgearbeitet.[43]

Frankl beschrieb die Sinnfrage als die zentrale Frage des modernen Menschen und die »entsprechende« noogene Neurose als die zentrale moderne Neurose.

Sein ganzes Leben ist ein Beweis für posttraumatisches Wachstum und Reifung, für Transformation ohne Bitterkeit, ohne Hass und Rachegefühle. Er konnte bei Vorträgen dem Erlebten bewegt, aber frei und versöhnlich begegnen, ohne die Tatsachen zu leugnen. Er konnte in seine Heimatstadt Wien zurückkehren, die sich bereitwillig dem Naziterror angeschlossen und in der die Judenverfolgung nach 1938 entsetzliche Ausmaße angenommen hatte, und dort angesehen und versöhnend sein Lebenswerk realisieren.

Zentral bei seiner inneren Haltung sind die Würde des Menschen, die Freiheit des Menschen und insbesondere die unabdingbare Freiheit, dass es keine Situation gibt, die der Mensch nicht selber in Freiheit tragen kann und die er nicht zu seiner eigenen machen kann, indem er frei bestimmt, »sich zu den gegebenen Verhältnissen so oder so einzustellen«.[44] D. h. er entscheidet, ob eine Situation ihn entwürdigt oder nicht, und nicht der Peiniger, nicht der KZ-Wärter und nicht der Folterer. Dies stellt eine sehr hohe Ebene der Leibbewältigung, des Ertragens von Leid dar, und Viktor Frankl ist der lebendige Beweis, dass dies möglich ist.

Würde und Freiheit

Flow

Ein weiteres interessantes Konzept im Zusammenhang der positiven Psychologie ist das sogenannte Flow-Konzept, begründet von Mihály Csíkszentmihályi.

Mihály Csíkszentmihályi ist ein ungarischer Sozialwissenschaftler und gilt als der Begründer der Glücksforschung. Er hat sich in den USA als renommierter Forscher, Hochschullehrer, Coach und Berater lebenslang mit der Frage beschäftigt, was die sozialwissenschaftlichen, medizinischen und biologischen Grundlagen des Erlebens von Glück sind. Es hat ihn interessiert, wie Höchstleistungen und der Zustand des Glücks und innerer Zufriedenheit zustande kommen. Er konnte zeigen, dass diese praktisch niemals aus extrinsischen, äußeren Faktoren wie Belohnung, finanzielle Stimulation, Leistungsdruck und Erfolg resultieren, sondern im Grunde immer nur aus intrinsischer, aus dem eigenen Inneren entwickelter Motivation. Er hat dies bei Berufsgruppen wie Extrembergsteigern, Dirigenten, Chirurgen und Künstlern untersucht. Diese hatten eine ausschließlich intrinsische Motivation für ihr Tun und waren nicht außengesteuert. Selbstständigkeit und eigene Ziele waren die Bedingungen ihrer Stimulation und positiven Tätigkeit, wenn sie in Unternehmen beschäftigt waren auch persönlich-menschliche Wertschätzung von Vorgesetzten und Kollegen.

Grundlagen des Erlebens von Glück

In diesem Zusammenhang konnte Csíkszentmihályi einen Zustand beschreiben, den er schließlich Flow nannte. Dies ist eine Art positiv-meditativer Zustand, bei dem höchste Aktivität mit extremer Konzentration und Kontemplation, mit meditativer Innerlichkeit einhergeht. Man könnte ihn quasi als einen hochaktiven Buddha-Zustand voller Aktivität und Willenskraft bei gleichzeitigen inneren meditativen, kontemplativen Grundbedingungen be-

positiv-meditativer Zustand

zeichnen. Im Flow-Zustand ist der Betroffene ganz bei sich, völlig Ich-zentriert, zugleich achtsam voller positiver handelnder Selbstvergessenheit. In diesem Zustand braucht er weniger Schlaf, ist leistungsfähiger, hochkreativ, schaffensfreudig, sein Immunsystem funktioniert besser, er ist resilienter gegenüber Stress, insbesondere Dysstress, gegenüber traumatischen Erfahrungen, negativen Beziehungserfahrungen und Weiterem. Er ist quasi resilient, gleichzeitig leistungsfähig und kreativ.

Dieser Flow-Zustand wurde von Csíkszentmihályi bei allen geschilderten Berufsgruppen gefunden und wird von einem Gefühl inneren Glücks, Zufriedenheit und positiver Ausstrahlung begleitet. Neurobiologisch betrachtet ist er mit einer Ausschüttung großer Mengen des sogenannten Glückshormons Oxytocin verbunden.

Glückshormon Oxytocin

Heute wird Oxytocin bereits als Medikament und Inhalationsspray gegeben, wobei hier natürlich ein Missverständnis vorliegt, denn Oxytocin selber erzeugt kein Glück, sondern ist nur Mediator, ein psychisches Hormon, das im Zuge von Glückszuständen auftritt. Es ist allerdings geradezu ein Gegenspieler des Cortisols, das zusammen mit Adrenalin ein zentrales Stresshormon darstellt, und agiert damit quasi im Auftrag des aktivierenden, stimulierenden Astralleibes. Das Oxytocin ist somit als positiver Mediator zu verstehen, als Hormon, das die positive Astralität und innere Glückszustände moderiert, moduliert und generiert.

Selbstverwirklichung und Kreativität

In vielen Fallstudien und Publikationen kann Csíkszentmihályi zeigen, dass Flow aber immer einhergeht mit der Fokussierung auf die Individualität, die Verwirklichung von Persönlichkeit und innerster Kreativität.[45] Als Berater von Firmen konnte er deutlich machen, dass nur dann die Bedingungen für Flow geschaffen sind, wenn diese auf die persönlichen Bedürfnisse der Mitarbeiter kreativ und individuell eingehen.

Das ist natürlich im Rahmen neodarwinistischer, sozialdarwinistischer, auf Rendite, Rentabilität und Kosteneffizienz getrimmter Wirtschaftsformen unangenehm und nicht umsetzbar. So gab es auch Firmen, die nicht mit Csíkszentmihályi kooperieren wollten und ihn abgelehnt haben, da seine Beratungsergebnisse im Hinblick auf Effizienz und Rentabilität eher umgekehrt proportional waren, auch wenn sie eine beträchtliche Steigerung der Kreativität, von Persönlichkeitsvariablen, der Autonomie und Individualisierung der betroffenen Mitarbeiter zur Folge hatten.

Fähigkeit zum Flow

Auf das Trauma-Konzept angewandt, kann zum einen als positive Persönlichkeitsvariable die Fähigkeit zum Flow genannt werden. Zum anderen kann es als ein Ziel jeder Trauma-Therapie angesehen werden, den Betroffenen zu der Fähigkeit zu führen, einen Flow-Zustand zu erreichen. Der Flow-Zustand ist dem traumatischen Zustand geradezu diametral entgegengesetzt.

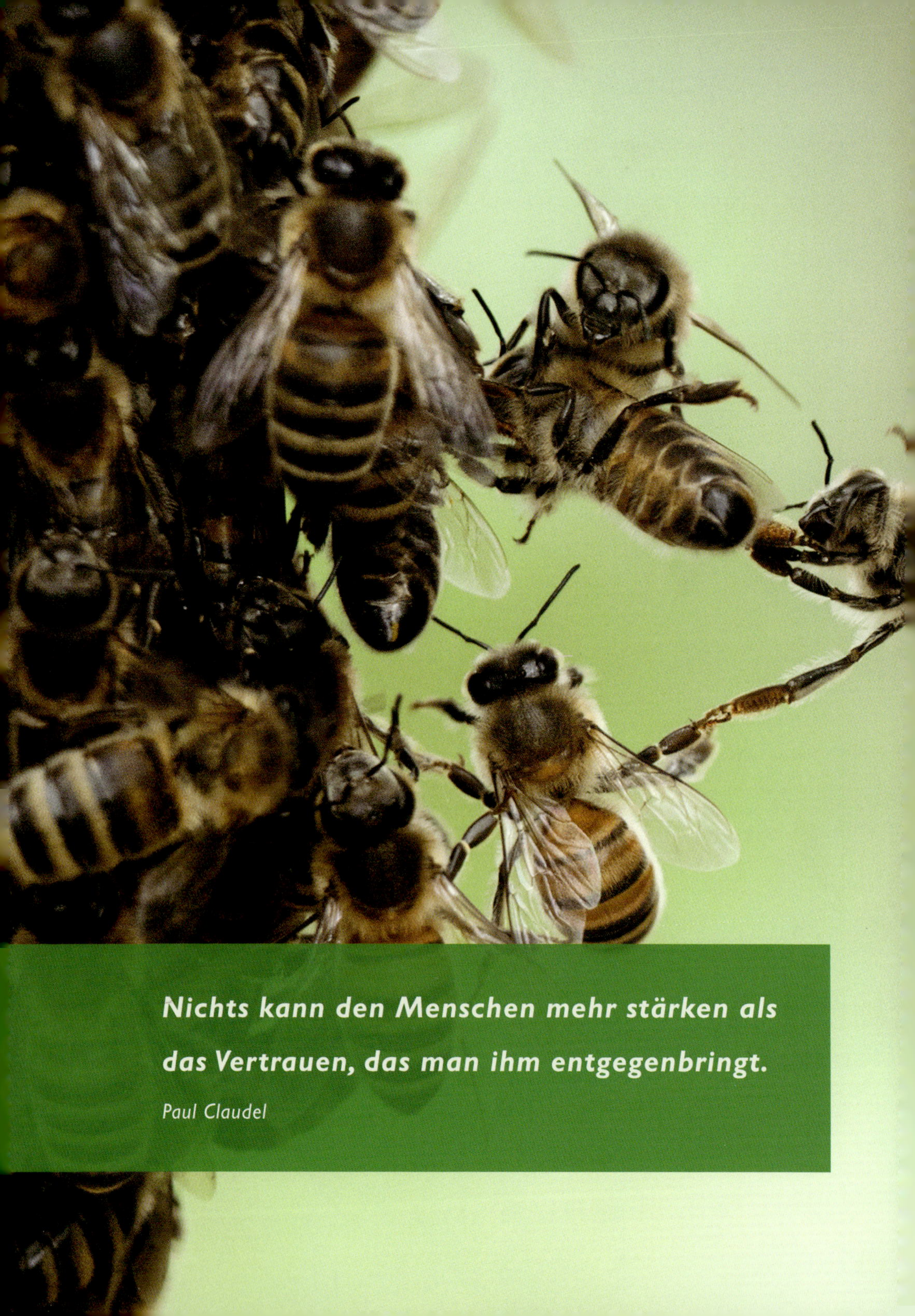

Nichts kann den Menschen mehr stärken als das Vertrauen, das man ihm entgegenbringt.

Paul Claudel

Trauma-Therapie

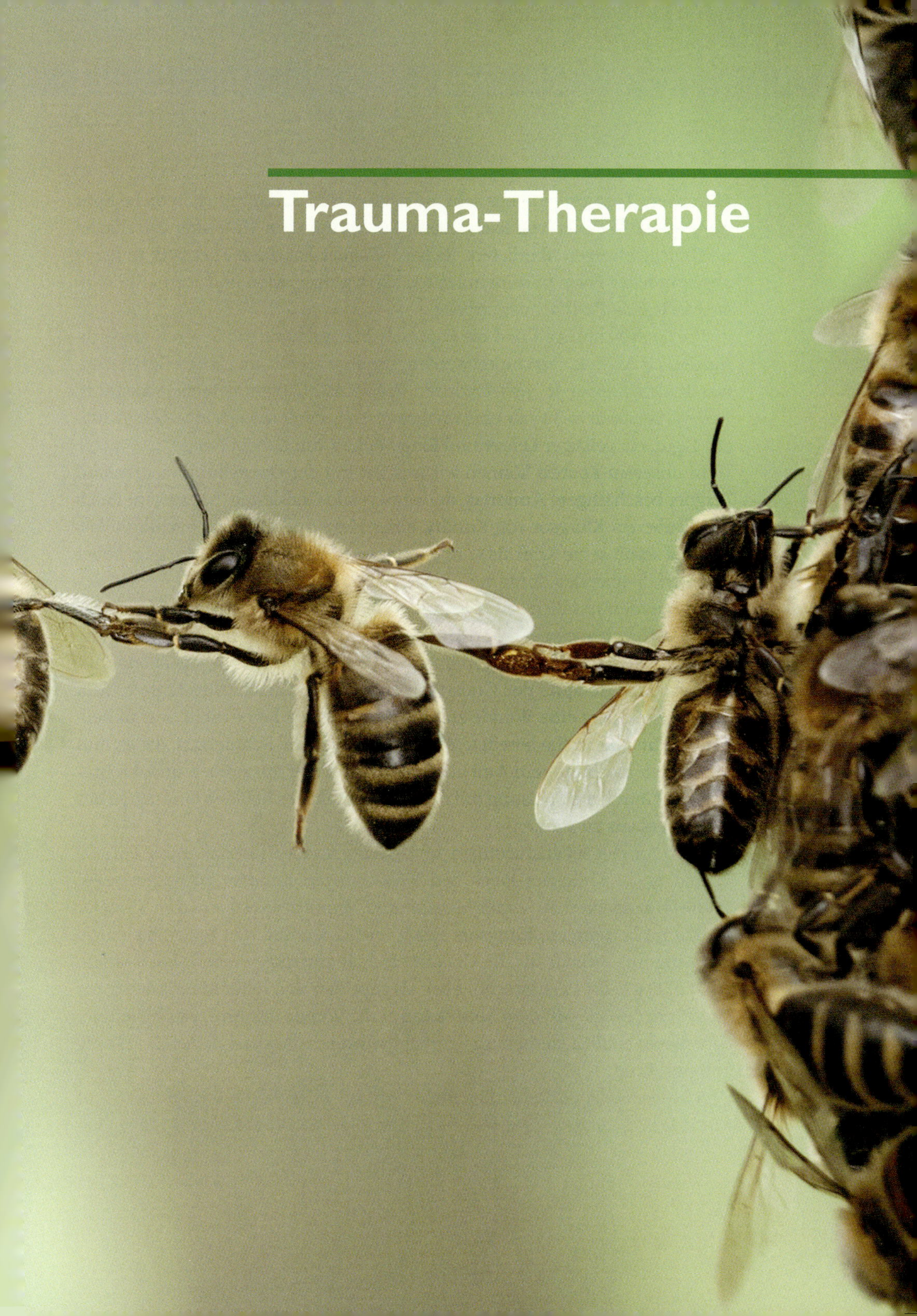

Parzival

Für unsere Zusammenhänge sehr aufschlussreich ist das mittelalterliche Epos *Parzival* von Wolfram von Eschenbach. Es sind aus dem Mittelalter verschiedene Gralsdichtungen überliefert. Richard Wagner hat diese Thematik in leicht abgewandelter Form in seinem letzten Werk aufgegriffen und zum »Bühnenweihfestspiel« *Parsifal* ausgearbeitet.

Die Gralsdichtungen und die Figur des Parzival können nicht nur als Dichtungen, als Mythos verstanden werden, sondern als ein wirkliches Geschehen, was Rudolf Steiner in verschiedenen Zusammenhängen detailliert ausführt.

Parzival als geschichtliche Figur

Parzival ist somit nicht nur eine mythologische, sondern auch eine geschichtliche Figur, ein geistiger Lehrer und Eingeweihter von hohem Rang.[46]

In unserem Kontext können wir uns gut mit der Darstellung von Richard Wagner beschäftigen. Amfortas, der amtierende Gralskönig, hat sich im Reich des Zauberers Klingsor von Kundry, einer Hexe und Heilerin, verführen lassen und somit seine Kraft als »unbefleckter«, den niederen Trieben gegenüber standhaft bleibender König verloren. Deshalb konnte Klingsor, der selbst seinen Begierden verfallen war, von der Gralsritterschaft abgewiesen und daraufhin zum Gegenspieler der Gralsritter und zum Schwarzmagier geworden war, Amfortas im Kampf bezwingen und ihm den Speer, die Lanze des Longinus, eine wichtige Reliquie der Gralsritter, entwenden. Gleichzeitig fügte er ihm

unheilbare Wunde

mit diesem Speer eine Wunde zu, und diese Wunde heilte nicht, war unheilbar und unstillbar. Sie bereitete Amfortas unsägliche Schmerzen, die es ihm unmöglich machten, sein Amt als Gralskönig weiter auszuüben und die Bruderschaft durch die Speisung mit dem Abendmahl des heiligen Grales und des ewigen Lebens zu stärken.

Dem jungen lebenstüchtigen und mutigen, aber unerfahrenen Parsifal gelingt es, in Klingsors Reich den Verlockungen Kundrys zu widerstehen. Dadurch erwacht er zu seiner Mission und Mannhaftigkeit, er kann Klingsor im Kampf bezwingen, Klingsors Reich vernichten und den Speer, die Lanze des Longinus, wieder für die Gralsritterschaft zurückgewinnen. Nach einem langen Weg kehrt Parsifal schließlich als geprüfter und reifer Mann wieder zur

Heilung der Wunde

Gralsburg zurück. Mit dem Speer kann er die Wunde des Amfortas heilen, sodass dieser endlich sterben und Parsifal selbst sein Amt als neuer Gralskönig antreten kann.

An verschiedenen Stellen taucht das Wort auf: »Die Wunde schließt der Speer nur, der sie schlug.«[47] Das bezieht sich zum einen auf das sinnbildliche Heilungsgeschehen, die Verletzung und Heilung und somit Transformation des Amfortas. Zum anderen leuchtet hier aber noch ein tieferer Sinn auf, zum Beispiel im Schicksal von Kundry. Sie hatte einst den Christus ausgelacht und sucht ihn nun »von Welt zu Welt«, um von ihrer Schuld erlöst zu werden. Der Parsifal von Richard Wagner ist meines Wissens die erste große, bekannte Oper, in der der Gedanke von Reinkarnation und Karma in diesem Sinne konkret erlebbar gemacht und an Beispielen (vor allem aber anhand der Persönlichkeit der Kundry) durchkonjugiert wird.

Gedanke von Reinkarnation und Karma

Auf diesem Grundgedanken beruht jegliche Therapie und Integration, aber auch die tiefere Heilung von Traumata zwischen Täter und Opfer (siehe auch Seite 190 ff.). Diese Tiefendimension wird im Parzival-Mythos plastisch erlebbar und anschaulich.

Allgemeine Aspekte

Im Folgenden werden therapeutische Maßnahmen auf verschiedenen Ebenen beschrieben, die helfen können, wenn es bereits zu Symptomen gekommen ist, wenn das erlittene Trauma den Menschen auf leiblicher, seelischer und /oder geistiger Ebene überfordert und geschädigt hat, wenn also ein klarer Heilbedarf besteht und sich der Mensch mit der Bitte um Hilfestellung an das Medizinsystem wendet. Häufig sind bei akuten traumatischen Situationen einfache Erstmaßnahmen hilfreich und können das Auftreten späterer Trauma-Folgestörungen verhindern. Hiervon wird im Notfall-Kapitel noch detailliert zu sprechen sein (siehe Seite 227 ff.).

Leider erfolgen die Zuweisungen zur spezifischen Trauma-Behandlung, insbesondere zur traumaspezifischen Psychotherapie in der Regel immer noch viel zu spät. Es dauert oft zwei bis fünf Jahre, bis die entsprechende Diagnostik erfolgt ist und die Patienten mit der richtigen Diagnose dem Spezialisten zugewiesen werden.

Zum anderen besteht ein absoluter Mangel an ambulanten spezialisiert ausgebildeten Therapeuten, da die herkömmliche Psychotherapie, insbesondere die psychoanalytische Therapie bzw. die verhaltenstherapeutische Methode, in keinster Weise traumaspezifisch arbeitet. Psychoanalytische Langzeitanalysen haben ergeben, dass in manchen Fällen (beispielsweise bei Holocaust-Überlebenden) sogar das Gegenteil bewirkt wurde.[48] Sowohl ambulant als auch stationär stehen leider eindeutig zu wenige Therapieplätze zur Verfügung, selbst

Mangel an spezialisierten Therapeuten

wenn man von einer genauen Einhaltung der Klassifikationen und der diagnostischen Kriterien ausgeht. Wenn man das Gebiet der traumabezogenen Symptome weiter fasst, steht dem ein noch größerer Kreis von Menschen gegenüber, die im tiefsten Sinne gekränkt sind, verunsichert oder geschädigt durch aktuelle traumatische Erfahrungen in der Interaktion und Kommunikation, in Beziehungen und Bindungen am Arbeitsplatz. Häufig werden schon vorgeburtlich traumatische Erfahrungen gemacht, konzeptionell, in der Schwangerschaft, während der Geburt.

großer Kreis von Betroffenen

> ***Wir brauchen somit eine vertiefte diagnostische Anschauung,*** die alle Dimensionen des Leiblich-Seelisch-Geistigen erfasst und bereits mit der Konzeption der Eltern beginnt. Des Weiteren bedarf es, um wirklich therapieren zu können, auch einer erweiterten Sicht auf die »innere Traumlandschaft«, wie ich sie nennen möchte, d. h. das bildhaft erlebte seelisch-geistig-leibliche Geschehen des Betroffenen.
> Das Wichtigste bei allen therapeutischen Begegnungen, allen interventionellen Maßnahmen ist die Grundhaltung gegenüber den Traumatisierten bzw. an einer Trauma-Folgestörung Leidenden. Diese Haltung muss per se als stabilisierend, heilend erlebt werden und wirken und unter allen Umständen Geborgenheit, Sicherheit und Schutz vermitteln. Hier hat in der Regel der Patient, der Betroffene das Wort, und seine Sichtweise gilt es zu respektieren. Wenn der therapeutische Rahmen nicht als schützend und hilfreich erlebt wird, verliert jede traumatherapeutische Intervention und Therapie ihren Sinn.

In diesem Therapie-Kapitel wird ein Prozessmodell vorgestellt, wie es sich insgesamt in der Psychotraumatologie bisher bewährt hat. Das grundlegende Prozessmodell beginnt immer mit der Stabilisierung, d. h. es wird ein schützender, heilsamer Raum gestaltet. Das, was uns Rudolf Steiner in seinen pädagogischen Vorträgen zum Umgang mit dem Kind darlegt, insbesondere in der ersten großen Schrift *Die Erziehung des Kindes vom Gesichtspunkt der Geisteswissenschaft,* ist die Grundlage jeder Begleitung und Behandlung von Trauma-Betroffenen bzw. an einer Trauma-Folgestörung Leidenden.[49] Es geht also immer darum, achtsam und liebevoll mit dem Patienten umzugehen und Schutz, Vertrauen und Geborgenheit aufzubauen. Ohne Vertrauen in den Therapeuten ist insbesondere bei jeder Form von Man-Made-Disasters keine Therapie möglich. Manchmal dauert es bei komplex Traumatisierten Jahre bis Jahrzehnte, bis dieses Vertrauen wirklich aufgebaut werden konnte, es ist

achtsamer und liebevoller Umgang mit Patienten

jedoch der entscheidende Punkt. Ebenso ist es entscheidend für Patienten mit dissoziativen Identitätsstörungen, früher »multiple Persönlichkeitsstörung« genannt, d.h. bei komplex Traumatisierten mit Multifragmentation (Zersplitterung) der Persönlichkeit gilt diese Haltung in besonderem Maße.

In vielen Fällen geht es nicht unbedingt um Therapie, sondern eher um Krisenintervention oder sonstige Interventionen. Vor einigen Jahren habe ich als Oberarzt in einer großen psychiatrischen Universitätsklinik mit Kollegen ein sogenanntes Kriseninterventionsteam aufgebaut, das bei jedem Zwischenfall, in dem Personal involviert war, sofort interveniert hat. Dies hat sich als sehr hilfreich herausgestellt, weil so eine sehr schnelle Analyse der Situation erfolgen konnte, sich jeder Mitarbeiter gesehen fühlte und selber entscheiden konnte, ob er Hilfe und Unterstützung braucht oder nicht. Dieses Gesehenwerden, Unterstütztwerden, das Gefühl, Teil einer Gemeinschaft zu sein, ist eine der wesentlichsten Interventionen bei Trauma-Betroffenen. Keine Stimme zu haben, kein Gehör zu finden, jahrelang mit Symptomen herumzulaufen, ohne dass diese entsprechend zugeordnet werden können, ist lange Zeit das Schicksal vieler Trauma-Betroffenen gewesen und ist es leider teilweise noch immer.

Kriseninterventionsteam

Neben der eigentlichen Trauma-Therapie wird mittlerweile viel im Bereich der akuten Nothilfe, der akuten psychologischen Intervention getan, und es gibt in diesem Bereich viele moderne Entwicklungen. Mittlerweile gehört es zur Selbstverständlichkeit, dass bei allen Unfällen und Katastrophen singulärer Art wie Flugzeugabstürzen, Verkehrsunfällen oder Naturkatastrophen Notfall-Teams mit speziell traumapsychologisch ausgebildeten Helfern, Notfallpsychologen und Ärzten ausgesandt werden. Allerdings hat sich gezeigt, dass sich das klassische »Debriefing«, wie es bei Feuerwehrleuten und Polizisten entwickelt wurde, eher negativ auswirkt und sogar prognostisch ungünstig ist. Debriefing bedeutet, dass man unmittelbar nach traumatischen Ereignissen regelmäßig in Gruppen (meist berufsgruppenspezifisch) die Helfer aufgefordert hat, ihre Befindlichkeit zu äußern und das Ereignis zu erzählen.

klassisches »Debriefing«

Wir wissen heute, dass dies nicht unbedingt in jedem Fall zuträglich ist, sondern dass es jedem Einzelnen überlassen sein muss, wie und in welcher Form er sich überhaupt äußern möchte.

Dem Menschen ist intrinsisch, in seiner inneren Gestalt, eine naturgemäße Fähigkeit zur Trauma-Bewältigung gegeben. Es existiert ein quasi physiologischer Prozess nach akuten Trauma-Erlebnissen mit verschiedenen Phasen, der in der Regel folgenlos mit Integration in die normale Biografie und den Alltag hinein verläuft. So werden normalerweise die allermeisten traumatischen Erfahrungen positiv bewältigt, wenn keine Vorerkrankung oder vortraumatische Biografie besteht, wenn also eine Biografie ohne erhebliche psychotraumatisch relevante Ereignisse und somit keine Vulnerabilität bzw. entsprechende Verletzlichkeit vorliegt. In diesen Fällen ist es häufig gar nicht notwendig, therapeutisch zu intervenieren, man muss lediglich Unterstützung geben, um den physiologischen Bewältigungs- und Heilungsprozess im Menschen zu begleiten und anzuregen. In erster Linie sind hier die Halt gebenden sozialen Strukturen von Bedeutung, wie Partner, Familie und andere Beziehungen, der Arbeitsplatz und Kollegen, um traumatische Erfahrungen zu integrieren. Ganz wichtig ist es, den gewohnten Alltag wiederherzustellen und möglichst rasch zur Normalität zurückzukehren.

Rückkehr zur Normalität

In der Regel stellen sich entsprechende Symptome erst nach einer gewissen Latenz ein. Wir können sogar von einer *Late-onset-Trauma-Folgestörung* sprechen, bei der noch nach Jahren und Jahrzehnten Belastungserscheinungen auftreten können (beispielsweise bei schweren Kriegstraumatisierungen oder auch bei Holocaust-Überlebenden). Insbesondere ist dies beim Eintritt ins Pensionsalter der Fall, wenn die Unterdrückung der Symptome durch das Eingebundensein in das aktive Berufsleben endet.

»eine Stimme bekommen«

Für viele Trauma-Betroffene ist es das Allerwichtigste, dass ihr Leiden, ihre Erfahrung eine Stimme bekommt, dass sie gehört werden. In vielen traditionellen Kulturen, insbesondere bei den »First Nations« (den Ureinwohnern Nord- und Südamerikas sowie Australiens), ist das sogenannte »Storytelling« eine etablierte Form von Trauma-Therapie. Dabei werden Erfahrungen, vor allem auch traumatischer Art, in Form von Erlebnisgeschichten erzählt und somit auf ritualisierte erzählerische, bildhafte Weise bewältigt. Dies ist kulturell codiert und in der Regel sehr erfolgreich.

Möglichkeiten der Intervention

Im Folgenden werden verschiedene Möglichkeiten therapeutischer Interventionen dargestellt, und zwar in den Bereichen

- Medikamente,
- Psychotherapie und
- Leibtherapie.

Sie werden immer dann notwendig werden, wenn

- eine Trauma-Folgestörung, ein sogenanntes posttraumatisches Belastungssyndrom oder eine schwere Anpassungsstörung bzw. eine frühe

Trauma-Reaktion (also eine zeitnahe, unmittelbar auf das traumatische Ereignis bezogene Erstreaktion) vorliegt,

- der Trauma-Betroffene, auch wenn er nicht alle Symptome einer Trauma-Folgestörung entwickelt, sich als tatsächlich überfordert mit dem Ereignis erlebt, nicht mehr im Alltag zurechtkommt, nicht mehr in sein Leben zurückfindet und quasi aus dem normalen Leben, aus seinem leiblichen Zusammenhang und seiner seelischen Ganzheit hinauskatapultiert wird.

In diesen Fällen ist möglichst rasche Hilfe angesagt. Mittlerweile ist glücklicherweise ein deutlich breiteres Verständnis von Trauma, Trauma-Bewältigung und Trauma-Folgestörungen in der Medizin, aber auch in der Bevölkerung vorhanden, sodass es immer seltener vorkommt, dass Betroffene jahrelang warten müssen, bis eine entsprechende Diagnose gestellt wird und ein Therapieplatz verfügbar ist.

Die Grunddimension jeder traumatherapeutischen Intervention wurde bereits angedeutet (siehe Seite 134). Es gibt keine traumatherapeutische Intervention und keine Therapieform, in der nicht die Beziehung des Therapeuten oder des Arztes zum Betroffenen das zentrale heilsame und wirksame Agens darstellt. Jede Trauma-Therapie ist somit Beziehungsmedizin, mit entsprechenden Anforderungen an den Therapeuten (siehe auch Seite 147 ff. und 196 f.).

Beziehung zwischen Patient und Therapeut oder Arzt

Medikamente

Die medikamentöse Behandlung bleibt in der Regel dem Arzt vorbehalten. Da in Deutschland aber lediglich der Facharzt für Psychiatrie bzw. Psychotherapie ausreichend Zeit zur Verfügung hat, um sich ausführlich gesprächstherapeutisch und fachspezifisch mit einem Trauma-Patienten auseinanderzusetzen, steht diesem in der Allgemeinmedizin lediglich ein kleines Zeitfenster zur Verfügung. Dies hat unter anderem dazu geführt, dass insbesondere im Bereich der Psychosomatik und Psychiatrie eine Überbewertung der Medikamente und eine Ausrichtung auf diese Therapieform erfolgt ist. Des Weiteren sind durch die großen Erfolge der Psychopharmakologie – beispielsweise die Entwicklung von Antidepressiva (chemischen Mitteln gegen Depressionen), Neuroleptika (chemischen Mitteln gegen Psychosen bzw. Schizophrenie), Stimmungsstabilisierern und Benzodiazepinen (valiumartigen Beruhigungs-

Überbewertung der Medikamente

mitteln mit ausgeprägt angstlösender Wirkung), aber auch von Hypnotika (chemischen Medikamenten mit schlafanstoßender Wirkung) – unrealistische Erwartungen geweckt worden, alle psychischen Erkrankungen und Zustände effektiv behandeln zu können.

Was die Schulmedizin betrifft, ist die Behandlung von traumatischen Symptomen und insbesondere von Trauma-Folgestörungen mit chemischen Psychopharmaka eher als enttäuschend zu bewerten.

Da es sich bei diesen Phänomenen quasi um einen Zusammenbruch des Serotoninhaushalts handelt, bei dem dieses spezifische Übertragungshormon des Nervensystems (= Neurotransmitter) seine Rolle in der Zellphysiologie nicht mehr erfüllen kann, hat man begonnen, intensive Behandlungen mit sogenannten Serotonin-Wiederaufnahmehemmern (SSRI) wie Sertralin oder Paroxetin durchzuführen.

Serotonin-Wiederaufnahmehemmer

In wissenschaftlichen Studien hat sich diese medikamentöse Strategie als die einzig wirklich hilfreiche etabliert.[50] Alle anderen Psychopharmaka wie Neuroleptika, Antidepressiva, Hypnotika und vor allen Dingen Benzodiazepine sind in der Regel kontraindiziert, können sogar zu paradoxen, quasi entgegengesetzten Reaktionen führen, erzeugen viele Nebenwirkungen und führen nicht zu einer Veränderung der eigentlichen Kernsymptomatik. Sie können lediglich dazu dienen, einzelne Symptome isoliert zu behandeln und zu verbessern.

In der Regel reagieren viele Trauma-Patienten außerordentlich sensibel auf Psychopharmaka und leiden sofort unter Nebenwirkungen, bei den oben genannten SSRI beispielsweise unter Übelkeit, Unruhe, Schlaflosigkeit oder Müdigkeit, einem Gefühl der Abstumpfung oder einem seltsamen »nebligen« Gefühl.

Schlaf- und Beruhigungsmittel

Aufgrund der häufig erheblichen Suchtgefährdung und auch paradoxer Reaktionen sollte man außerdem insbesondere mit Schlafmitteln (Hypnotika) und Beruhigungsmitteln (Benzodiazepinen) sehr zurückhaltend sein. Gerade bei Trauma-Betroffenen, die nicht richtig diagnostiziert sind, kommt es häufig und rasch zu manifesten Abhängigkeitsentwicklungen und namentlich bei Valiumpräparaten und Schlafmitteln zu den entsprechenden heftigen Folgen und schwieriger, ja geradezu gefährlicher Entzugsbehandlung.

Aber auch die Behandlungsergebnisse mit den sich in den Studien am wirkungsvollsten abzeichnenden SSRI (Sertralin und Paroxetin) sind in der Regel enttäuschend und der Psychotherapie in der Wirkstärke unterlegen. Meist helfen sie vor allem symptomatisch im Hinblick auf Angst bzw. Ängstlichkeit und Panikerleben; in der Kernsymptomatik, also bei inneren Bildern (Intrusionen), Wiedererleben der traumatischen Situation, Flashbacks, sozialem Rückzug, Abstumpfung und vegetativer Übererregbarkeit (Hyperarousal) ist ihre Wirkung eher wenig erfolgreich und gering. Außerdem haben sie sich als nebenwirkungsreich erwiesen, da sie gastrointestinale Beschwerden verursachen, bei meist sowieso schon reduzierter Sexualität oft zu einem Libidoverlust führen und zudem die vegetative Übererregtheit (Hyperarousal) und Unruhe noch verstärken können im Sinne eines sogenannten »Serotonin-Syndroms«, einer bedrohlichen notfallartigen Überreaktion und Überempfindlichkeit.

Nebenwirkungen

Es wurden verschiedenste andere Therapiestrategien versucht, unter anderem Frühinterventionen mit Opiaten, Amphetaminen oder Behandlungen mit hochdosiertem Cortison, was gesamthaft jedoch keinen wirklichen Durchbruch gebracht und keine klare Wirksamkeit gezeigt hat. Sowohl die Opiat-Therapie als auch die probeweise Behandlung mit therapeutischen Amphetaminen wurde wieder verlassen, ebenso Behandlungen mit Ketaminen (einer narkoseartigen Substanz). Auch Versuche mit MDMA (einer spezifischen Amphetaminsubstanz) konnten sich nicht durchsetzen. Gerade in den USA wurde viel mit Amphetaminen und MDMA experimentiert, ohne je zu wiederholbaren und klaren Ergebnissen zu kommen.

Zusammenfassend kann gesagt werden, dass es bis auf die genannten SSRI keine schulmedizinische medikamentöse Strategie gibt, die erfolgreich zu empfehlen und wirklich als in Studien geprüfte und als wirksam erwiesene, evidenzbasierte Standardtherapie anzusehen ist. Aber auch die SSRI sind aufgrund ihrer Nebenwirkungen und oft mäßigen Wirksamkeit nur bedingt einsetzbar.

eingeschränkte Wirksamkeit

Ebenso stehen für die bei Traumatisierten häufig vorkommenden Schlafstörungen in der Regel die klassischen Schlafmittel und Valiumpräparate aufgrund der paradoxen Wirksamkeit und der großen Gefahr einer Abhängigkeitsentwicklung nicht zur Verfügung.

Die Rolle der Psychopharmaka ist im Bereich der Trauma-Therapie somit lediglich auf eine eventuelle Co-Morbidität, d. h. Zusatzerkrankungen wie endogene reaktive Depressionen, klare psychotische Symptome und andere klar umrissene Störungen, begrenzt.

Psychopharmaka für Zusatzerkrankungen

Selbsttherapie

Die Probleme im Zusammenhang mit einer Traumatisierung veranlassen viele Betroffene zu dem Versuch, sich mit mehr oder weniger leicht zugänglichen Rauschmitteln selber Abhilfe zu schaffen, da meist keine anderen Therapien zur Verfügung stehen. Als die hilfreichsten und wirksamsten Substanzen haben sich in der Selbsttherapie bei sehr vielen Betroffenen, insbesondere bei Vietnam- bzw. Kriegsveteranen, folgende Substanzen erwiesen:

wirksamste Substanzen

- Alkohol,
- Cannabis,
- Heroin, Opiate,
- aber auch gelegentlich Amphetamine im Eigenkonsum.

Alkohol

Viele in Deutschland können sich noch an die Stammtische mit Kriegsveteranen erinnern, an denen chronische Alkoholiker von ihren Kriegserlebnissen berichtet haben, weil diese außer den Stammtischgenossen niemand hören wollte.

Alkohol ist ein für Traumatisierte hochwirksames »Medikament« mit einer hohen autotherapeutischen Wirksamkeit. Es macht sozialfähig, wirkt angstlösend, schlafanstoßend, antidepressiv, spannungslösend, steigert das Selbstwertgefühl und verhindert oder verringert somit den sozialen Rückzug.

Suchtwirkung und Folgeschäden

Negativ ist, dass es natürlich zu einer erheblichen Suchtwirkung kommt, oft bis hin zum chronischen Alkoholismus mit den bekannten erheblichen Folgeschäden an praktisch allen Organsystemen – ein häufiges Schicksal gerade der Kriegsveteranen.

Cannabis

Unterschiedlichen Studien zufolge haben bis zu 90 Prozent der in Vietnam an Kampfeinsätzen beteiligten Soldaten zumindest gelegentlich von Cannabis Gebrauch gemacht.[51] Auch hier stand primär ein autotherapeutischer Konsumfaktor im Vordergrund, da Cannabis über eine angstlösende, beruhigende, spannungsmindernde, schlaffördernde, mental positiv stimulierende, leicht euphorisierende Wirkung verfügt – alles Eigenschaften, die dem traumatischen Kernerleben entgegengesetzt sind und als therapeutisch erlebt werden. Auch bei Cannabis besteht die Gefahr der seelischen Abhängigkeit mit entsprechend chronischen Folgen wie Nivellierung (eine Art chronische Gleichgültigkeit und seelische Abstumpfung) und chronischem Passivitätssyndrom.

Heroin und Opiate

stärkste autotherapeutische Wirkung

Die stärkste autotherapeutische Wirkung weisen Opiate bzw. Heroin und Morphine auf. Schon im Ersten Weltkrieg wurde die Morphinsucht bei Soldaten und Offizieren beschrieben, zum Teil in gravierendem Ausmaß. Bei Vietnamsoldaten bewegte sich die Rate der Heroinsüchtigen im Kampfeinsatz zwischen 10 und 20 Prozent, und auch bei den Veteranen lag sie weiterhin hoch mit entsprechenden Folgen, beispielsweise vielen späteren HIV-Erkrankungen und sekundären Komplikationen wie Hepatitis B und C mit maligner Prognose.

Opiate, insbesondere Heroin und Morphium, führen zu einem sofortigen Schwinden der Trauma-Symptomatik, insbesondere des vegetativen Hyperarousals, der inneren Unruhe mit Angst- und Panikerleben, bei dem der Körper wie »abgeschaltet«, wie »mumifiziert« erlebt wird. Es kommt zu einer körperlichen und seelischen Schmerzfreiheit. Der Preis ist die Abhängigkeit schon meist nach wenigen Konsumeinheiten, die in der Regel aufwendig therapiert werden muss und ohne Therapie zu raschem körperlichem Verfall führt.

Amphetamine

In den letzten Jahren ist es vor allem bei Veteranen des Irak-Krieges vermehrt zu einem Amphetamin-Abusus gekommen, da Amphetamin insbesondere bei Panikzuständen und vegetativer Übererregung (Hyperarousal) manchmal kurzfristig gute Ergebnisse zeigt. Bereits im Zweiten Weltkrieg wurde in der Wehrmacht in großem Umfang Crystal Meth (ein Meth-Amphetamin mit dem Namen Pervitin) abgegeben und konsumiert.

Neurotoxizität

Auch hier ist das Abhängigkeitsrisiko enorm, ebenso wie die Neurotoxizität, d.h. die Giftigkeit gegenüber dem Nervensystem mit der Gefahr, dass Nervenzellen sogar zerstört werden können.

Praktisch gesehen spielen alle diese vier Substanzen auch heute eine sehr große Rolle in der Selbstbehandlung von Trauma-Betroffenen bzw. Menschen, die an einer Trauma-Folgestörung leiden.

Bei jeder Trauma-Therapie müssen jedoch zunächst mögliche Zusatzerkrankungen und insbesondere das Vorliegen von Abhängigkeiten diagnostiziert und entsprechend behandelt werden. Sonst ist eine erfolgreiche Trauma-Behandlung meines Erachtens nicht möglich.

Die Behandlung mit nicht-chemischen Wirkstoffen: anthroposophisch-homöopathische Medikamente

In der homöopathischen bzw. anthroposophischen Medizin liegen sehr gute Erfahrungen in der Trauma-Behandlung mit entsprechenden Substanzen vor.

nebenwirkungsarm

Diese weisen in der Regel wenige bis gar keine Nebenwirkungen auf, sollten aber von in der Trauma-Behandlung erfahrenen Ärzten bzw. Therapeuten gegeben werden, da Trauma-Betroffene meist sehr sensibel, zum Teil paradox und ungewöhnlich reagieren.

Im Folgenden sollen einige stellvertretende Substanzen genannt werden, die sich in der Praxis bzw. im klinischen Kontext sehr bewährt haben. Die hier aufgeführten Medikamente stellen lediglich eine subjektive Auswahl aufgrund langjähriger therapeutischer Erfahrungen dar.

tieferes Verständnis der Heilmittel

Um die Heilmittel der homöopathischen bzw. anthroposophischen Medizin bzw. den anthroposophischen therapeutischen Ansatz in der Trauma-Behandlung wirklich zu verstehen, ist der Einbezug des anthroposophischen dreigliedrigen Menschenbildes sehr hilfreich (siehe auch Seite 50 f.), da bei einem Trauma in allen drei Ebenen, im Nerven-Sinnes-, im rhythmischen System und im Stoffwechsel-Gliedmaßen-System, Störungen vorliegen. Dasselbe gilt für die Dreiheit von Denken, Fühlen und Wollen (siehe Seite 52); auch hier sind alle drei Bereiche betroffen: im Denken, in den Vorstellungen und Wahrnehmungen durch Gedankenkreisen und Intrusionen (Wiedererleben traumatischer Ereignisse), im fühlenden Emotionsmenschen einerseits durch Abstumpfung, andererseits durch Panik und Angsterleben und im Willensbereich durch Hemmungen, Paralyse (Erstarrung) und Ohnmacht.

Nicht zuletzt brauchen wir das viergliedrige Menschenbild (siehe Seite 51 ff.), also den festen (physischer Leib), den flüssigen (Ätherleib), den luftförmigen (Seelen-, Astralleib) und den wärmehaften (Ich-Organisation) Menschen, bei dem wir zeigen können, dass ein Trauma Störungen auf allen vier Ebenen mit sich bringt. Diese anthropologischen Gliederungs- und Anschauungsmodelle seien im Folgenden angewandt.

- Die *Arnika* ist nicht nur das klassische Mittel für stumpfe Traumen wie Sturzverletzungen, Verletzungen von Bindegewebe, Knochenbrüche oder Ähnliches, sondern auch ein zentrales Trauma-Mittel bei seelisch-geistiger Verletzung – sie das Verletzungs- und Trauma-Mittel per se. In höheren Potenzen gegeben wirkt es auch als akutes Anti-Schockmittel und ist somit hilfreich bei der Erstbehandlung von Trauma-Betroffenen. Potenzen wie D 30, C 30 bis zu C 200 können auf jeden Fall in der ersten Phase eingesetzt werden. *Arnika* *Anti-Schockmittel*
  Die Arnika ist eine Bergpflanze von großer Vitalität und Zähigkeit und kann Trauma-Betroffene manchmal auch über längere Zeit begleiten. Durch ihre Widerstandsfähigkeit, ihre Zähigkeit, die den Widrigkeiten der Natur trotzt und auch in ihrer Ich-haften Aufrichte- und Resilienzgeste zum Ausdruck kommt, ist sie sehr geeignet, auch dem seelisch verletzten Menschen wieder seine Aufrichtefähigkeit und Kraft zu geben und seelische Wunden zu heilen. Als ganz besonders wirksam sind hier die Arnika-Öldispersionsbäder nach Junge zu nennen, was an späterer Stelle ausgeführt werden wird (siehe Seite 157 f.).
  Zudem ist Arnika das zentrale Mittel des Nervensystems und quasi ein Urheilmittel aller Nervenprozesse. Sie wirkt aber auch auf das rhythmische System und als universell kraftvolle Alpenpflanze auf den Stoffwechsel. Ihre Zähigkeit und Vitalität stellt sie dem Menschen also in allen drei Systemen zur Verfügung. *Urheilmittel aller Nervenprozesse*
- Die *Metalltherapie* ist eine Domäne der anthroposophischen Medizin. Eine zentrale Substanz in der Trauma-Heilkunde ist das *Silber (Argentum)*, das bei allen Formen des Schocks, aber auch bei Verletzungen des Nervensystems infrage kommt. Hier ist speziell das Mittel *Argentum/Rohrzucker* (Wala) zu nennen, eine Verbindung von potenziertem Silber und Rohrzucker als Substanz des Ich, das ein wesentliches Mittel sowohl bei akutem als auch bei chronischem Schock und auch bereits länger zurückliegender Traumatisierung darstellt. *Silber*
- Auch Heilmittel, die primär im rhythmischen Herz-Kreislauf-Lungen-System anzuwenden sind, wie das *Gold (Aurum)*, und kardiologische Mittel wie *Strophanthus* in der Kombination mit *Aurum* (Wala) sind in der Trauma-Behandlung sehr wirksam. Häufig kommt es bei einem Trauma zu erheblicher Angst, gerade im rhythmischen Bereich und im »Emotionsmenschen«, sodass eine Behandlung des rhythmischen Systems, des Herzens, über das Aurum einen zentralen Stellenwert einnimmt. *Gold*

Auch ein weiteres zentrales Herzheilmittel der anthroposophischen Medizin ist hier zu nennen, das *Cardiodoron®* (Weleda), das sich im Sinne einer Komposition aus der *Schlüsselblume (Primula veris)*, dem *Bilsenkraut (Hyoscyamus niger)* und der *Eselsdistel (Onopordum acanthium)* zusammensetzt. Es stellt ein Urheilmittel des mittleren Menschen bzw. von Herz und Kreislauf dar.

- Das Organ des Seelischen, des Luftmenschen, des Astralleibes, ist die Niere. Bei Nervosität, Unruhe und Übererregbarkeit nach dem Verständnis der anthroposophischen Medizin kommt eine Nierenbehandlung *Kupfer* infrage. Hier ist insbesondere das *Kupfer (Cuprum)* in seinen verschiedenen Formen zu nennen, aber auch der *Ackerschachtelhalm (Equisetum arvense)*; beide sind im Zusammenhang mit dem Nierenorgan hochwirksam, ebenso wie Kombinationen dieser Substanzen mit sogenannten Organpräparaten (d.h. potenzierten Organen). Ganz wesentlich ist hier zum einen das Präparat *Renes / Equisetum comp.* (Wala; potenziertes Organpräparat der Niere und Ackerschachtelhalm), das die Niere als Wahrnehmungsorgan stabilisiert, zum anderen *Renes / Cuprum* (Wala; potenziertes Organpräparat der Niere und Kupfer), das die Organkräfte der Niere beruhigt und ebenfalls stabilisiert. Ein wesentlicher Aspekt der vegetativen Übererregbarkeit, des Hyperarousals, hat seinen Ursprung in der Niere und kann über eine homöopathische Nierenbehandlung therapiert werden. Für alle traumatisierten Menschen kann dies als Basisbehandlung angesehen werden. Die äußeren Anwendungen an der Niere werden wir später gesondert besprechen (siehe Seite 159).
- *Organpräparate* Im Hinblick auf die ausgeprägte Ängstlichkeit und insbesondere die vegetative Übererregbarkeit kommen spezifische Organpräparate infrage wie das Präparat *Hippocampus* (das ist der bereits erwähnte Teil des limbischen Systems, der für das Trauma-Gedächtnis und bei der Emotionsverarbeitung eine wichtige Rolle spielt, siehe Seite 58 f.) in mittleren und höheren Potenzen, aber auch das Präparat *Hypothalamus* (das Zentralorgan des gesamten vegetativen Nervensystems im zentralen Nervensystem) in höheren und mittleren Potenzen. Das Organpräparat *Corpus amygdaloideum* (der sogenannte Mandelkern im vorderen Teil des bereits erläuterten limbischen Systems, siehe Seite 59) stellt ebenfalls eine wichtige Heilsubstanz insbesondere bei Panik, Angsterleben und den Flashbacksymptomen dar. Diese Medikamente sind als Ampullen erhältlich (Wala), können als Trinkampulle eingenommen werden und

helfen mit, das übererregte Nervensystem zu stabilisieren und der massiven Panik, die neben dem rhythmischen System aus dem limbischen System generiert wird, entgegenzuwirken. Gerade in Frühphasen der Trauma-Störungen sind die Organpräparate sehr gut verträglich und hilfreich. Weitere Organpräparate wie die der verschiedenen Nervengeflechte des peripheren vegetativen Nervensystems *(Plexus coeliacus,* ein Geflecht im Solarplexus-Bereich, und *Plexus gastricus,* das Magengeflecht, beide von Wala) können bei im Solarplexus- und im mittleren Bauchbereich (Epigastricum) angesiedelten Unruhezuständen helfen.

- Zentrale Trauma-Heilmittel sind auch die embryonalen Organpräparate: *Amnion* (die Amnionhaut und die Amnionflüssigkeit des Embryos; Wala) trägt die vorgeburtliche Gestaltungskraft und Unversehrtheit in sich; *Funiculus umbilicalis* (Nabelschnur; Wala) vermittelt die aufbauenden, reinigenden und nährenden Kräfte zwischen Mutter und Kind; *Placenta* (der sogenannte Mutterkuchen; Wala) ist das »ur-nährende« kosmisch-irdische Gebilde zwischen Mutter und Kind, das dem Traumatisierten die heilenden, unzerstörten Stoffwechselkräfte wieder zuführt. *embryonale Organpräparate*
- Ein weiteres zentrales Trauma-Mittel ist das *Solum uliginosum* (Wala), das in den verschiedensten Zubereitungen innerlich und äußerlich angewendet werden kann. Solum ist ein Torfpräparat, das als Heilmittel entwickelt wurde, um den modernen Zivilisationsschädigungen entgegenzuwirken. Neben dem Torf mit seinen hüllenbildenden, wärmenden und schützenden Eigenschaften sind in dem Solum-Compositum von Wala noch *Equisetum (Ackerschachtelhalm)* als Quarz-/Lichtsubstanz und die *Kastanie* als starke ätherische bzw. in der Leber wirksame Kraft enthalten. Solum ist ein wichtiges Mittel, das vor allem notfallmäßig als Trinkampulle eingesetzt werden kann oder auch als Injektion und Infusion. Aber auch eine Dauerbehandlung der traumatisierten Hüllen mit diesem Wärme und Kraft spendenden Medikament ist durchaus sinnvoll. Es hilft bei Depersonalisation (Selbstentfremdung), außerkörperlicher Entgrenzung und führt den Menschen wieder zu sich, rückt die bedrohte und oft beschädigte Wärmehülle wieder zurecht und bildet wieder eine intakte wärmeätherische und licht- bzw. lebensätherische Hülle aus. *Solum*
- Ein weiteres wichtiges Heilmittel ist die *Christrose, Helleborus niger.* Sie hat einen tiefen Bezug zum Trauma, zu altem Ballast, der nicht abgeworfen werden kann. Sie will voller Kraft erneuern, sich gegen den Jahreslauf stellen. *Christrose*

Mistel

- Auch die *Mistel, Viscum album,* kann in höherer Potenz ein wichtiges Trauma-Heilmittel der anthroposophischen Medizin sein. Vor allem Misteln von Wirtsbäumen wie dem Weißdorn, der Weide oder der Esche tragen in unterschiedlicher Weise zur Genesung bei. Die Misteltherapie sollte aber nur von einem diesbezüglich erfahrenen Arzt verordnet werden, am besten über eine längere Zeit.

Eisen

- Im Hinblick auf Angst und Panikerleben kommen Eisenpräparate in Betracht, hier insbesondere *Pallasit-Salbe* (Weleda), d. h. Meteoreisen-Salbe, aber auch *Meteoreisen* zur innerlichen Anwendung, vorzugsweise im Zusammenhang mit dem *Pankreas*-Organpräparat (Wala). Meteoreisen ist das kosmische Eisen, das als Meteorit auf die Erde fällt und eine besonders wirksame Eisentherapie gerade bei Ängsten darstellt. Aber auch andere Eisenpräparate können dem Menschen wieder Kraft und Stärke geben und zu einer Zentrierung verhelfen.

Bryophyllum

- Als ein wesentliches Mittel zur akuten Trauma-Bewältigung, vor allem bei Unruhezuständen und Auflösungserscheinungen, muss das *Bryophyllum,* die *Keimzumpe* (auch Goethe-Pflanze genannt) angeführt werden, die insbesondere als Pulver 50 % (Weleda) eingesetzt werden kann, aber auch in Kombination mit *Conchae,* dem *Austernschalenkalk* (Weleda), oder Silber als vegetabilisiertem Metall *(Bryophyllum Argento cultum,* Weleda). Auch hier gibt es Ampullen zu 10 ml zum Trinken bzw. für Infusionen in der Notfallsituation *(Bryophyllum D5 / Conchae D7,* Weleda).

Oxalis

- *Oxalis* kann als das pflanzliche Silber bezeichnet werden; er trägt viel Oxalsäure in sich und verfügt über ausgeprägte stärkende, »astralisierende« Eigenschaften. Er holt den geschockten, getrennten Stoffwechsel wieder herein, wirkt also integrierend auf den Stoffwechsel bzw. auf Schockfolgen im Stoffwechsel, im vegetativen Nervensystem und im mittleren Menschen.

Ignatia

- Ein weiteres sehr wirksames Schock- und Trauma-Mittel ist *Ignatia,* die Brechnuss, ein starkes Gift, das sowohl als Einzelmittel wie auch als Kompositionsmittel *(Ignatia comp.,* Wala) sehr hilfreich bei traumatischen Erfahrungen akuter und chronischer Art sein kann. Es bildet im homöopathischen Arzneimittelbild wesentliche Aspekte der Trauma-Symptomatik als Ganzes ab.
- In der *klassischen Homöopathie* gibt es verschiedene Einzelmittel, die eine besondere Beziehung zum akuten, aber auch zum chronischen Trauma

haben. Hier seien besonders *Opium, Causticum, Pulsatilla* und *Natrium muriaticum* genannt.

- *Phytotherapeutisch* ist als wesentliches Mittel *Rhodiolan®* (Dr. Loges) zu nennen, ein hochdosierter Extrakt der Rosenwurz, einer vitalen Pflanze aus der sibirischen Hochsteppe. Diese Pflanze wird in der russischen Volksmedizin, aber auch in anderen Ländern der kaukasischen Steppe bzw. in der Mongolei als besonders wirksame Substanz bei traumatischen Erfahrungen und Stress-Schäden gegeben. Die hierzulande mittlerweile erhältlichen phytotherapeutischen Präparate können bei chronischer Stressüberlastung und auch bei Kernsymptomen der posttraumatischen Belastungsstörung durchaus erfolgreich sein. Allerdings braucht man bei diesen Präparaten eine entsprechend hohe Dosierung.

Phytotherapie

Psychotherapie

Die traumaspezifische Psychotherapie stellt in allen Studien die wirksamste Methode zur Behandlung von Traumata und Trauma-Folgestörungen und auch der Frühintervention dar.[52] Sie verläuft immer nach einem Phasenmodell:

1. Stabilisierung,
2. Exposition / Durcharbeitung,
3. Integration / Abschluss.

Bedeutung des menschlichen Gesprächs

Es ist nicht weiter verwunderlich, dass bei Wunden, die »der Mensch dem Menschen geschlagen hat« – im Sinne der Amfortas-Wunde, die nur durch den Speer geheilt werden kann, der sie schlug (siehe Seite 132 f.) –, gerade das menschliche Gespräch, der Seelentherapeut, das eigentliche therapeutische Agens ist.

Speziell in der psychotherapeutischen Arbeit ist die Arzt-Patienten- bzw. die Therapeut-Patienten-Beziehung von entscheidender Bedeutung. Diese muss immer offen und transparent sein, und in der Regel ist derjenige, der die Beziehung steuert, dominiert und vorgibt, der Patient und nicht der Therapeut. In jeder therapeutischen Sitzung können immer wieder Gefühle der Ohnmacht, des Ausgeliefertseins und der Hilflosigkeit auftreten, sodass hier ein permanent achtsames Arbeiten erforderlich ist.

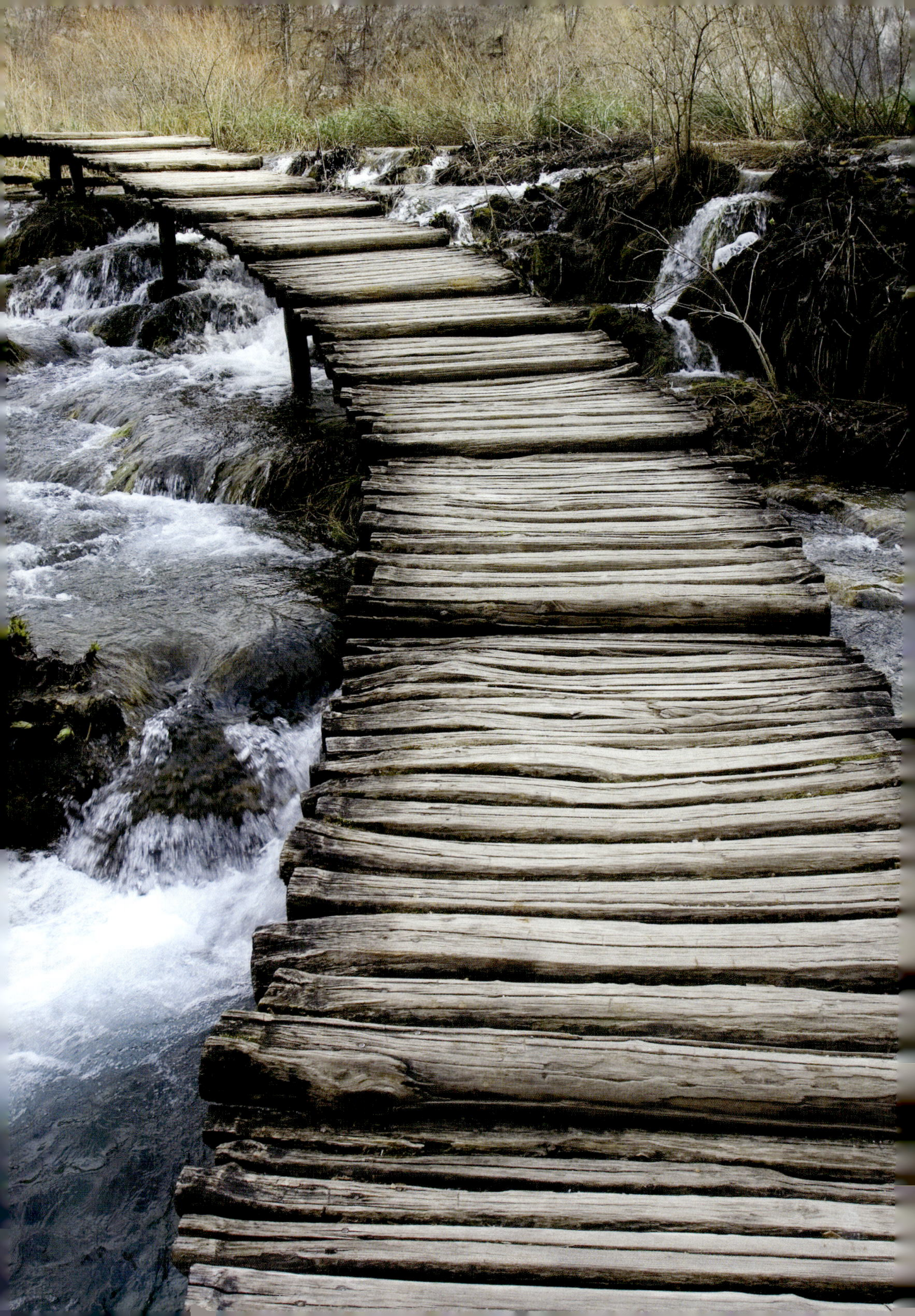

Je schwerer das Trauma ist, je ausgeprägter die Trauma-Folgestörung, je länger und ausgeprägter die Traumatisierung gewesen ist, desto länger dauert in der Regel auch die Trauma-Therapie. Bei singulären Traumen können manchmal wenige Stunden der Bearbeitung schon hilfreich sein. Bei schwerer komplexer Traumatisierung mit jahrelangen Erlebnissen sexualisierter Gewalt, sonstiger körperlicher Gewalt, emotionaler Traumatisierung und Ähnlichem ist jedoch mit einer jahrelangen Therapie zu rechnen. Diese sollte von speziell psychotraumatologisch ausgebildeten Personen durchgeführt werden, da sich die Psychotherapie von Traumatisierten doch erheblich von normalen Psychotherapien unterscheidet.

Dauer der Trauma-Therapie

Die sogenannte therapeutische Abstinenz, d.h. ein sich ganz aus der spürbaren Beziehung heraushaltender Therapeut, oder der aktive custodiale, »dominante« Arzt und Psychotherapeut ist hier ungültig und nicht hilfreich. Der therapeutische Raum muss vom Betroffenen selber gestaltet und deklariert werden, hier ist der Arzt oder Therapeut nur Mitwirkender, nur Teilnehmer und nicht Schöpfer und Dominator. Zudem sind die zentralen Variablen wie Vertrauen, Geborgenheit, Sicherheit und Schutz permanente Grundhaltung und müssen meist in jeder Stunde neu erarbeitet werden. Ohne diese Grundvariable ist keine Trauma-Therapie möglich; gerade schwer Erkrankte und schwer gestörte Patienten können sehr rasch aufgrund von Kleinigkeiten dissoziieren, Rückfälle erleiden und in den Stunden quasi in traumatische Situationen zurücktriggern.

Arzt und Therapeut als »Mitwirkende«

Wir dürfen nicht vergessen, dass im Grunde jede therapeutische Situation eine Art Auslieferung an einen Mächtigeren darstellt. Zudem gibt es leider immer wieder Patienten, die von Therapeuten oder sonstigen Professionellen des Gesundheitssystems missbraucht bzw. ausgebeutet worden sind. Die Betreuung dieser Patienten erfordert viel Fingerspitzengefühl, Transparenz und Erfahrung.

Auf jeden Fall sollte mit dem Betroffenen ein klarer Behandlungsplan über die Sitzungsfrequenz, angewandte Methoden und Inhalte vereinbart werden, d.h. der Therapeut ist nicht der Steuermann und der Fahrer, sondern der Beifahrer.

klarer Behandlungsplan

Die klassische analytische tiefenpsychologische Methode hat sich als nicht wirksam, zum Teil sogar als kontraproduktiv erwiesen, sodass insbesondere im deutschen Sprachraum Luise Reddemann und Rainer Sachse die sogenannte adaptierte tiefenpsychologische imaginative Trauma-Therapie entwickelt haben, die von Luise Reddemann mittlerweile konzeptionalisiert, vielfach publiziert und in vielen Ausbildungen auch vermittelt wurde. Diese Therapie ist eklektizistisch, sie vereinigt viele verschiedene Therapieschulen, immer auf den traumatisierten Patienten fokussiert: Jungianische Therapie, Tiefenpsychologie, schamanistische Techniken, imaginative Techniken und vieles andere mehr.

Psychodynamisch Imaginative Trauma-Therapie (PITT)

Luise Reddemann, die mit Rainer Sachse die Psychodynamisch Imaginative Trauma-Therapie entwickelt hat, wurde in der Jungianischen analytischen Therapie ausgebildet, ihre berufliche Herkunft ist also die Tiefenpsychologie und die Psychoanalytische Schule. Insbesondere in der Arbeit mit strukturell gestörten Menschen wie Borderline-Patienten, die sich später als komplex traumatisiert dargestellt haben, erwies sich ihr Ansatz der PITT in der tiefenpsychologischen Psychotherapie und Trauma-Therapie als sehr erfolgreich, weniger allerdings im Bereich von einfach traumatisierten Menschen bzw. in der Flüchtlingsarbeit. Dabei gibt es bisher nur sehr wenige Wirksamkeitsstudien bzw. wissenschaftliche Forschung zu dieser Methode.

Drei-Phasen-Modell

Die Psychodynamisch Imaginative Trauma-Therapie nach Luise Reddemann orientiert sich am Drei-Phasen-Modell der Trauma-Therapie nach Pierre Janet, nach dem die Verarbeitung eines Traumas in den Schritten Stabilisierung, Trauma-Bearbeitung und Reintegration erfolgt.[53]

»innerer sicherer Ort« und »innerer Helfer«

In der ersten Phase der Therapie wird mithilfe innerer Bilder (Imaginationen) versucht, belastende Gedanken abzuspalten. Es wird also gewissermaßen bewusst eine Dissoziation angestrebt. Distanzierungstechniken, bei denen in Gedanken ein »innerer sicherer Ort« aufgesucht und ein »innerer Helfer« quasi um Beistand gebeten wird, sobald der Betroffene von negativen Gefühlen überwältigt wird, unterstützen ebenfalls dessen Stabilisierung. In der zweiten Phase der Trauma-Bearbeitung wird der Betroffene angeleitet, einen distanzierten Standpunkt einzunehmen, von dem aus er sich dem traumatischen Geschehen vorsichtig zu nähern versuchen kann. In der dritten Phase werden unter anderem Imaginationen und Rituale zu Hilfe genommen, um der Trauer Ausdruck zu verleihen, negative Gefühle hinter sich zu lassen und Vergebung zu ermöglichen.

Eine Voraussetzung dafür, dass das traumatische Erlebnis in einer gesunden Weise erinnert und vergessen und damit integriert werden kann, ist zunächst die innere Distanzierung. Hierzu dienen folgende Übungen:

Tresor-Übung
Der Patient wird angeleitet bzw. es wird in den Stunden erübt, eine traumatisch besetzte Erinnerung imaginär in einen Tresor zu »legen«, diesen zu verschließen und den Schlüssel an einem sicheren Ort zu deponieren. Dadurch gelingt es häufig, zu stark präsente Gedächtnisinhalte in den Hintergrund zu schieben.

Bildschirm-Übung
Gemeinsam mit dem Therapeuten wird im Therapieraum bei geöffneten Augen auf einer Wand die Vorstellung von einem imaginären Bildschirm erzeugt. Der Patient bekommt eine Art Fernbedienung, mit der er die volle Kontrolle über das Bild hat: Nah-Fern-Einstellung, Helligkeit, Lautstärke, Schwarzweiß/Farbigkeit, Zoom, Schärfe, Notfallknopf etc. Dann wird das traumatisch besetzte Ereignis imaginär auf die Leinwand projiziert und ganz langsam »entschärft«, bis keine Angst bzw. keine vegetativen Reaktionen etc. mehr auftreten. Somit stellt diese Übung ebenfalls eine Distanzierungstechnik traumatisch besetzter, zu stark präsenter Gedächtnisinhalte dar. Der Therapeut fungiert hierbei als stützendes Hilfs-Ich.

Eye Movement Desensitization and Reprocessing (EMDR)

wirksamste Trauma-Therapie

Als mit Abstand wirksamste Trauma-Therapie sowohl bei singulären Traumata als auch bei komplexen Traumatisierungen gilt nach wie vor das EMDR, das Eye Movement Desensitization and Reprocessing. Dies ist eine von Francine Shapiro (einer Psychologin aus San Diego, USA) autotherapeutisch an sich selber entwickelte Methode, die sie Ende der 80iger-Jahre des 20. Jahrhunderts in Kalifornien entwickelt, konzeptionalisiert und schließlich zu einer weltweit etablierten Methode ausgebaut hat. Es gibt ein klares Therapiemanual, d. h. die einzelnen Schritte der Therapie sind explizit ausgearbeitet im Sinne eines standardisierten Therapieprotokolls;[54] EMDR sollte aber nur von ausgebildeten, zertifizierten Therapeuten durchgeführt werden. Keinesfalls kann das EMDR als vermeintlich einfache Technik nach mehreren Wochenendkursen angewandt werden, sondern es bedarf der ganzen Grundlage, Erfahrung, Ausbildung und Professionalität des Psychotherapeuten, ob ärztlich oder psychologisch.

beidseitige Hemisphärenstimulation

Ein zentrales Element der EMDR-Behandlung ist die Nachverarbeitung der belastenden Erinnerung unter Nutzung beidseitiger Hemisphärenstimulation (d. h. beide Hirnhälften werden durch Bewegungen angeregt): Die Patientin bzw. der Patient folgt den Fingern des Therapeuten mit den Augen, während dieser die Hand abwechselnd nach rechts und links bewegt. Diese Stimulation unterstützt das Gehirn, die eigenen Selbstheilungskräfte zu aktivieren und die belastenden Erinnerungen zu verarbeiten. Neben Augenbewegungen werden auch akustische Stimuli (Töne) sowie Stimuli durch Berührung (sogenanntes »Tapping« der Finger auf den Kniescheiben) und durch Vibration (abwechselnd in der linken und rechten Hand) eingesetzt.

Zusammenführung des »Split Brain«

Es handelt sich also um eine Expositionstherapie, d. h. eine nochmalige Konfrontation und Auseinandersetzung mit der intensivsten bzw. ausgeprägtesten, traumatischsten Erfahrung, allerdings im Schutze des therapeutischen Settings und in Anwesenheit des Therapeuten. Letzten Endes ist das EMDR ein Versuch, die abgespaltenen, eingefrorenen Erlebnisinhalte, die zumeist einseitig in einer Hirnhälfte (Hemisphäre) »festsitzen«, durch rasche Stimuli beider Hirnhälften – bei gleichzeitiger Fokussierung auf die zentrale Emotion, auf die Körpertraumatisierung mit vegetativer Erinnerung, aber auch auf die entsprechende negative Kognition, die das Zentrum der traumatischen Erfahrung bildet – zu integrieren. Auf diese Weise kann das funktionelle »Split Brain«, das durch das Trauma funktionell wie gespaltene Gehirn, wie es sich in der traumatischen Erfahrung insbesondere bei chronischen Verläufen ergibt, aufgebrochen und wieder »zusammengeführt« werden. Nur schwer integrierbare »Trauma-Inseln« mit ihrer permanenten Überstimulation können somit entsprechend »geankert« werden. Dies erweist sich für den Patienten als außerordentlich hilfreich und wertvoll.

In der Regel sind die Therapien sehr anstrengend und dauern oftmals länger als 60 Minuten. Sie brauchen ein gutes Vertrauen in den Therapeuten, eine bereits erfolgte Stabilisierung und einen erfahrenen Therapeuten. Falls diese Grundbedingungen gegeben sind, ist das EMDR eine sehr erfolgreiche, gut einzusetzende Methode, die im Rahmen einer längeren Trauma-Therapie zumindest punktuell in der Regel hervorragende Ergebnisse zeigt und immer wieder angewendet werden kann. Sie wird häufig auch von Patienten bevorzugt, da es rasch zu wirklich für sie erlebbaren positiven Ergebnissen kommt. Es gibt sehr viel Literatur zum EMDR sowie zahlreiche Studien, in denen die Wirksamkeit dieser Therapie an Tausenden von Patienten bewiesen und dargelegt wurde.[55] Ausbildungscurricula und Fachgesellschaften in fast allen Ländern der Welt fördern die Verbreitung des EMDR.

erlebbare positive Ergebnisse

Spirituelle Psychotherapie

Ein wesentliches Grundelement einer spirituellen Psychotherapie besteht darin, dass der Fokus auf die Beziehung gelegt wird. Die therapeutische Beziehung stellt ein Abbild einer umfassenden, in jedem Sinne heilenden Beziehung dar, quasi ein Urbild des heilpädagogischen Grundgesetzes von Rudolf Steiner, das besagt, dass von jedem höheren Teil des Menschen (»Wesensglied«) auf das nächst niedrigere Wesensglied des Patienten bzw. Betroffenen eingewirkt wird (siehe auch Seite 113). Das bedeutet, dass die Anforderungen an den Trauma-Therapeuten sehr hoch sind und er quasi bis hin zum höchsten Entwicklungsglied, in der anthroposophischen Terminologie Geistselbst genannt, spirituelle Fähigkeiten ausgebildet haben muss, wenn er wirklich strukturierend, heilend und genesend auf das Ich des Patienten wirken will. Das bedeutet zudem, dass er über eine solide, stabile Selbsterfahrung verfügen muss, seine seelischen Prozesse gut kennen und die Phänomene der Übertragung und Gegenübertragung (bei denen Gefühle, Ängste und Erwartungen aus alten Beziehungen unbewusst auf aktuelle Beziehungen übertragen werden) souverän beherrschen muss.

heilende Beziehung

Selbsterfahrung des Therapeuten

Grundanliegen der Psychotherapie ist es, zum einen die biografische Identität wiederzuerlangen, zum anderen die während der traumatischen Situation meist erlebte seelische Fragmentation, d. h. die in der damaligen Situation notwendige Zersplitterung und Depersonalisation (Selbstentfremdung und außerkörperliches Erleben), wieder zusammenzufügen. Dieses Zusammenfügen gelingt aber meist nur, indem man nochmals durch das Tor der traumatischen Erfahrungen schreitet. Dies muss unter allen Umständen so unbelastend und wenig kathartisch als möglich für den Patienten durchgeführt werden, d. h. er sollte die traumatisierenden Gefühle nicht noch einmal in intensiver Weise durchleben müssen. Mit den früher vielfach durchgeführten Expositionstherapien, bei welchen der Betroffene gezielt in eine Konfrontation mit der traumatischen Situation geführt wurde, verbunden mit den entsprechenden physiologischen Abläufen eines Traumas, geht man zunehmend zurückhaltender um; man versucht heute den Patienten zu stabilisieren und möglichst schonend wieder aus der Fragmentation in eine Integration hineinzuführen.

transpersonale Psychotherapie

Als sehr hilfreich haben sich die Therapiebemühungen im transzendenten, transpersonalen Bereich erwiesen. Dabei werden dem Betroffenen vom »normalen« Bewusstsein abweichende Erfahrungen spiritueller Art vermittelt, die heilend auf ihn wirken können. Hier sind einerseits von der *transpersonalen Psychotherapie* von Stanislav Grof (klinisch implementiert von Joachim Galuska in den Kliniken Heiligenfeld) wesentliche Beiträge geliefert worden (siehe auch Seite 155), zum anderen durch die achtsamkeitsbasierte Psychotherapie auf der Grundlage von Jon Kabat-Zinn, in die zentrale Elemente des Vipassana-Buddhismus, des tibetischen Buddhismus, aber auch des Yoga und der hinduistischen Mythologie eingeflossen sind und diese zu einem äußerst erfolgreichen therapeutischen Konzept gemacht haben.

Kontakt zur inneren Führung

Neben diesen Elementen spielt aus anthroposophisch-christlicher Sicht meines Erachtens die konkrete Arbeit an Grundaspekten eine wichtige Rolle, die ein Wiederzusammenfügen der Persönlichkeit, aber auch ein Eingliedern in ihre biografische Identität und die Wiedergewinnung spirituell verloren gegangener Dimensionen ermöglicht. Häufig wird der Kontakt zur inneren Führung, zum Sinn des Lebens als verloren gegangen erlebt, hier bildet der Kontakt zum eigenen Angelos, zum eigenen inneren Geistführer, der imaginative Kontakt zur inneren Persönlichkeit einen zentralen Aspekt der Psychotherapie.

Frage nach dem Sinn des Lebens und Warum-Frage des Traumas

Die Frage nach dem Sinn des Lebens, auch die Warum-Frage des Traumas, die Integration in die Biografie sind zentrale Aspekte einer anthroposophisch-spirituellen Psychotherapie, d. h. die verstehende, aber auch klärende Bedeutung und Integration in den biografischen Strom. Einen weiteren Aspekt bildet das Einbeziehen von hilfreichen Kräften auf der inneren Ebene, was für viele Trauma-Betroffene selbstverständlich ist (Luise Reddemann spricht hier von »Helfern«), wie Elementarwesen, der eigene Engel oder sonstige schützende und helfende Wesen. Diese können religiöser Art sein (wie beispielsweise Mutter Maria für viele eine große Bedeutung haben kann), aber auch ganz anders. Gerade Trauma-Betroffene verfügen oft über ein äußerst transzendentes Wahrnehmungsvermögen und haben Möglichkeiten gefunden, sich in Zeiten großer Not, Angstüberflutung und Trauma-Triggerung entsprechend selbstverständlich in ihren spirituellen Wahrnehmungen zu bewegen. Wichtig ist es, diese gemeinsam darzulegen und hier dem Patienten Halt, Sicherheit und Geborgenheit im gemeinsamen Gestaltungsraum zu geben.

Auch kann es niemals Sinn einer Trauma-Therapie sein, zu versuchen, ein Trauma ungeschehen zu machen, dieses wird immer eine Realität in der Biografie des Betroffenen bleiben, sondern es geht um Rekonstruktion und Identität.

Transpersonale Psychotherapie

Stanislav Grof ist der Begründer dieser auf Bewusstseinserweiterung basierten spirituellen Psychotherapie. Grof geht von der Annahme aus, dass es ein überpersönliches spirituelles Bewusstsein gibt. In den 70er- und 80er-Jahren des 20. Jahrhunderts wurde häufig versucht, dieses durch bewusstseinserweiternde Substanzen wie zum Beispiel LSD erfahren zu können.

überpersönliches spirituelles Bewusstsein

»Transpersonal« bedeutet »über das persönliche Erleben hinausgehend«, also quasi in ein kollektives spirituelles Leben einzutauchen. Grof bezieht Techniken der Hypno(se)therapie ein, Techniken der Meditation, humanistischer Primärtherapie (wobei der Mensch nicht als in erster Linie triebbestimmt und reizabhängig, sondern als nach Freiheit und Selbstbestimmung strebend gesehen wird und durch das Ausleben in der frühesten Kindheit unterdrückter Gefühle Heilung erfahren kann), hinduistische Techniken aus dem Yoga, aber auch andere Schulen. Zentralen Stellenwert nimmt die Atmung bzw. Atemtechniken ein.

In Deutschland wird dieser Ansatz vor allen Dingen durch Joachim Galuska, den Ärztlichen Direktor der Heiligenfelder Kliniken repräsentiert, einem Klinikkonzern mit mehreren Kliniken, in Deutschland, die auf diesem Ansatz basierend transpersonale, spirituell ausgerichtete Psychotherapie anbieten und diese als Grundlage ihres stationären bzw. mittlerweile auch ambulanten Therapiesettings konzeptionell ausgearbeitet haben.

Leibtherapie

Die leiblichen Therapien bilden meines Erachtens den Schwerpunkt und eigentlich oft zentral heilsamen, aber auch meistens viel zu wenig berücksichtigten Teil jeder Therapie von Trauma-Betroffenen und Patienten mit Trauma-Folgestörungen. Der bekannte Satz von Bessel van der Kolk »The body keeps the score« sei hier noch einmal genannt (siehe auch Seite 90).

Schwerpunkt der Trauma-Therapie

Somatic Experiencing® (SE)

Der vielleicht bekannteste nicht akademisch tätige Traumaforscher, -therapeut und Ausbilder Peter Levine hat in Form seines Somatic-Experiencing®-Konzepts (SE) eine grandiose, unmittelbar an der Trauma-Physiologie erarbeitete und in seiner Eigenschaft als Buddhist mit spirituellen Inhalten zusammengelegte Therapiemethode entwickelt, die seit Jahrzehnten äußerst erfolgreich gelehrt wird und Eingang in die etablierte Trauma-Therapie gefunden hat.

Veränderung im Leib durch Traumatisierung

Das Somatic-Experiencing®-Konzept ist aus der Wahrnehmung, aus feinsten Beobachtungen entstanden, was für Veränderungen während einer traumatischen Erfahrungen im Leib vor sich gehen und wie sie fortbestehen. Die Grundlage von Levines Methode ist, gemeinsam mit dem Patienten diese traumatischen Leiberfahrungen therapeutisch zu bearbeiten und sie zu integrieren. Mit intensiver Körperwahrnehmung wird an dem erhöhten Tonus, den eingespeicherten Ängsten, der Unruhe verändernd so gearbeitet, dass der Körper dieses erhöhte Niveau wieder verlässt und langsam wieder zum Normalzustand zurückkehrt. Das Hyperarousal (die vegetative Übererregung) wird reduziert, Fragmentation, Panik und Angsterleben werden langsam wieder dereguliert. Dies immer in achtsamer, bilateraler Zusammenarbeit.

Peter Levine hat in den letzten Jahrzehnten Wert darauf gelegt, wirklich praktisch zu arbeiten und weniger, was akademisch-wissenschaftliche Forschung und Nachweise anbetrifft. Deswegen ist seine Therapie auch akademisch wenig präsent, im Bereich von praktischer Therapie und Publikationen aber vielleicht die am weitesten verbreitete und erfolgreichste körperbezogene Trauma-Therapie.

Felt sense

»gefühltes Erleben«

Mit dem Felt sense ist die Arbeit am inneren Spüren des Körpers bzw. am »gefühlten Erleben« gemeint. Mit diesen inneren Gefühlswahrnehmungen arbeitet Peter Levine intensiv dialogisch während der Therapiesitzung. Im Hinblick auf Konkreteres dieser meines Erachtens eminent wichtigen leibbezogenen und insbesondere vonseiten der anthroposophischen Wesenskunde gut verständlichen Trauma-Therapie verweise ich auf die Literatur im Anhang, da eine explizite Ausführung den Rahmen dieses Buches sprengen würde (siehe Seite 242).

Gerade auch der Felt sense ist über das Somatic Experiencing® hinaus ein wichtiges Instrument in jeder leiborientierten Trauma-Therapie und hat somit eine übergeordnete Bedeutung. Die anthroposophische Medizin hat aufgrund ihres theoretischen Leibverständnisses, d. h. dass es über den rein physischen Leib hinaus einen belebten, einen beseelten und einen Ich-haften Leib gibt, gerade in diesem Bereich eine wunderbare Möglichkeit, helfend einzugreifen und traumatisierte Patienten verstehend und gestaltend zu begleiten.

übergeordnete Bedeutung

Folgende Therapien stehen hier zur Verfügung:

Rhythmische Massage und Einreibungen

- Die *Rhythmische Massage* nach Ita Wegman und Margarethe Hauschka ist eine körpertherapeutische Methode, bei der über die Haut zentral auf das vegetative Nervensystem und den rhythmischen Menschen eingewirkt werden kann. Mit ihr können beispielsweise auch Angst- und Panikmenschen beruhigt, entspannt und stabilisiert werden. Gleiches gilt für die *Rhythmischen Einreibungen,* die Ita Wegman und Margarethe Hauschka für die Krankenpflege entwickelt haben und bei denen vom Pflegenden bestimmte Substanzen achtsam in ganz ruhigen Bewegungen auf den Leib aufgetragen werden. Auch diese Therapieform eignet sich sehr bei traumatisierten Patienten, weil hierbei insbesondere auf milde, achtsame und feinfühlige Weise ein Körperkontakt stattfindet. Dies wirkt oft sehr entspannend und heilend in die Lebenskräfte hinein und führt zur Beruhigung der unruhigen vegetativen Organe und Chakren.

Öldispersionsbad

- Das *Öldispersionsbad* nach Junge ist eine sehr wirksame balneo-körpertherapeutische Maßnahme, die direkt in die Wärme-, Lebens- und Lichtsphäre des Lebendigen beim Patienten eingreift. Mit einer speziellen Glasvorrichtung wird durch verwirbeltes Wasser eine Art Vakuumraum geschaffen, in dem Öltropfen fein dispergiert werden und in einen besonderen energetischen Schwingungszustand geraten. Der Patient nimmt in diesem mit feinst verteiltem Öl angereicherten Wasser ein Bad von 15 bis 30 Minuten, und zwar bei einer Wassertemperatur von etwa 37 °C (was der Körperkerntemperatur bzw. der Temperatur in einem Bienenstock entspricht). Dann erfolgt eine Nachruhe von mindestens einer Stunde in völliger Wärme und Abgeschiedenheit.

  Hier kommt es zu einer starken Immunreaktion, aber auch zu ausgeprägten seelisch-geistigen Reaktionen. Oft gelingt es auf diese Weise, die inneren »frozen states«, das innere Eingefrorensein zu lösen, die

Patienten wieder tiefgreifend zu durchwärmen und einzelne Erlebnisse zu integrieren. Das Öldispersionsbad stellt meines Erachtens einen unverzichtbaren Bestandteil jeder anthroposophischen Trauma-Therapie als Leibtherapie dar.

craniosacrale Osteopathie

- Die *craniosacrale Osteopathie* ist ein Teilgebiet der Osteopathie und beschäftigt sich insbesondere mit dem Nervensystem, aber auch den Stoffwechselorganen und dem Bindegewebe. Diese genannten Strukturen sind bei traumatischen Erfahrungen »geschockt«, unruhig, in Unordnung und zeigen häufig erhebliche pathologische Befunde im sogenannten »craniosacralen Befund«, der wesentliche Rückschlüsse auf Strukturen und Prozesse im Lebendigen, d.h. im Ätherleib zulässt. Die bezüglich Frequenz und Amplitude verschiedenen sogenannten craniosacralen Rhythmen (mit den Händen fühlbare feine Rhyhtmen, die sich unter anderem in Mikropulsationen der Gehirn- und Rückenmarksflüssigkeit zeigen) sind häufig gestört, aufgehoben oder verändert.
  Die Craniosacral-Therapie wurde zunächst als Osteopathie von Andrew Taylor Still im 19. Jahrhundert entwickelt und von seinen Schülern, vor allen Dingen William G. Sutherland und später auch von dessen Schülern John E. Upledger, Rollin Becker und anderen, fortgeführt. Die craniosacrale Osteopathie wirkt direkt und intensiv in die Lebenssphäre, den ätherischen Funktionsorganismus und somit in den traumatisierten Körper hinein. Es braucht viel Erfahrung und Achtsamkeit, um hier nicht Unruhe oder eine Reexposition bzw. erneute Konfrontation mit dem belastenden Ereignis auszulösen. Bei erfahrenen Therapeuten kann mit der craniosacralen Osteopathie aber sehr wirkungsreich auch Trauma-integrativ gearbeitet werden, da das sogenannte Trauma-Körpergedächtnis einen wesentlichen pathogenen Mechanismus darstellt (siehe Seite 82 ff.), d.h. die Ablagerung der traumatischen Erfahrungen vor allem in den Bindegewebestrukturen, den Fascien des Organismus.

Wickel und Auflagen

- *Wickel und Auflagen:* Dem Leib wieder einen Ort zu geben, in dem Wahrnehmung und positives Leiberleben erfolgen kann, ist ein wichtiger Teil anthroposophischer Leibtherapie. Hier kommen insbesondere Packungen auf Leber, Niere, aber auch auf dem Herz zur Anwendung. Die wichtigsten seien hier genannt:
  - Ein Herzsalbenlappen mit *Aurum / Lavandula comp. Creme* (eine Salbe, die potenziertes Gold, Lavendelöl und Rosenöl enthält, Weleda) über Nacht auf das Herz aufgelegt kann bei Albträumen, Angst und vege-

tativer Unruhe helfen. Dazu bestreicht man ein Baumwolltuch von etwa doppelter Herzgröße mit der Aurum / Lavandula comp. Creme, legt ein etwas größeres Baumwolltuch darunter, wärmt das Ganze mit einer Wärmflasche auf Körpertemperatur auf und legt es dann auf die Herzgegend auf.

- In entsprechender Weise kann man Nierenauflagen mit *Kupfersalbe 0,4%* (Weleda) oder *Kupfersalbe rot* (Wala) durchführen, des Weiteren Auflagen auf die unruhige Niere mit Tee aus *Ackerschachtelhalm (Equisetum)*, ebenso
- Leberauflagen mit *Absinth*.
- Bei unruhigem Solarplexus (dem Nervengeflecht zwischen Brustbein und Magengrube) kommen *Scharfgarben*-Leibwickel infrage.
- Entsprechende Salbenauflagen mit *Kupfer, Silber* und *Gold* sind ebenfalls sinnvoll.
- Bei den häufigen Schlafstörungen kommt vor allem auch Fußbädern mit *Passiflora* oder *Lavendel* mit anschließender *Malven-* oder *Lavendelöl*einreibung eine große Rolle zu. Aber auch die Aromatherapie hat sich als sehr hilfreiche und wirksame Einschlafhilfe bei Schlafstörungen von Trauma-Betroffenen erwiesen, insbesondere bei Albträumen, Hyperarousal (Übererregung) und unruhigem, immer wieder unterbrochenem Schlaf, und zwar insbesondere mit *Lavendel, Orangenblüten, Melisse, Malve* u. a. Immer sollte auf warme Füße geachtet werden.

Gerade die Herzsalbenauflage über Nacht, aber auch die Nieren-Kupfersalbenbehandlung spielt in unserem Zusammenhang eine große und wichtige Rolle. Außer den genannten Anwendungen gibt es spezifische Organeinreibungen, die von Ärzten, Pflegenden und Masseuren ausgeführt werden können und sich mit der jeweiligen Metallsalbe an die heilenden Organkräfte wenden: bei der Niere durch Kupfer, bei der Leber durch Zinn, beim Herz durch Gold usw.[56]

spezifische Organeinreibungen

Grundsätzlich muss jedoch gesagt werden, dass vor jeder leibtherapeutischen Behandlung eine genaueste Anamnese und Besprechung mit dem Patienten erfolgen muss, da es Betroffene gibt, die gerade am Leib traumatisiert worden sind und jede Berührung erst einmal als Wiederholung, als Reexposition ihrer traumatischen Erfahrungen erleben. Das gilt für jeden Folter-Patienten, jeden Patienten mit Vergewaltigung, Inzesterfahrung und sonstiger körperlicher

Anamnese und Besprechung

Gewaltanwendung. Hier kann die Leibtherapie auf jeden Fall Zentrales bewirken, muss jedoch in sehr achtsamen und langsamen Schritten durchgeführt werden, immer in Abstimmung mit dem Patienten. Beispielhaft ist hier die Art und Weise, wie Peter Levine mit seinen Patienten arbeitet, wie in vielfältigen Supervisionsbeispielen, Filmen und Büchern belegt (siehe Seite 242).

achtsame und langsame Schritte

Im Vorangegangenen wurden mehrere therapeutische Maßnahmen dargestellt, um dem Menschen auf verschiedenen Ebenen therapeutisch nahezukommen. Dies korreliert mit der Tatsache, dass eine traumatische Erfahrung bzw. eine Trauma-Folgestörung auf allen vier Ebenen der Leiblichkeit (siehe Seite 51 f.) schädigend wirkt, vor allem aber auch tief in die Seele eingreift. Dies sei hier noch einmal zusammengefasst: Bis in den physischen Leib hinein kann es zu toxischen Schädigungen von Hirnzellen kommen. Im ätherischen Leib ist ein Vitalitätsverlust zu beobachten, ein absoluter Verlust jeder Lebendigkeit, ein Einfrieren des Wärmeorganismus mit verminderter Wärmebildung, auch verminderter innerer Lichtbildung. Im astralischen Organismus äußern sich die erheblichen Schädigungen durch Erstarrung bei gleichzeitiger Übererregung im Nierenbereich. Schädigungen der Ich-Organisation erkennt man daran, dass das Ich wie aus dem Leib fragmentiert, entfernt und hinauskatapultiert wird, sich nicht mehr positiv verbinden kann, keine Sinnhaftigkeit, keine Identität im Leib mehr findet.

Schädigungen auf allen vier Ebenen der Leiblichkeit

Im Rahmen des Konzeptes des dreigliedrigen Menschen (siehe Seite 50 f.) finden wir im Nervensystem häufig Übererregbarkeit, gleichzeitig Dumpfheit und Abstumpfung, um sich vor dem Wiederaufflackern von Flashbacks zu schützen. Im rhythmischen System zeigen sich erhebliche Veränderungen der Herzratenvariabilität, d. h. eine gesunde Synchronisation bzw. Einschaltung in das vegetative Nervensystem ist nicht mehr vorhanden, sondern ein starrer und desynchronisierter Rhythmus. Hier muss das gesamte rhythmische System über die bereits genannten therapeutischen Maßnahmen funktionell wiederhergestellt werden.

dreigliedriger Mensch

Im Stoffwechsel kommt es schließlich auf der Hormonebene zu erheblichen Veränderungen des Cortisolhaushalts bis hin zu einer aufgehobenen Cortisol-Biorhythmik, was sich in allgemeiner Schwäche, Immunschwäche, Lustlosigkeit und Energielosigkeit zeigt. Diese kann sich aber auch bis tief in die weibliche / männliche Geschlechtshormonsphäre auswirken; Amenorrhoe (Ausbleiben der Periode), Aspermie (eingeschränkte Spermienproduktion) und Libidoverlust können die Folge sein.

Weiterhin wurde schon dargestellt, dass wir auch in allen drei Seelenkräften Veränderungen bei Trauma-Betroffenen haben, im Willensbereich mit Blockaden bis hin zur Apathie, im Emotionsbereich mit Abstumpfung oder Überempfindlichkeit und Affektinkontinenz (bei der man sich fast ohne Kontrolle in Gefühlen verliert) und im Denk-, Vorstellungs- und Wahrnehmungsbereich mit Intrusionen (Wiedererleben von traumatischen Erfahrungen) bzw. Gedächtnisverlust.

drei Seelenkräfte

Zu den wichtigsten »Heilmitteln« einer positiven Psychologie für jeden Trauma-Betroffenen gehören

- positive Erfahrungen,
- Neuorientierung und
- Neubewertung.

Rudolf Steiner schildert in seinem Vortrag »Wahrheit, Schönheit, Güte« die große Bedeutung dieser drei Qualitäten in der Welt.[57] Für den Trauma-Betroffenen ist es ganz wichtig, positive Neuerfahrungen zu generieren, die Schönheit der Welt zu erleben, kraftvolle Neuorientierung zu suchen. Gerade bei einem erheblichen Man-Made-Disaster, einer Traumatisierung durch Menschen, ist es wichtig, sich anhand von beeindruckenden Biografien und Vorbildern wieder ein positives Menschenbild zu erringen, wie es Viktor Frankl vorgelebt hat, sich wieder ein transzendentes, spirituelles, positives Erleben zu ermöglichen. Nur wenn es gelingt, von der Verbitterung, der Erstarrung, dem Festhängen am Trauma loszukommen und wieder Positives zu erleben, kann man aus dem Teufelskreis des Traumas ausbrechen. Tiergestützte Therapien (hier sind vor allem die Hundetherapie mit ausgebildeten Therapiehunden und die Therapie mit speziell geschulten Delfinen zu nennen) können hierbei sehr hilfreich sein, und auch Anregungen zum intensiven Aufnehmen von Naturprozessen und Naturerlebnissen sind von zentraler Wichtigkeit, ebenso wie das aktive Ergreifen einer künstlerischen Tätigkeit und das Erleben von Kunstwerken großer Meister bzw. von Musik. Für viele Trauma-Betroffene ist das rezeptive Erleben von Musik, also nicht nur die eigene Tätigkeit, etwas Urheilsames und hat oft zum Überleben in schwierigsten Situationen geführt. Die großen Erzeugnisse der Musikliteratur, wie die Bach'schen Violin- und Cello-Sonaten, Beethoven-Sinfonien, die großen Verdi- und Wagner-Opern, sind für viele Menschen in belastenden, ausweglosen Situationen noch das

positive Neuerfahrungen

Naturerlebnisse und Kunst

Einzige gewesen, was sie zutiefst im Inneren aufgebaut hat, was sie hat überleben lassen und ihnen Kraft und Stärke vermittelt hat. Die Kunst scheint mir eine zentrale therapeutische Bedeutung einzunehmen und kann durchaus in die ambulante und stationäre Therapie integriert werden. Ich selber höre mit meinen Patienten Musik, schaue mit ihnen Bilder und Kunstwerke an und habe in den von mir geleiteten Kliniken regelmäßig Vorträge über Kunstwerke gehalten, über die religiösen Jahresfeste mit Etablierung eines neuen inneren und äußeren Jahreskreislaufes und somit auch einer neuen zeitlichen Identität.

zentrale therapeutische Bedeutung der Kunst

Was bedeutet Integration von Trauma und traumatischen Erfahrungen?

Mir scheint der Begriff der Integration im Hinblick auf Verarbeitung und Heilung sehr wichtig zu sein. In einem Trauma fällt der Mensch aus seiner Biografie heraus, das Erlebnis, die traumatische Erfahrung ist häufig nicht realer Bestandteil der Biografie. Was Bessel van der Kolk den »verkörperten Schrecken« nennt, ist oft so gewaltig, dass er nicht mit der Biografie, dem weiteren Leben oder dem, was davon bleibt, vereinbar ist, abgespalten wird und nicht verdaubar, nicht integrierbar erscheint. Entsprechende Therapien, die spezifisch traumatherapeutisch fokussiert sind, wie das EMDR, spezielle imaginative Techniken und anderes, zielen genau auf diesen Punkt ab. Das abgespaltene, isolierte traumatische Ereignis und das entsprechende emotionale Erleben soll und muss wieder Teil der Seele, des Lebens, Teil des Leibes und eine normale, zwar traumatische, aber doch erinnerbare und somit wieder im Vergessen abgelegte Handlung werden.

Unvereinbarkeit mit der Biografie

Es geht also nicht nur um das pathologische Erinnern, die Flashbacks und Intrusionen, sondern um das »Nicht-vergessen-Können«. Insofern ist jede Trauma-Heilung eine Art Integration des Traumas, der traumatischen Erfahrung in die Biografie, in den leiblich-seelisch-geistigen Kontext und die Konstitution des betroffenen Menschen, wodurch sie bewältigt und einem physiologischen Prozess des »Erinnerns und Vergessens« wieder zugänglich gemacht wird. Wirkliche und umfassende Trauma-Heilung ist somit nur möglich, wenn es zu einer Integration, einem »Ankommen« und einer Verschmelzung mit den jeweiligen höheren Selbstanteilen und Selbstheilungsinstanzen des Betroffenen kommt. Integration meint auch, sich dem Karma zu stellen und

physiologischer Prozess des Erinnerns und Vergessens

es anzunehmen in einem tieferen Sinne, auch bei schwersten traumatischen Erfahrungen, wie wir es bei Nelson Mandela, Viktor Frankl (siehe Seite 126 f.) und anderen bedeutenden Persönlichkeiten erleben können, die gerade durch diese Erfahrung in ihren Lebensimpulsen bestärkt wurden, prägnanter und stärker erschienen. So konnten diese Erlebnisse aktiver Bestandteil der Biografie, angenommener Bestandteil des Selbstes und der Persönlichkeit werden.

Stärkung der Lebensimpulse

Wenn dich die Schatten bedrohen,
wenn sich umdunkelt dein Mut,
schau zu den Sternen, den hohen,
sie sind dir treu, sind dir gut.

Musst ohne Bruder du leben,
trägt dich kein freundschaftlich Band,
rufe die Toten, sie geben
brüderlich dir ihre Hand.

Ist doch kein Herz so versiegelt,
ist doch kein Mensch so verstört,
dass sich kein Stern in ihm spiegelt,
dass ihn kein Toter erhört.

Alfred Schütze

Transgenerative Traumatisierung

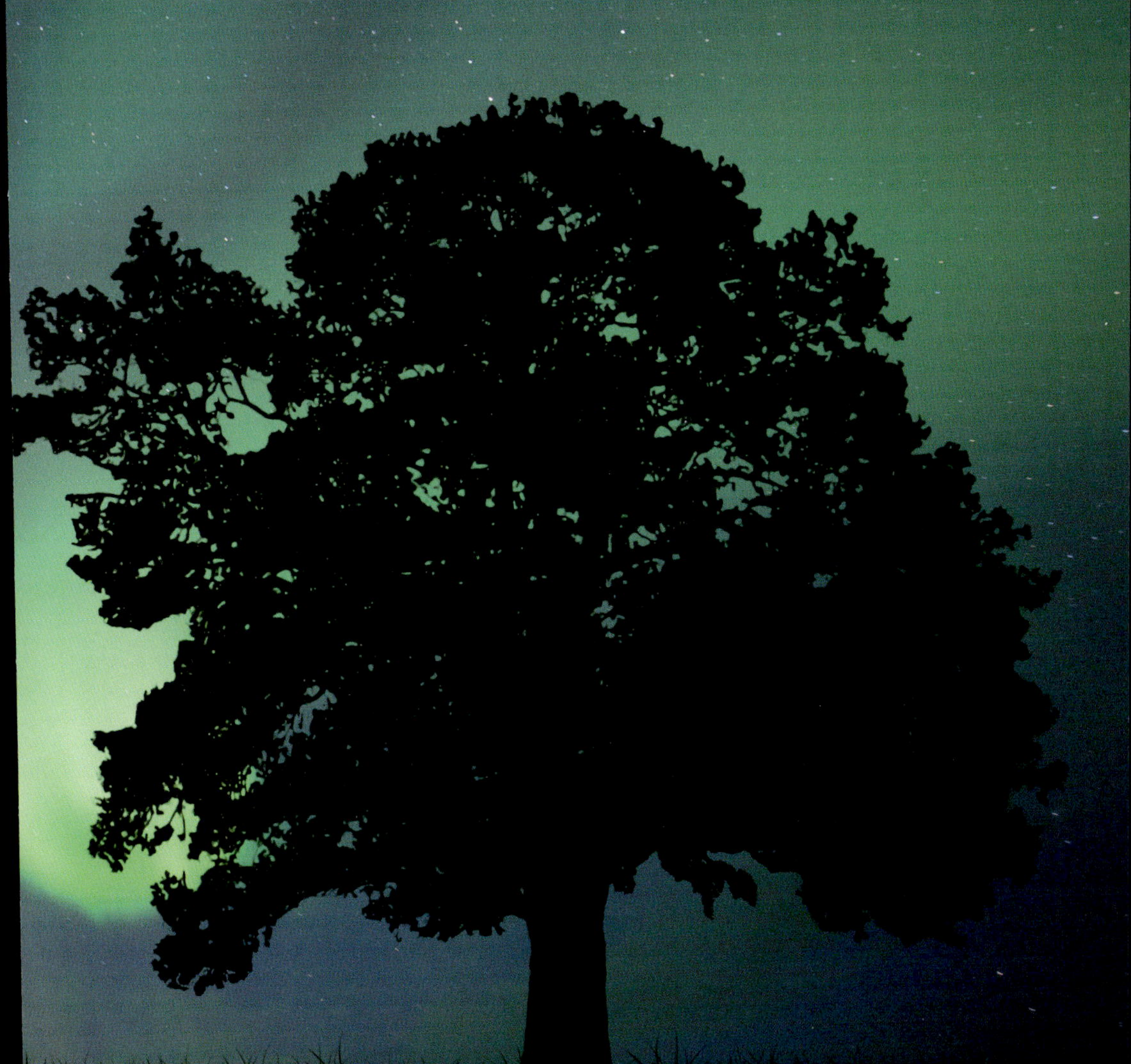

Transgenerative Traumatisierung, die Weitergabe eines Traumas an die nächste Generation, erfolgt nach einem archaischen Muster, das schon im Alten Testament immer wieder beschrieben wird. So wird durch den Blut- und Erbstrom der Heiligen bzw. der Propheten im Alten Testament deren Hellsichtigkeit weitergegeben. Außerdem wurden in früheren Zeiten bestimmte Persönlichkeitsmerkmale, Führungseigenschaften und anderes nur in ganz bestimmten Linien vererbt.

archaisches Muster

In früheren Zeiten waren bei vielen Familien sogenannte Familienwappen und ein Familienmotto üblich, in welchen grundlegende, moralisch hochstehende Eigenschaften, Tugenden oder Werte dargestellt waren, die von Generation zu Generation weitertradiert wurden. Diese bildeten quasi eine spezifische Substanz im Positiven, eine Ressource dieser Familie oder auch Gilde oder eines Clans.

Ähnliche Tradierungen gab es beispielsweise auch bei Indianerstämmen. Berufliche Gruppierungen wie beispielsweise die Kaufmannsgilden leisteten sich ebenfalls einen eigenen, von Generation zu Generation weitergegebenen Codex.

Im Negativen ist dieses Phänomen vor allem zu finden, wenn sich durch Generationen hindurch immer wieder Themen wiederholen, beispielsweise in der männlich-väterlichen Linie Tod, Verarmung und Alkoholismus oder in einer weiblichen Linie sexualisierte oder sonstige Gewalterfahrung, Hunger oder (dann nicht in direkter Linie) Kinderlosigkeit. Weitere Themen sind soziales Scheitern oder das Scheitern in einer Beziehung. Häufig sind dies einzelne Traumata, die sich, wenn sie nicht aufgearbeitet und entsprechend integriert werden, von Generation zu Generation fortpflanzen. Wenn man sich die Anamnese bzw. die Krankengeschichten der Patienten einmal genauer anschaut, ist es erstaunlich, wie häufig derartige Tabus, Themen und unbewusste Traumata fortwirken.

Häufigkeit unbewusster Traumata

Ein zentraler Aspekt transgenerativer Traumatisierung ist außerdem das Eingreifen von Zeitenschicksal, wie beispielsweise der Dreißigjährige Krieg, der Erste oder der Zweite Weltkrieg, in ganze Völkerschicksale. Rudolf Steiner berichtet uns aus der Sicht der Geisteswissenschaft, dass Nationen und Völker als Einheiten zu betrachten sind und gemeinsame geistige Führungswesen haben, dass es somit zu einem kollektiven Erleben von kollektiven Mustern und Themen kommt.[58] C.G. Jung hat dies in seinem Konzept des »kollektiven Unterbewussten« ebenfalls in etwas ähnlicher, aber anderer Weise verarbeitet und konzeptionalisiert.[59]

Turandot

Das Thema der transgenerativen Traumatisierung lässt sich anhand der Oper *Turandot* von Giacomo Puccini illustrieren. Diese Oper geht auf ein altes orientalisches Märchen aus der Sammlung *Tausendundein Tag* zurück, das im alten China spielt.

Das Märchen handelt davon, dass eine bildschöne Prinzessin, Turandot, die Tochter des Kaisers von China, verheiratet werden soll, was sie aber verweigert und darum allen Männern drei nicht lösbare Rätsel stellt, sodass alle Prinzen, die um ihre Hand anhalten, geköpft werden. Ein Prinz namens Kalaf ist so in tiefer Liebe von ihr ergriffen, dass er die Fragen beantworten kann. Turandot versucht zunächst, sich ihm trotz ihres Versprechens zu entziehen, gibt sich ihm aber schließlich hin, wodurch ihr Fluch aufgehoben wird.

Rache für das Leid der Vorfahren

Auf der inneren, tieferen Ebene wird deutlich, dass Prinzessin Turandot in einer weiblichen Linie von sexualisierter Gewalttraumatisierung ihrer Familie lebt. Sie verschließt sich aufgrund der Gewalterfahrungen ihrer weiblichen Vorfahren dem Hingegebensein an den Mann und möchte deren erlittenes Leid gleichzeitig rächen. Dies führt dazu, dass sie den Mann nur als Feind sieht und durch ihre Fragen und den damit verbundenen gewaltsamen Tod zerstören muss.

Erst als sich ein Mann in selbstloser Liebe in ihr höheres Wesen verliebt und einen wirklichen Zugang zu ihrem innersten Wesen als Frau und Mensch findet, ist es ihr möglich, aus dem Gefängnis dieses Tabus, dieser Rache, der transgenerativen Traumatisierung auszubrechen und einen neuen Weg zu finden. Prinz Kalaf bietet ihr sogar einen Ausweg an: Wenn sie bis Sonnenaufgang seinen Namen herausgefunden hat, will er von seinem Recht auf ihre Hand zurücktreten und den Freitod wählen. Dies führt zu einem tiefen Empfinden des gemeinsamen Schicksals und damit zur Integration des Traumas. Auf diese Weise ist es möglich, dass Prinzessin Turandot ihre transgenerative Traumatisierung überwindet somit Prinz Kalaf lieben kann.

Bemerkenswert ist in diesem Zusammenhang auch, was Yonassan Gershom aus seiner eigenen psychotherapeutischen Praxis schreibt. Er ist ein israelischer Chassidim, ein Mitglied der Strömung der Chassiden, einer jüdischen orthodoxen Glaubensgemeinschaft, die sich esoterischen Glaubensinhalten des Judentums verpflichtet fühlt und insbesondere Reinkarnation und Karma als zentralen Bestandteil ihrer Lehre versteht. Rabbi Gershom berichtet in seinem Buch *Kehren die Opfer des Holocaust wieder?* von unzähligen Fallbeispielen, in denen sich Menschen unabhängig von ihrer Religionszugehörigkeit dem Judentum zugeneigt fühlten und in Tag- und Nachtträumen an konkrete Holocaust-Erfahrungen erinnerten.[60]

Traumatisierung aus einer anderen Inkarnation

In keinem Fall ging es ihm darum, dies zu bestätigen oder zu falsifizieren, er begleitete die Menschen und arbeitete mit ihnen an einer Integration dieses erlebten Schicksals. Praktisch alle Menschen, die mit ihm arbeiteten, fanden dann den Weg in den jüdischen Glauben, zum Teil in jüdisch-orthodoxer Ausübung.

Interessant ist, dass die Chassiden davon ausgehen, dass es eine Art Ausschließlichkeit des jüdischen Glaubens gibt. Wer einmal in einer jüdischen Inkarnation geboren wird, bleibt demnach diesem jüdischen Strom für alle Zeiten verbunden und sucht ihn immer wieder auf. Das bedeutet, dass auch im Hinblick auf das Holocaust-Trauma eine ganz klare transgenerative Bindung besteht.

Werfen wir noch einmal einen Blick auf geschichtliche Aspekte, wie sie teilweise auch schon angeklungen sind (siehe Seite 166): Das Wirken innerhalb der Generationen, der Blutsbande, der Transgenerativität ist ein uraltes Menschheitsthema und Motiv. Je weiter wir in die Geschichte zurückgehen, desto größere Bedeutung hat die Familie, der Erb- und Blutstrom, die Sippe, die homogenen sozialen Strukturen. Im Neuen Testament wird sowohl im Lukas- als auch im Matthäus-Evangelium die Genealogie Christi weit zurückverfolgt, was unabdingbar ist im Hinblick auf die Geburt der Christuswesenheit. Bis in die Neuzeit lebten in Familien bestimmte Eigenschaften, Fähigkeiten, zum Beispiel medialer Art, Heilfähigkeiten und anderes, aber auch negative Themen, Verhaltensmuster oder Abnormitäten (»der böse Blick«) gingen durch die Generationen. Nicht nur genetisch fixierte Krankheiten, sondern über das genetische Individuum hinausgehende Muster und Traumen prägten also den Familienstrom und neben der Familie auch im erweiterten Sinne die Sippe, den Stamm, bis hin zu einer größeren Einheit wie einem Volk mit ähnlichen Gesetzen und Vorzeichen.

Blutrache

Wie stark sich Menschen dieser Bande oft verbunden fühlen, können wir an der sogenannten Blutrache sehen, die noch an vielen Orten Realität ist, vor allen Dingen auf dem Balkan bzw. in manchen Gebieten des Orients, aber auch in Europa wie zum Beispiel auf Korsika bzw. auf Sizilien. Ein traumatisches Ereignis in der Familie wird als mutwilliger Eingriff wie am eigenen Organismus erlebt und muss bei einem Mitglied des anderen Blutstroms vermeintlich gesühnt werden.

Dieses archaische »Auge-um-Auge-Zahn-um-Zahn-Bild« ist etwas Uraltes in der Menschheitsgeschichte; hier werden transgenerative Traumatisierungen auf diese »gesetzmäßige« Art ausgelebt.

christliche Botschaft als Überwindung alter Ströme

Im Evangelium heißt es: »Jeder, der verlassen hat Häuser oder Brüder oder Schwestern oder Vater oder Mutter oder Kinder oder Äcker um meines Namens willen, wird das Hundertfache empfangen und ewiges Leben erben« (Matthäus 19,29). Das Christentum, die Botschaft Christi ist wie die Überwindung dieser alten Ströme, des Blutes.

Auch in der Begebenheit mit dem verdorrenden Feigenbaum (Matthäus 21,18–22) weist Christus auf ein völlig neues Element hin, das er in die Welt bringt.[61] Es ist die Überwindung der Blutströme, der rein erblich-genetischen Transgenerativität. Nicht mehr das Familiäre, sondern frei gewählte Bindungen, frei gewählte Wahlverwandtschaften, die frei gewählte Nachfolge Christi stehen im Mittelpunkt.

Insofern geht es heute ebenfalls um die Überwindung von transgenerativen Traumata, transgenerativen Mustern, Themen und Einseitigkeiten. Insbesondere die Bindungsforschung und die epigenetische Forschung (siehe Seite 111) haben hier Bahnbrechendes geleistet, was im Hinblick auf das Überwinden traumatischer Transgenerativität sehr mutvoll stimmt. In den letzten Jahren sind nach jahrzehntelangem Schweigen über die traumatischen Erstarrungen der deutschen Geschichte nach dem Ende des Nationalsozialismus, dem Dritten Reich und dem Zusammenbruch durch den Zweiten Weltkrieg unzählige Schriften erschienen (vor allen Dingen durch Sabine Bode (siehe Seite 241), aber auch viele andere), in denen die Kriegskinder, die Kriegsbetroffenen, die Kriegsenkel, aber auch Bombenkriegs- oder Fluchtopfer zu Wort kamen. Dabei gelangte eine große Zahl massiver Traumatisierungen durch Generationen hindurch ans Tageslicht.

erstmaliges Erkennen der eigenen Identität

Neben diesem erstmaligen Verstehen und Erkennen der eigenen Identität und der eigenen Traumatisierung, dem Anerkennen nicht nur von Täter-Identitäten, sondern auch von massivem erlittenem Leid durch die Generationen hindurch als Betroffene im Ersten und Zweiten Weltkrieg, geht es nun um das Aufsuchen von Heilung, Bewältigung und Integration.

Immer wieder können wir erleben, dass durch eine willentliche Entscheidung einzelner Menschen Regeln, Muster und transgenerative Traumatisierungen, sogar erlittene kollektive Traumata durchbrochen werden können. Als Beispiel hierfür kann das erste Konzert direkt nach dem Krieg 1947 in Berlin von Yehudi Menuhin gelten, einem jüdischen, damals weltberühmten Geiger und Dirigenten, der bewusst mit Wilhelm Furtwängler, dem damals Geächteten, mit den Nazis kollaborierenden Dirigenten der Berliner Philharmoniker Beethovens Violinkonzert op. 61 öffentlich spielte. Oder es sei an den Kniefall von Willi Brandt in Warschau am Grab des unbekannten Soldaten erinnert, der nicht im Protokoll stand, aber viele Versöhnungsimpulse anstieß und vielleicht sogar als Beginn der Entspannungspolitik gelten kann, da diese Situation als authentisch und wahrhaftig erlebt wurde und quasi ein Ritual der Versöhnung und des Schuldbekenntnisses darstellte.

Ritual der Versöhnung

Gerade Rituale, von höheren Kräften durchdrungene Elemente von Verzeihen, tiefer gehende wahrhaftige Entschuldigungen scheinen Lösungen, ja Auflösungen von tiefen Traumatisierungen nach sich ziehen zu können. Auch in Psychotherapien können wird immer wieder erleben, wie es gelingen kann, durch quasi ritualhaftes Verzeihen den Spuk der Traumata durch die Generationen hindurch wirkungsvoll aufzulösen und zu verwandeln in Versöhnung und verzeihendes Integrieren mit Neubeginn und Wandlung. Die Schrecken und Gespenster der Vergangenheit, das Trauma und die traumatischen Erlebnisse wandeln sich dann im Sinne eines posttraumatischen Wachstums (siehe Seite 121 ff.), einer posttraumatischen Transformation in neues Erleben, neues Handeln auf einer neuen, transformierenden Ebene.

Kollektive als energetische Systeme

Auch führt die Betrachtung der Transgenerativität dazu, dass wir lernen, viel mehr in Systemen zu denken und wahrzunehmen, d.h. über das Individuum hinaus Familien als reale energetische Systeme anzusehen, aber auch Kollektive, wie Volk und Nation, als solche energetischen, realen Systeme zu verstehen und entsprechend mit ihnen zu arbeiten. Gerade durch die Psychotherapie, insbesondere die traumazentrierte Psychotherapie der letzten Jahre, haben wir ein erweitertes und vertieftes Verständnis dafür gewonnen, dass in diesen Therapien die Traumata der Eltern- und Großelterngeneration auftreten, bewältigt, verarbeitet und integriert werden.

Oft ist der Schrecken so gewaltig und groß, dass in der jeweiligen Generation das Einzelschicksal gar nicht bewältigt und bearbeitet werden kann, sondern so lange den Weg durch die nächste Generation wählt, bis dort eine entsprechende Bearbeitung, Auflösung und rituelle Bewältigung erfolgen kann. Sprachloses, tabuisiertes Leiden verwandelt sich in Sprechen, Sprechen in Wandlung und schließlich Heilung.

Königslied

Darfst das Leben mit Würde ertragen,
nur die Kleinlichen macht es klein;
Bettler können dir Bruder sagen,
und du kannst doch ein König sein.

Ob dir der Stirne göttliches Schweigen
auch kein rotgoldener Reif unterbrach, –
Kinder werden sich vor dir neigen,
selige Schwärmer staunen dir nach.

Tage weben aus leuchtender Sonne
dir deinen Purpur und Hermelin,
und, in den Händen Wehmut und Wonne,
liegen die Nächte vor dir auf den Knien …

Rainer Maria Rilke

Trauma und Folter

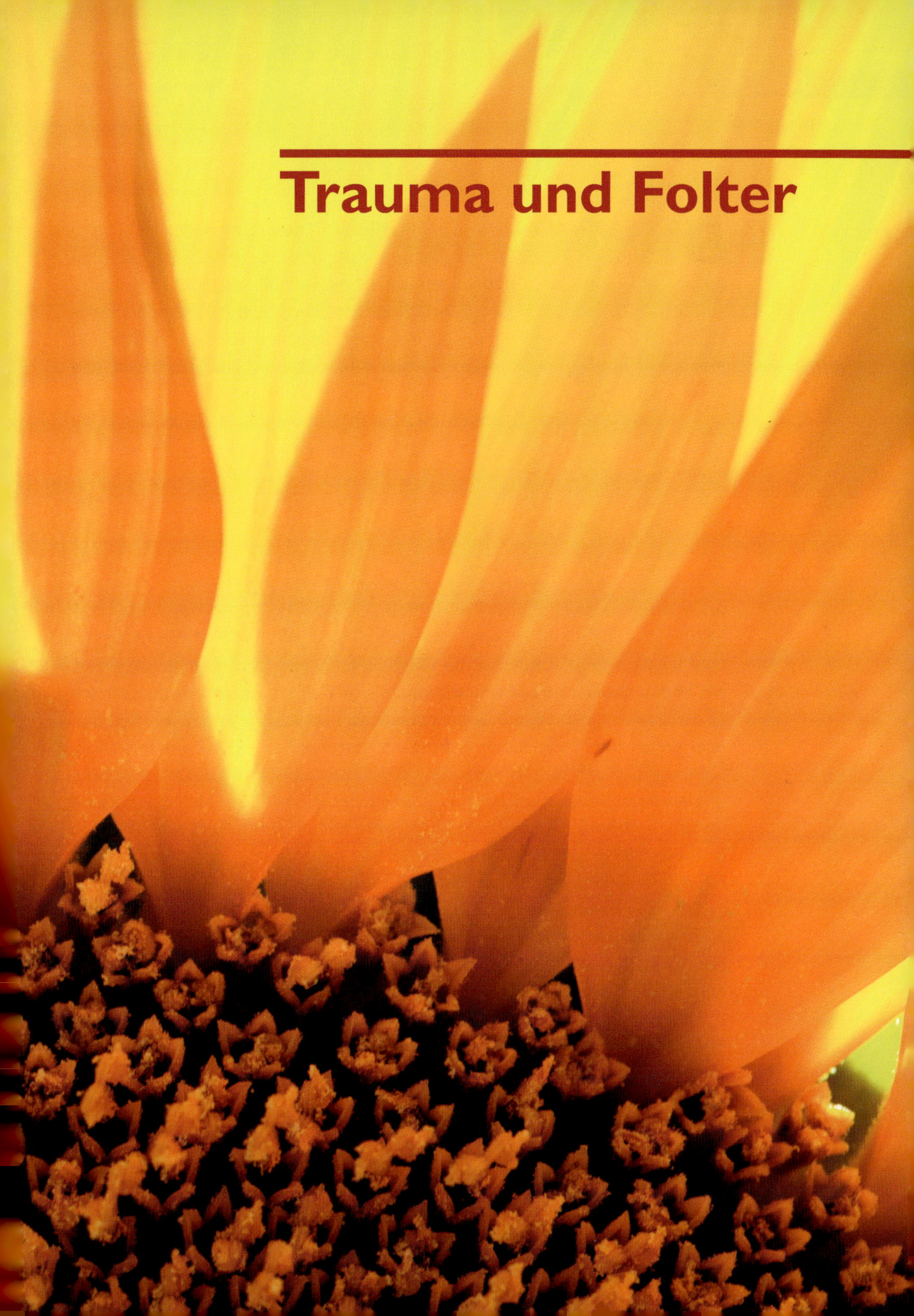

Die Würde des Menschen ist unantastbar.« – Dieser Satz bildet das Grundgerüst des Grundgesetzes der Bundesrepublik Deutschland. Nach den schweren, furchtbaren Erfahrungen im Nationalsozialismus, dem sogenannten Dritten Reich mit Massenmord, faschistischer Unterdrückung auch des eigenen Volkes, Konzentrationslagern, systematischen Foltermethoden und präzisem Einsetzen der Gestapo ist es gerade in Deutschland eine besondere Verpflichtung, zum Thema Folter klar Stellung zu beziehen.

klar Stellung beziehen

Folter bedeutet die gezielte Zufügung von massivem Leid durch Ausübung von Gewalt gegenüber Menschen durch Menschen

- aus politischen Gründen,
- um Macht auszuüben,
- um Kontrolle zu erlangen oder
- um Aussagen zu erzwingen.

Auch in der internationalen Deklaration der Menschenrechte durch die UNO ist hier eine wichtige Grundlage geschaffen, die eigentlich weltweit rechtsverbindlich sein sollte. Leider ist die Wirklichkeit eine andere: Die meisten Staaten in der sogenannten Zweiten und Dritten Welt setzen Folter systematisch als Instrument ein. Vielerorts wird versucht, Menschen wegen ihrer Religion oder politischen Widerstands durch Folter zu zerstören. Diese geschieht vollkommen bewusst und intentional, mit den modernsten Methoden psychologischer Forschung. Aber auch in unserer demokratischen Ersten Welt wird systematisch und in hohem Maße gefoltert, wie in der Türkei gegenüber den Kurden und Oppositionellen, in den USA in Guantanamo, in Großbritannien bei IRA-Gefangenen, um nur einige Fälle zu nennen.

systematisches Foltern

Eine wichtige humanitäre Rolle spielt die NG-Organisation AI, Amnesty International, gegründet 1961 mit dem Ziel, weltweit gefolterten, unterdrückten Menschen zu helfen, sie zu unterstützen und vor allem Öffentlichkeit herzustellen. Nichts fürchten die Folterer mehr als die Öffentlichkeit und das Präsentsein in den Medien. Sowohl auf der Ebene der Europäischen Gemeinschaft am Europäischen Gerichtshof in Straßburg als auch am Internationalen Gerichtshof der Vereinten Nationen gibt es mittlerweile juristische Instanzen, in denen massive Verstöße gegen die Menschenrechte, wie sie bei systematischer Folter erfolgen, einen Ort der Öffentlichkeit finden.

juristische Instanzen

Allerdings ist weltweit eine besorgniserregende Zunahme von Folter und Gewalt als systematisches Instrument zu verzeichnen; derzeit leben wir in einer Periode der Aushebelung der Menschenrechte und auch des Grundgesetz-Paragrafen. Dass selbst Länder der Ersten Welt systematisch Folter betreiben, wäre vor wenigen Jahren kaum denkbar gewesen.

Zunahme von Folter und Gewalt

Was ist Folter unter den Gesichtspunkten des Traumas und wie können wir sie verstehen und einordnen?

Der Grundgedanke ist, dass gegenüber Andersdenkenden, Oppositionellen, Menschen anderer Religionszugehörigkeit usw. gezielt Gewalt eingesetzt wird, um sie zu brechen, bewusst zu zerstören und Informationen zu erpressen. Die Techniken der Folter sind bereits im Mittelalter beschrieben und insbesondere bei den Hexenverbrennungen oder der Inquisition gegenüber »Ketzern«, wie beispielsweise den Katharern, intensiv und systematisiert durchgeführt worden. Als weiteres Beispiel sei die Verfolgung der Templer genannt, die zwischen 1307 und 1313 in ganz Europa erfolgte und bei der unzählige edelste Ritter systematischer und schwerster, unwürdiger Folter unterworfen wurden aus reinen Machtinstinkten und niederen Beweggründen der katholischen Kirche, des Papstes und des französischen Königs.

Folter als Machtinstrument

Als Rechtfertigung der Folter galt, dass man die vom Wege Abgekommenen durch die Folter wieder auf den christlichen Weg führen würde, dass man ihnen etwas Gutes tun würde, wenn man ihnen die unchristlichen Dämonen durch die Folter austreibt.

Es gibt somit eine lange, uralte Tradition gerade im »christlichen Abendland«. Hinzugekommen sind die Perfektion und perfide Ausgestaltung der Folter durch Elektroschocks und psychologische Methoden. Grundlegend von der Haltung her ist jedoch, dass der Folterer eine Position der Stärke und Sicherheit einnimmt und immer eine positive Identität zu haben meint, d. h. mit sich im Reinen ist und kein Empfinden hat, ein Täter zu sein. Er ist Vertreter eines Staates, erlebt sich als Beauftragter, Ausführender von Befehlen, ist somit ein Vollstrecker des Guten, des Wahren, des Richtigen, wie im Mittelalter die Inquisitionsvollstrecker davon überzeugt waren, ein Werkzeug Gottes zu sein und damit die gesamte Folter zu legitimieren. D. h. es besteht bei Folterern in der Regel kein Täterbewusstsein. Dies kann man sehr eindrücklich bei den Nürnberger Prozessen nach der NS-Zeit an den dort verurteilten Naziverbrechern sehen. In den meisten Fällen war auch bei ihnen keinerlei Unrechtsbe-

kein Täterbewusstsein

wusstsein vorhanden; die Täter der SS und der Gestapo beispielsweise in den Konzentrationslagern, die Organisatoren, die Befehlsempfänger erlebten sich häufig lediglich entweder als an Befehle gebundene Ausführende oder identifizierten sich aktiv mit der Ideologie des Nationalsozialismus, auch wenn sie sich bei den Kriegsverbrecherprozessen aus taktischen Gründen später oft davon distanziert hatten.

Ein wichtiger Aspekt ist also, dass sich die Ausführenden der Folter positiv legitimieren durch Religion, Weltanschauung oder staatliche Gewalt, dass ihr Handeln – aus ihrer Perspektive – positiv belegt ist. Sie erleben sich nicht als Täter oder Verbrecher, sondern als höhere Vollstrecker staatlicher oder religiöser Gewalt mit einer besonderen Mission und Aufgabe.

Enthumanisierung

Mit Blick auf die Opfer lassen sich komplementäre Aspekte feststellen. Die Folter kann eigentlich nur systematisch durchgeführt werden, indem man sein Gegenüber enthumanisiert. Politisch Oppositionellen oder Angehörigen anderer Religionen wird das Menschenrecht abgesprochen, sie haben keine Würde mehr und werden zu »Dingen«, zu Objekten degradiert, die man entsprechend zerstören und töten darf, ohne dass sie wirklich noch als Menschen und in ihrer Einzigartigkeit gesehen werden. Albert Schweitzer nannte einmal als seine ethische Maxime: Das höchste Gut, der höchste Wert des Menschen ist die Ehrfurcht vor dem Leben.[62] Dies berührt den Grundaspekt von Folter: den Betroffenen die Menschenwürde und das Menschsein zu nehmen. Das macht auch die Folter so perfide, so furchtbar für die Betroffenen und erklärt auch, warum Folter-Betroffene mit die höchsten Raten an Trauma-Folgestörungen aufweisen. Die Zahlen liegen zwischen 70 und 100 Prozent, wenn man Trauma-Folgestörungen wie zum Beispiel die posttraumatische Belastungsstörung, schwere Depressionen, chronische Schmerzstörungen und chronische Dissoziation betrachtet.[63]

Manche Betroffene versuchen das Problem zu lösen, indem sie selber zu Folterern werden. Das Motiv der Rache wird dann oft über Familiengenerationen hinweg weitertradiert. Häufig werden Folterer psychologisch geschickt aus Folter-Betroffenen rekrutiert, da diese durch sogenannte Täter-Introjekte (siehe Seite 101ff.) oft sehr leicht beeinflussbar und manipulierbar sind.

Zerstörung des Vertrauens

Das Wesentlichste und Schwierigste im Hinblick auf die Überwindung von Folter-Erlebnissen ist jedoch, dass bei Folter-Opfern das Vertrauen in den Menschen reduziert und oft sogar zerstört wird. Häufig können diese Menschen nie wieder einen vertrauensvollen Kontakt zu anderen Menschen aufbauen. Das macht sich in der Therapie darin bemerkbar, dass bereits zu

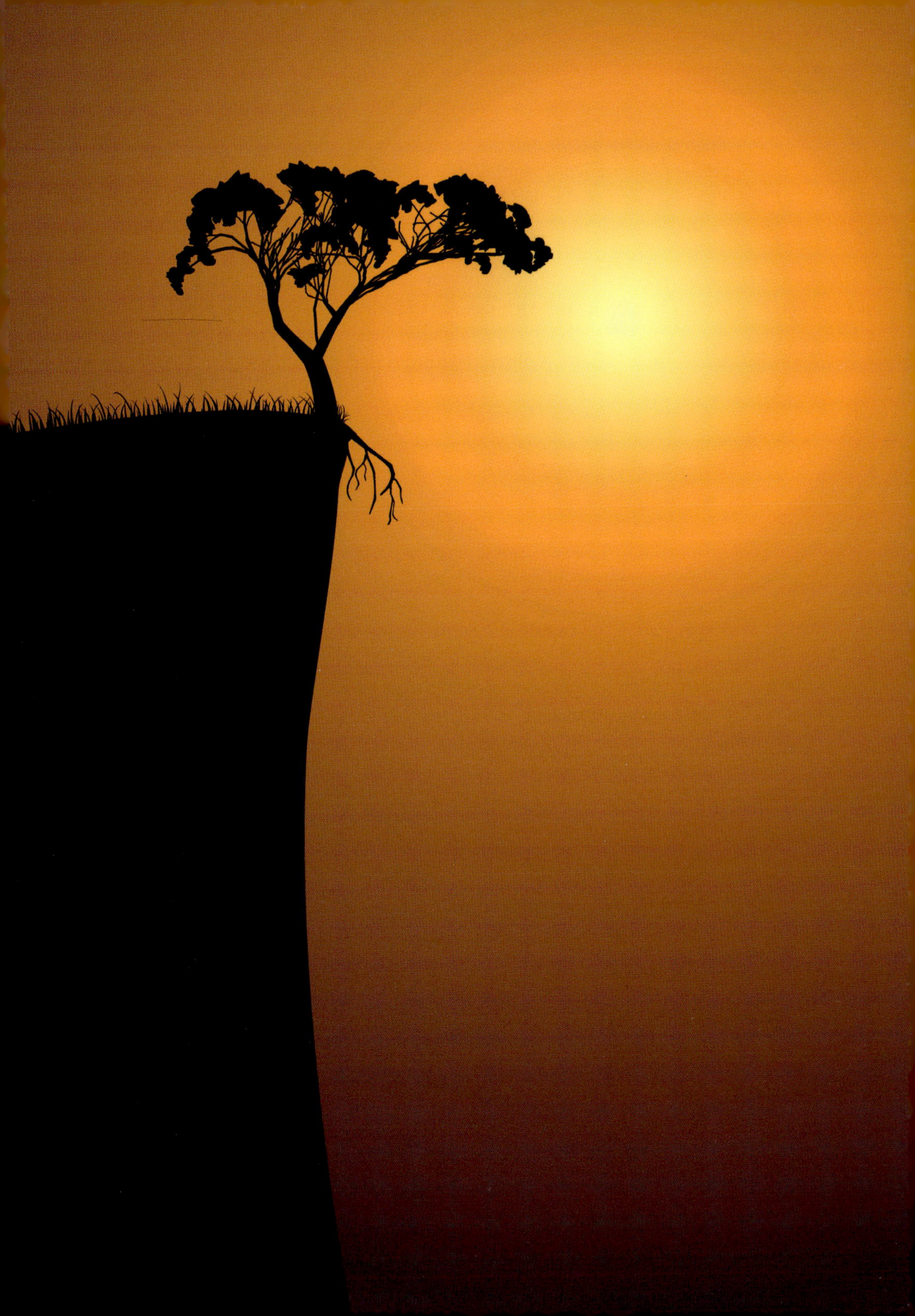

Beginn der Behandlung eine hohe Schwelle überwunden werden muss, ein riesiges Misstrauen besteht, Vermeidungsverhalten das therapeutische Vorgehen erschwert und viele Therapien abgebrochen werden.

In der Arbeit mit Folter-Betroffenen nimmt also die Wiederherstellung des zwischenmenschlichen Vertrauens eine zentrale Bedeutung ein. In manchen Fällen ist dies allerdings nicht nur außerordentlich schwierig, sondern unmöglich. Häufig zeigt sich das Misstrauen des Patienten in Form von massiven körperlichen Reaktionen wie zum Beispiel schweren selbstzerstörenden Suchterkrankungen, Selbstverletzungen und Ähnlichem.

massive körperliche Reaktionen

Bericht über einen afghanischen Patienten, der durch die Taliban gefoltert wurde

Ein junger afghanischer Maurermeister vom Land war seit einiger Zeit in Zürich als Flüchtling gemeldet. Jetzt sollte er ausgewiesen werden und kam als Notfall in die Klinik. Er war gegen seinen Willen eingewiesen worden, er hatte sich den Mund zugenäht, war völlig verwirrt und verweigerte jede Kommunikation. Es stellte sich heraus, dass er wohl in Afghanistan Kontakt mit einer unverheirateten Frau gehabt hatte und deswegen von den Taliban gesteinigt werden sollte. Dies wurde als Grund für die Flucht angegeben. Sein Fall wurde von den Schweizer Behörden als nicht asylrelevant eingeschätzt, zumal Afghanistan in diesem Zusammenhang als sicheres Herkunftsland beurteilt wurde. Der Patient war über Tage und Wochen akut selbstmordgefährdet, zeigte massives dissoziatives Verhalten, war verwirrt, schlug den Kopf an die Wand und Ähnliches. Erst als es gelang, die symbolhafte Bedeutung des zugenähten Mundes und die Dramatik seiner Symptomatik zu verstehen und zudem einen vertrauensvollen Kontakt herzustellen, wurde deutlich und schließlich auch von dem Patienten bestätigt, dass er von den Taliban vergewaltigt worden war, zusammen mit einem Freund, der sich anscheinend danach aus Scham das Leben genommen hatte.

Vergewaltigung bedeutet im Islam eine unbeschreibliche Schande und wird in der Regel mit Selbsttötung beantwortet, zumindest aber erfolgt schamhaftes Schweigen.

Es war dann möglich, den Patienten durch eine entsprechende Neubeurteilung und ein Gutachten vor der Ausweisung zu bewahren, die seinen sicheren Tod bedeutet hätte. Er wurde schließlich als Flüchtling anerkannt und konnte in Zürich bleiben.

An diesem Fall wird die symbolhafte Ausgestaltung von Folter-Erlebnissen gerade bei fremden Kulturkreisen deutlich.

Würde des Menschen

Bei der Folter wird gerade die Würde des Menschen, die unantastbar sein sollte, systematisch gebrochen. Insofern ist sowohl die Akzeptanz als auch das Durchführen von Folter eine der größten Formen von Inhumanität und Vergehen gegenüber der Menschlichkeit, gegenüber grundlegenden Prinzipien jeder Religion und insbesondere der Botschaft des Christentums, die von Nächstenliebe gerade auch im Umgang mit Andersdenkenden geprägt ist. Es lohnt sich, die Frage zu stellen, warum gerade nach den großen Errungenschaften des Grundgesetzes, der internationalen Deklaration der Menschenrechte, der weltweiten Demokratisierung, der Gründung der UNO jetzt wieder so etwas wie ein Rückfall in finstere Zeiten stattfindet, d. h. eine Zunahme von Nationalismus, rechtem Gedankengut bzw. Rechtsradikalismus, von religiös-fundamentalistischen Bewegungen wie der Taliban und dem IS (Islamischer Staat), um nur einige zu nennen. Wenn aber selbst in Europa systematische Folter seitens der Türkei an Kurden durchgeführt wird und unwidersprochen bleibt, wenn sie nicht Gegenstand der politischen Debatte wird, sondern sogar unter Ausblendung des Themas Folter Beitrittsverhandlungen mit der EU erfolgen, zeigt dies leider sehr deutlich, wo wir heute stehen.

»Medizin der Menschlichkeit«

Das bedeutet, dass Psychotraumatologie immer auch eine Medizin der Menschlichkeit, des engagierten Einsatzes für Menschenrechte und für die Würde des Menschen darstellt.

Hoffnung ist nicht die Überzeugung, dass etwas gut ausgeht, sondern die Gewissheit, dass etwas einen Sinn hat, egal wie es ausgeht.

Hoffnung ist auch nicht dasselbe wie Optimismus. Sie ist nicht die Überzeugung, dass etwas klappen wird. Diese Hoffnung allein ist es, die uns die Kraft gibt, zu leben und immer wieder Neues zu wagen, selbst unter Bedingungen, die uns vollkommen hoffnungslos erscheinen. Das Leben ist viel zu kostbar, als dass wir es entwerten dürften, indem wir es leer und hohl, ohne Sinn, ohne Liebe und letztlich ohne Hoffnung verstreichen lassen. Václav Havel

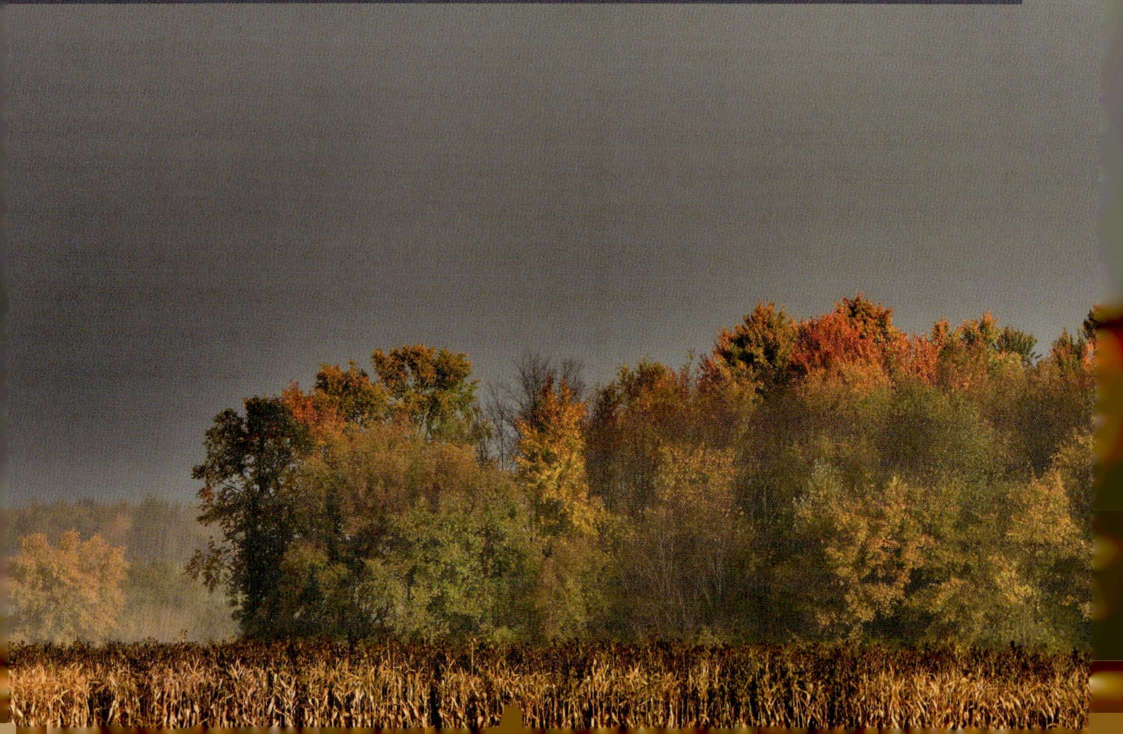

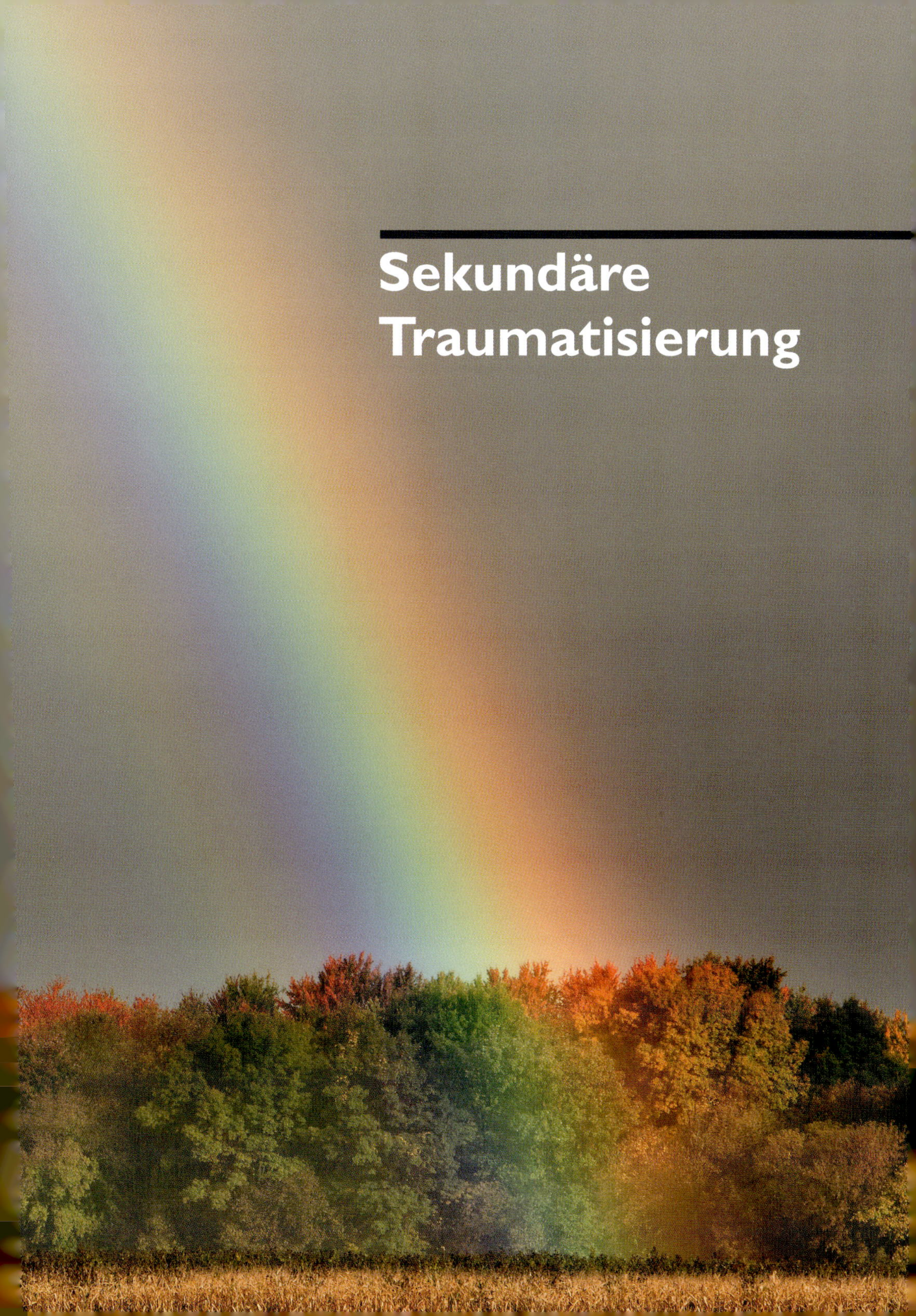

Sekundäre Traumatisierung

»Infizierung« mit fremden Traumata

Sekundäre Traumatisierung ist ein äußerst wichtiges Phänomen und bezeichnet die Traumatisierung der Helfer, die in der Behandlung, in der Krisenintervention, in der Begleitung und Beschäftigung mit Trauma-Betroffenen Menschen erst sekundär durch deren Trauma »infiziert«, traumatisiert werden, obwohl sie primär gar nicht betroffen sind. Wie wir schon gehört haben, können Traumata »ansteckend« sein, wie eine alte Wunde, die sich infiziert, und es wurde eine Art Virulenz von Traumata beschrieben. Ein bekanntes Phänomen in diesem Zusammenhang ist die Massenhysterie.

Dies ist nur durch ein ganzheitliches spirituelles Menschenbild zu verstehen. Wenn bei einem Therapeuten Schock, Entsetzen und Überforderung auftreten, ist er ungeschützt und nicht gewappnet. Wenn sein professionelles Instrument der seelischen Wahrnehmung, seine professionellen Interventionen nicht funktionieren, ist er in der Gewalt der traumatischen Erfahrung, den Täter-Introjekten ausgeliefert, insbesondere wenn er keine grundlegende Selbsterfahrung oder Eigentherapie gemacht hat bzw. seine eigene Geschichte, seinen eigenen Schatten und die eigenen Traumata, insbesondere die eigene transgenerative Geschichte nicht aufgearbeitet hat.

Gefährdet sind insbesondere Menschen, die sich hauptberuflich um traumatisierte Menschen kümmern, beispielsweise im Rahmen des Internationalen Roten Kreuzes (IRK), in Nichtregierungsorganisationen (NGOs), in notfallpädagogischen Einsätzen, in Spezialstationen für Trauma-Betroffene, in Trauma-Ambulanzen, kurz: alle Spezialisten für Psychotraumatologie.

Selbsthygiene und professionelles Wissen

Ohne eine gute Selbsthygiene, ohne professionelles Wissen und Reflektieren über sekundäre Traumatisierung, die Faktoren des Auftretens, über Prävention und Prophylaxe ist es eigentlich eher schädlich, in den oben genannten Arbeitsfeldern zu arbeiten.

Mittlerweile gehören Supervision und professionelle psychologische Betreuung gerade bei Gruppierungen wie den genannten oder auch bei den Einsatzkräften der Feuerwehr, im Zivil- und Katastrophenschutz oder bei allen professionellen Mitarbeitern der Ärzte ohne Grenzen usw. zum Standardrepertoire, nachdem es erhebliche Ausfälle durch Burn-out, Sucht und sekundäre Trauma-Störungen gegeben hat. Die komplexen, zur vollkommenen Berufsunfähigkeit führenden schweren Trauma-Störungen beispielweise der verantwortlichen Militärs, die tatenlos dem Genozid in Ruanda zusehen mussten, stellen erschütternde, warnende Beispiele dar, ebenso die zahlreichen Trauma-Folgestörungen bei den zivilen Hilfskräften des Zugunglücks von Eschede und dem Flugzeugunglück von Ramstein.

schwere Traumatisierung von Hilfskräften

Zum einen nimmt also die Selbstfürsorge, die persönliche Prophylaxe und Resilienz einen wichtigen Stellenwert ein, zum anderen braucht es in jeder Einrichtung professionelle Instrumente zur Verhinderung von sekundärer Traumatisierung. Wie bereits erwähnt hatten wir mit einem Kriseninterventionsteam in der Psychiatrischen Universitätsklinik Zürich genau diesen Versuch gemacht, Mitarbeiter vor manifester sekundärer Traumatisierung zu schützen (siehe Seite 135). Insbesondere

- überstarker Helferwillen,
- unabgegrenztes Verhalten,
- nicht bewältigte persönliche Traumata,
- unklare eigene Familiensituationen,
- fragiles Privatleben ohne Ressourcen und Resilienz

können sich verheerend auswirken und stellen geradezu Risikofaktoren für eine sekundäre Traumatisierung dar.

Nach der inzwischen erfolgten Trauma-Forschung bzw. der praktischen Trauma-Arbeit besitzen wir nun sehr viel Wissen über sekundäre Traumatisierungen und können dieses gezielt einsetzen. Immer ist auch die Einbettung des Helfers, des Therapeuten bzw. des Klinik-Teams in eine Supervision oder begleitende Balint-Arbeit bzw. Intervision hilfreich und notwendig. In den folgenden Kapiteln werden für alle, die hauptberuflich oder ehrenamtlich mit Traumatisierten arbeiten, diesbezügliche Aspekte der Selbstfürsorge und Wege der inneren Arbeit und Psychohygiene beschrieben (siehe Seite 185 ff. und 199 ff.).

Supervision und Intervision

Wer den Weg zur inneren Schau findet,
verwandelt sich in ein Samenkorn.

Antoine de Saint-Éxupery

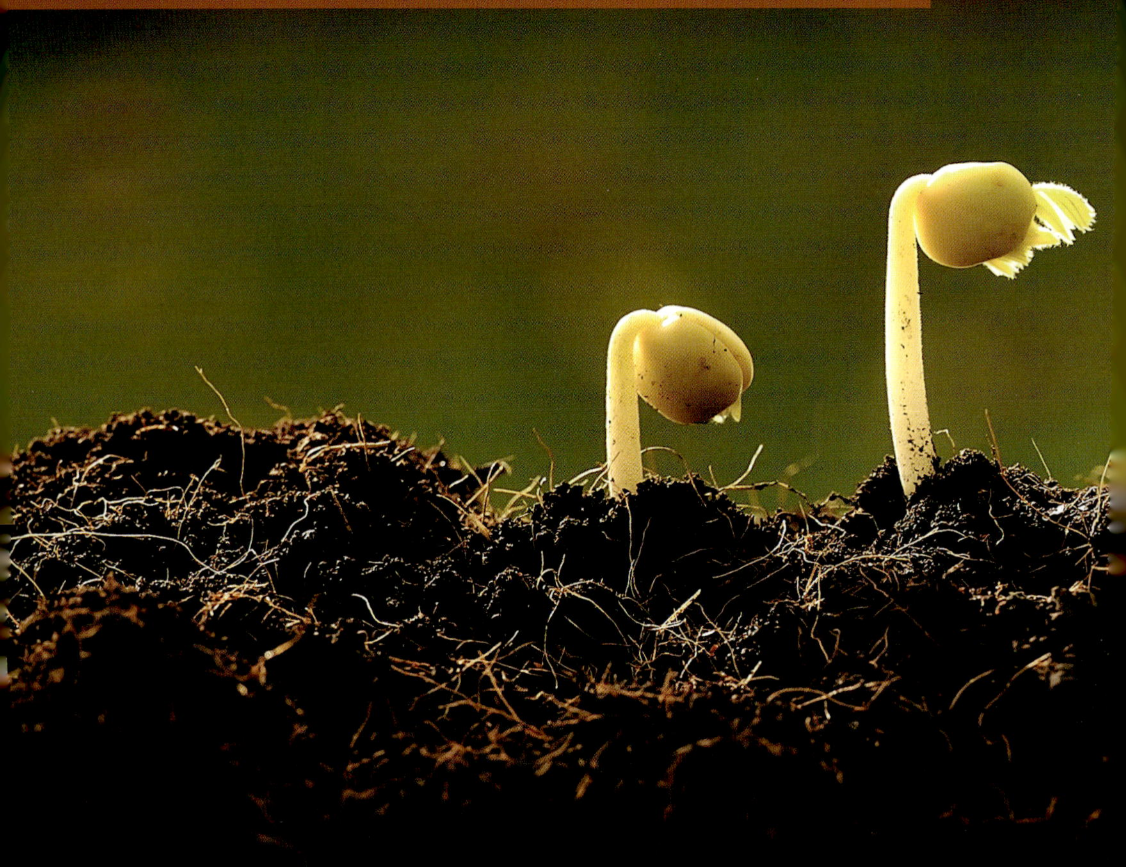

Selbstfürsorge und Psychohygiene für Helfer und Therapeuten

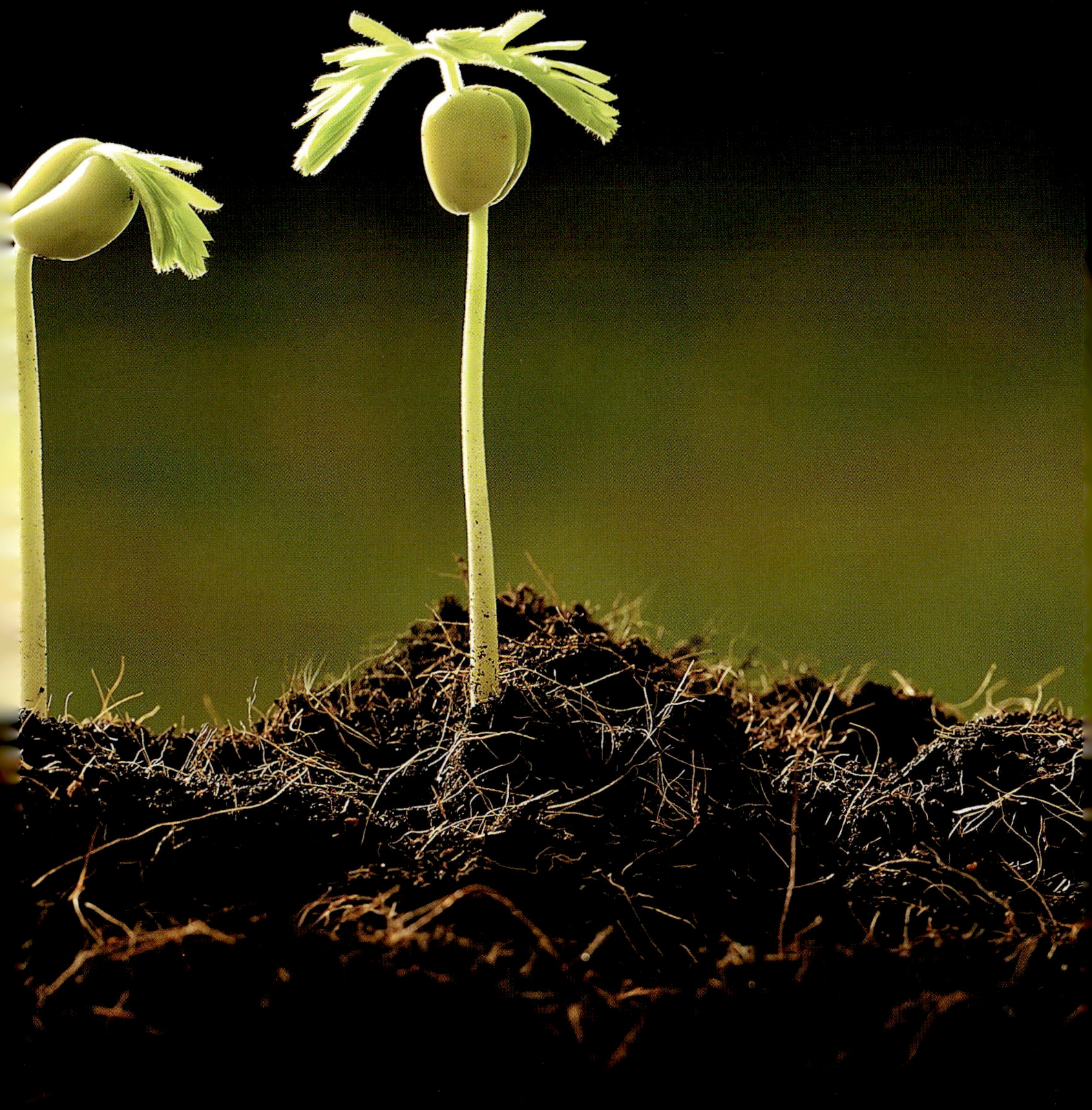

Etwas ganz Zentrales ist die Selbstfürsorge, die Psychohygiene der Helfer und Therapeuten. Die Arbeit mit traumatisierten Menschen und solchen, die an einer Trauma-Folgestörung leiden, insbesondere wenn sie einen wesentlichen Teil der beruflichen Tätigkeit als Ganzes ausmacht, ist außerordentlich anstrengend, fordernd, zehrend. Man steht immer an der Grenze einer »Infektion«, des Überspringens des Patienten-Traumas auf einen selbst.

Empathie und Selbstschutz

Man muss einerseits einfühlsam, empathisch, interaktionell und offen mit den Betroffenen arbeiten, sich auf Täter-Introjekte und gewaltsamste Szenarien einlassen, andererseits sich selber schützen, Sorge tragen für die eigene Seele, die eigenen Lebenskräfte und eine Ich-Kultur. Hierzu braucht es meiner Ansicht nach zum einen entsprechende Instrumente, die sowohl für den einzelnen Therapeuten als auch für Gruppen in Kliniken, NGOs und Krisenteams außerordentlich wichtig sind. Dabei handelt es sich um professionelle Instrumente wie Intervisionsgruppen, bei welchen Kollegen gemeinsam nach Lösungen suchen, und Supervisionsgruppen, welche von einem speziell ausgebildeten externen Supervisor durchgeführt werden. Zum anderen ist aber eine gezielte resilienzfördernde Psychohygiene der Lebenskräfte, der Seele und der geistigen Dimension unbedingt erforderlich. Viele Trauma-Zentren haben mittlerweile Achtsamkeitsmeditationen, Yoga, Gebete und spirituelle Körperarbeit ganz selbstverständlich in ihren Alltag integriert. Aus anthroposophischer Perspektive scheint mir hier eine konsequente spirituell-meditative Arbeit vonnöten zu sein.

spirituell-meditative Arbeit

Elemente wie Sprachgestaltung, Heileurythmie bzw. hygienische Eurythmie, künstlerische Eurythmie, Bothmer-Gymnastik, aber auch Rhythmische Massagen und Öldispersionsbäder nach Junge, wie sie in der anthroposophischen Medizin seit Jahrzehnten erfolgreich angewandt werden, stellen regenerierende, salutogenetische, psychohygienische Maßnahmen dar, die meines Erachtens für jeden Therapeuten und Helfenden existenziell wichtig sind. D. h. man sollte bei sich selber anwenden, was man seinen Patienten zukommen lässt.

achtsam mit Lebenskräften umgehen

Wir müssen achtsam mit unseren Lebenskräften umgehen und diese stärken, d. h. uns mit Wärmehaftem, Lichthaftem und Lebendigem umgeben. Intensive Naturerfahrungen oder Sinneserfahrungen scheinen mir hier ganz wichtig zu sein. Auch die Seele braucht die Regeneration, braucht Atmung, Rhythmus und Aufbauendes. Das Erleben des Wahren, Schönen und Guten, positive Erlebnisse, das Erleben von Kunst und gesunden sozialen Zusammenhängen und nicht belastenden Erfahrungen ist hier von wesentlicher Bedeutung. Der Trauma-Therapeut bzw. Helfer sollte also bei sich selbst sehr auf eine gesunde soziale Umgebung, möglichst stabile psychosoziale Verhältnisse und möglichst wenige traumatisierende Ereignisse in seinem persönlichen Umfeld bzw. in der aktuellen Biografie achten. Ebenso wichtig ist es meines Erachtens, einen eigenen Zugang zum Geistigen, zur metaphysisch-transzendenten Dimension zu haben, ganz gleich, wie dieser geartet ist. Ohne die Integration von irgendeiner Form von religiös-metaphysischer Dimension scheint mir eine zeitgemäße erfolgreiche Arbeit als Trauma-Therapeut kaum noch möglich zu sein. Insbesondere gilt das natürlich für die spirituelle Trauma-Therapie.

gesunde soziale Umgebung

Die Psychohygiene sollte auf die Lebenskräfte und auf die geistigen Kräfte ausgeweitet werden. Selbstfürsorge bedeutet ein achtsames Wahrnehmen der eigenen Bedürfnisse, eigener Überforderungen, des Zuviel und den Umgang mit der Frage nach Abgrenzung. Sich daraufhin zu beobachten, wann es vielleicht gut wäre, eine Pause zu machen und nicht mehr mit Traumatisierten zu arbeiten, eine NGO zu verlassen oder ein Sabbatjahr einzulegen, in dem ich mich mit etwas ganz anderem beschäftige, kann durchaus Teil der Selbstfürsorge und Psychohygiene sein. Auch hier braucht es die Supervision, die Abstimmung und den Austausch mit Kollegen, mit anderen Therapeuten.

sich selbst beobachten

Oft gibt es eine Schwelle, einen Moment, in dem plötzlich das Fass überläuft, in dem manchmal durch ein kleines auslösendes Ereignis Helfer und Therapeuten in die Gefahr der sekundären Traumatisierung kommen und in dem es dringend geboten ist, intensive Selbstfürsorge zu betreiben bzw. Pausen einzulegen. Selbstfürsorge ist somit ein unverzichtbarer Bestandteil jeder therapeutischen Arbeit mit Traumatisierten, und auch der Austausch unter den verschiedenen Helfern, die mit den Trauma-Patienten arbeiten, erscheint mir diesbezüglich wichtig zu sein.

Austausch unter den Helfern

Letzten Endes können hier nur Anhaltspunkte gegeben werden, was für den Einzelnen wirkliche Selbstfürsorge, Regenerationsfelder, positive Erlebnisse und Seelenhygiene bedeutet. Dies ist sehr persönlich zu definieren und sehr individuell zu handhaben. Gerade das macht aber auch die Stärke und die Kraft dieser Maßnahmen aus.

Die Blätter fallen, fallen wie von weit,
als welkten in den Himmeln ferne Gärten;
sie fallen mit verneinender Gebärde.

Und in den Nächten fällt die schwere Erde
aus allen Sternen in die Einsamkeit.

Wir alle fallen. Diese Hand da fällt.
Und sieh dir andre an: Es ist in allen.

Und doch ist Einer, welcher dieses Fallen
unendlich sanft in seinen Händen hält.

Rainer Maria Rilke

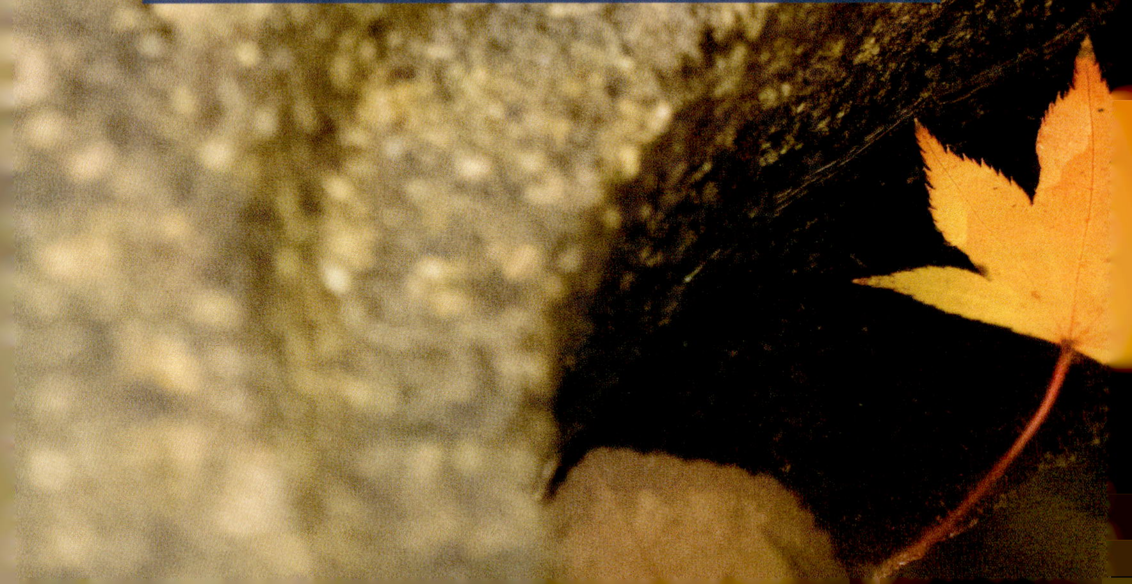

Psychotraumatologie als christliche bzw. karmisch-schicksalhafte Versöhnung

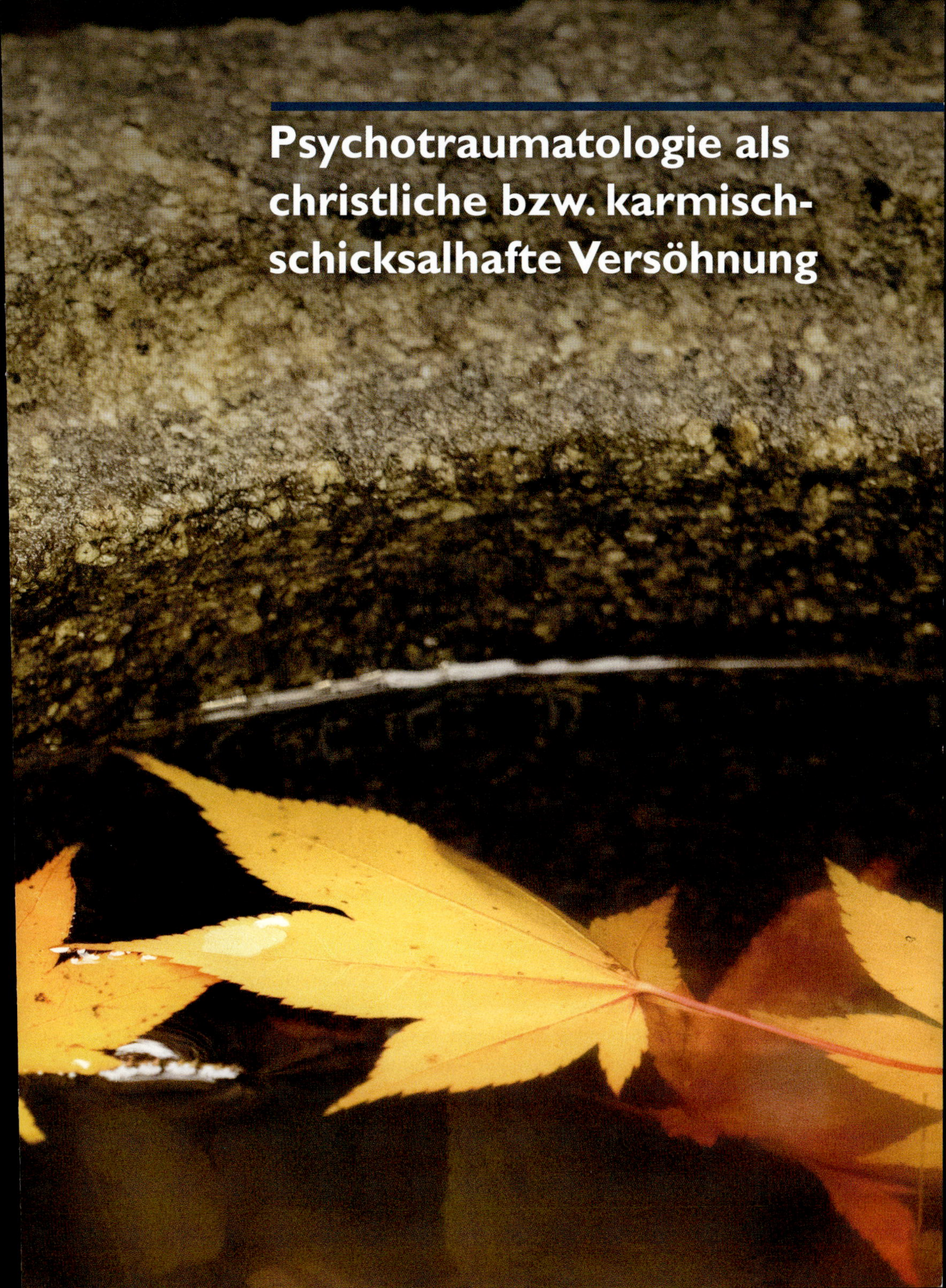

Mit aller Vorsicht möchte ich nun noch ein weiteres Thema darstellen, das am Anfang des Therapie-Kapitels bereits angedeutet wurde (siehe Seite 133). Bei Man-Made-Disasters kommt es zu einer engen Verstrickung zwischen Täter und Opfer, zwischen Trauma-Betroffenem und Gewaltausübendem. Die verschiedenen Wesen verweben sich tief miteinander, was sich dann im sogenannten Täter-Introjekt zeigt. Dies geht aber noch wesentlich weiter, bis in die Zeitdimension hinein.

Reinkarnation und Karma

Eine der wesentlichen Verständnisgrundlagen der Anthroposophie bzw. der anthroposophischen Medizin ist der Gedanke von Reinkarnation und Karma, der wiederholten Erdenleben und des Gesetzes von Ursache und Wirkung im Seelisch-Geistigen, den Rudolf Steiner wieder in die moderne Bewusstseinswissenschaft und Medizin eingeführt, vor allem aber auch philosophisch denkbar und im Denken erlebbar gemacht hat. Dieser war im Christentum seit Jahrhunderten abgelehnt und auf Konzilen aus dem Christentum verbannt worden. Immer jedoch gab es auch im Christentum esoterische Strömungen, die diese Vorstellung weiterhin gepflegt haben. Es gibt keine Hochreligion der Welt, die nicht im Verborgenen Strömungen aufweist oder aufwies, die Reinkarnation und Karma ganz selbstverständlich in den Mittelpunkt ihrer Anschauung stellen, wie der Sufismus im Islam, die Kabbala im Judentum, die im Nahen Osten beheimateten Drusen usw. Die asiatischen Religionssysteme wie der Hinduismus oder Buddhismus kennen neben den Begriffen von Karma und Wiederverkörperung auch den der Seelenwanderung.

Verbreitung des Gedankens von Reinkarnation und Karma

Es gibt heute Untersuchungen darüber, dass beispielsweise in Kalifornien 15 bis 20 Prozent aller Menschen ganz selbstverständlich mit dem Gedanken von Reinkarnation und Karma umgehen.[64] Hier vollzieht sich also ein tiefgreifender Wandel, auch wenn die Wissenschaft, sowohl die Sozial- und Geisteswissenschaften als auch die Naturwissenschaften und die Medizin, diesen Gedanken als Mystik und Esoterik abtut und als unwissenschaftlich bezeichnet.

Wir brauchen aber diesen wesentlichen Gedanken, um zu einem tieferen Verständnis zu kommen, was eigentlich zwischen Täter und Trauma-Betroffenem bzw. Täter und Opfer vorgeht. Bei jedem traumatischen Ereignis kommt es zu einer tiefen, unheilvollen Verbindung zwischen beiden. Oft verfolgt der Täter den traumatischen Patienten wie ein Schatten, wie ein Fluch, manchmal auch real. Gerade bei Traumatisierungen im Kindes- und Jugendalter versucht der Täter oft alles, um geliebt zu werden, sich trotz allem in einem positiven Licht vor dem Kind oder Jugendlichen zu zeigen und damit alles Dunkle, Abartige und Böse seiner Handlungen zu relativieren.

Versöhnungsrituale

In vielen archaischen Kulturen, aber auch im Buddhistischen und im Christlichen sind Versöhnungsrituale bzw. Aspekte der Versöhnung ein zentraler Gesichtspunkt im Hinblick auf Trauma und Trauma-Verarbeitung. Dies ist nicht oberflächlich zu sehen. Versöhnung ist schwierig, bedarf oft langer therapeutischer Bemühungen und kann keinesfalls am Anfang einer Therapie bzw. einer Aufarbeitung der traumatischen Erfahrung stehen. Dies zeigt sich auch in der schwierigen Aufarbeitung des Holocaust und der Identitätssuche des jüdischen Volkes nach dem Nationalsozialismus. Ähnliches ist auch bei anderen Völkern zu beobachten, beispielsweise nach der Terrorherrschaft der Roten Khmer in Kambodscha oder nach dem Genozid der Hutu an den Tutsi in Ruanda. Hier braucht es Jahrzehnte, ja Generationen und noch länger, um zu einer vorsichtigen Annäherung zu kommen. Doch sind in allen diesen Fällen Versöhnungsrituale ganz entscheidend, bei denen es tatsächlich zu einer Annäherung kommt.

Auseinandersetzung mit dem Täter

Sowie es um komplex traumatisierte Menschen geht, um innerfamiliäre Gewalt und massive traumatische Erfahrungen wie beispielsweise auch Folter und Kriegserlebnisse, ist immer die Auseinandersetzung mit dem Täter bzw. den Täter-Introjekten außerordentlich wichtig und prioritär. Diese Täter-Introjekte gilt es zunächst zu identifizieren, damit eine Befreiung von ihnen stattfinden kann. Erst wenn dies erfolgt ist, somit kein Schatten mehr auf das weitere Leben fällt und auch der Leib befreit ist, kann eine Versöhnungs-, Auflösungs- und Integrationsarbeit sinnvoll sein.

»karmischer Ausgleich«

Aus der spirituellen Perspektive der Anthroposophie betrachtet, findet hier etwas sehr Interessantes statt. Karma ist das Gesetz von Ursache und Wirkung im Zusammenhang mit dem Schicksal des Menschen. Wenn ein Mensch stirbt, nimmt er die Ergebnisse seiner Taten quasi mit und findet sie wieder vor, wenn er sich erneut inkarniert. Diese bilden dann die Grundlagen seines Schicksals im neuen Leben. Das bedeutet aber auch, dass die Bedingungen im Leben so gestaltet sind, dass jeder Mensch die Möglichkeit erhält, Taten aus seinem vorherigen Leben, mit denen er anderen Menschen Leid zugefügt hat, auszugleichen in Sinne eines »karmischen Ausgleichs«. Damit werden zwar nicht die objektiven Wirkungen dieser Taten aufgehoben, wohl aber die subjektiven Folgen.

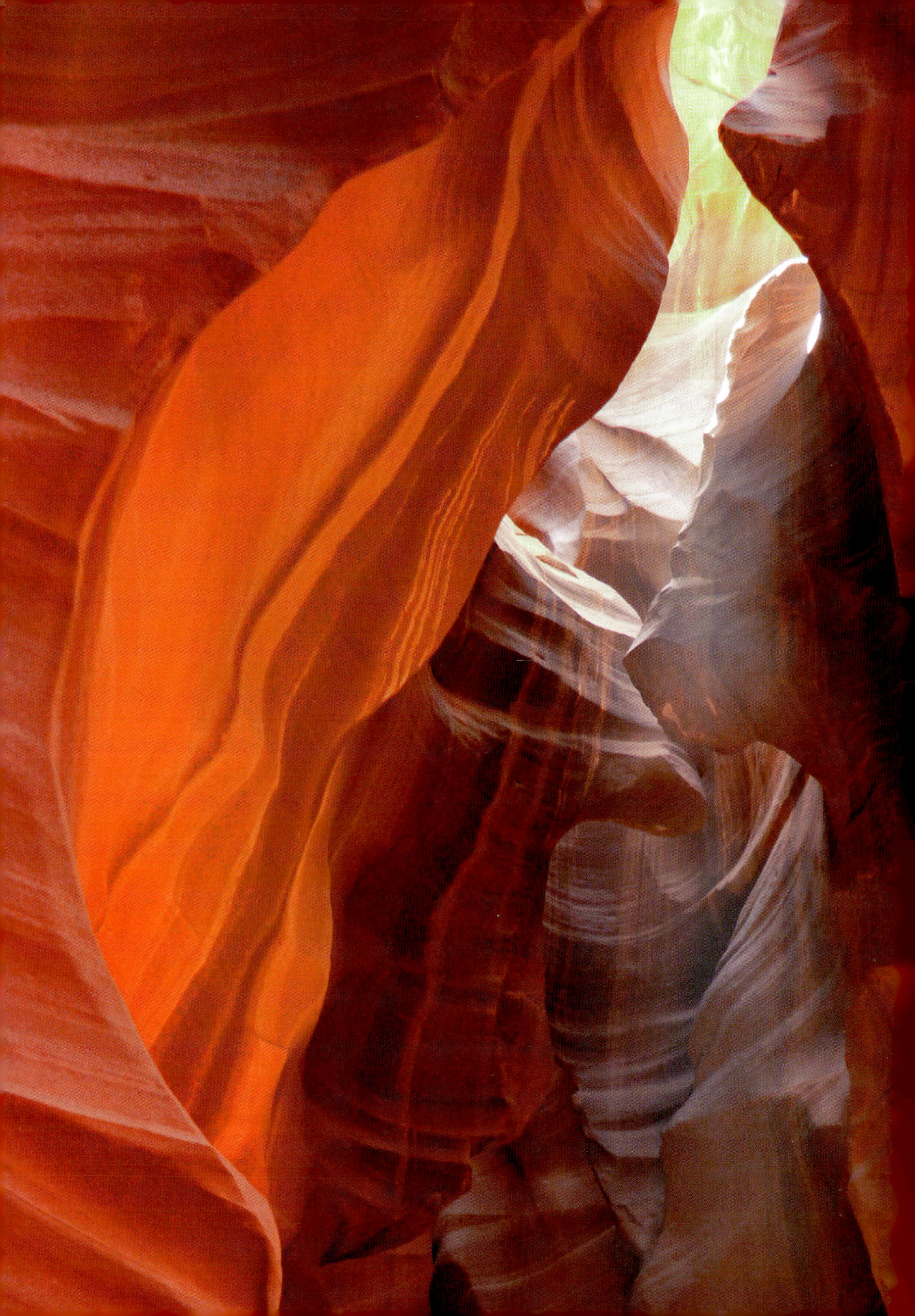

Es ist das Verdienst Rudolf Steiners, diese Gesetzmäßigkeiten begrifflich so klar dargestellt zu haben, dass der Gedanke von Reinkarnation und Karma mit modernem wissenschaftlichem Bewusstsein erfasst werden kann.[65]

Dieses Gesetz von Ursache und Wirkung ist meist nicht innerhalb eines Lebens wirksam. Es besagt, dass es nach einer erfolgten Tat in einem zukünftigen Leben zu einer erneuten Konfrontation kommen wird, in welcher diese Tat ausgeglichen werden kann.

Aufarbeitung innerhalb einer Inkarnation

In der geschilderten Dimension einer tiefer gehenden therapeutischen Aufarbeitung auch im Sinne einer Versöhnungsarbeit findet die Auflösung und Aufarbeitung bereits innerhalb einer Inkarnation, eines Lebens statt, und sei dies auch nur mental bzw. imaginativ.

Eine der zentralen christlichen Tugenden ist das Verzeihen, das jedem Versöhnen vorausgeht. Dies ist schwierig und kann sich nur in den innersten Seelen- und Geistesschichten des Menschen vollziehen. In den Heilungsgeschichten der Evangelien haben wir genügend Beispiele, in denen Christus seinen Schülern zeigt, was das Verzeihen für eine Kraft ist und was es damit auf sich hat. Diese Urgesten und Urtugenden des Christentums scheinen mir eine zentrale Instanz einer wirklich gelungenen Trauma-Arbeit, einer gelungenen Auflösung von Täter-Introjekten und der Versöhnungsarbeit zwischen Täter und Opfer zu sein. Insbesondere führen sie dazu, dass kein Hass, kein Hader und keine Bitterkeit mehr übrig bleibt und die Sinnlosigkeit, das Eingefrorensein und Verhaftetsein an den schrecklichen Erfahrungen ohne Zukunft und Perspektive, wie es so viele Traumatisierte leider erleben müssen, aufgelöst werden können.

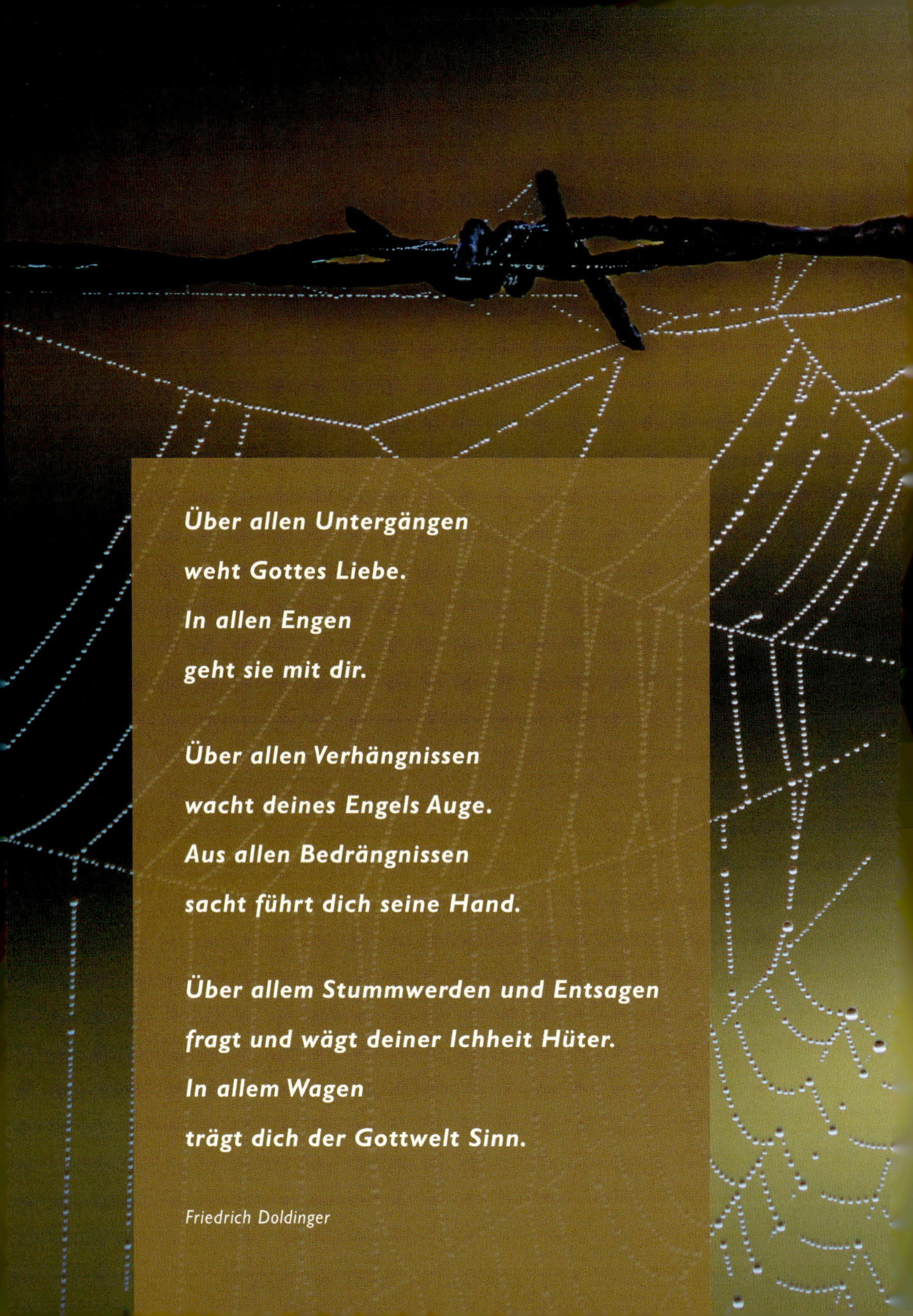

Über allen Untergängen
weht Gottes Liebe.
In allen Engen
geht sie mit dir.

Über allen Verhängnissen
wacht deines Engels Auge.
Aus allen Bedrängnissen
sacht führt dich seine Hand.

Über allem Stummwerden und Entsagen
fragt und wägt deiner Ichheit Hüter.
In allem Wagen
trägt dich der Gottwelt Sinn.

Friedrich Doldinger

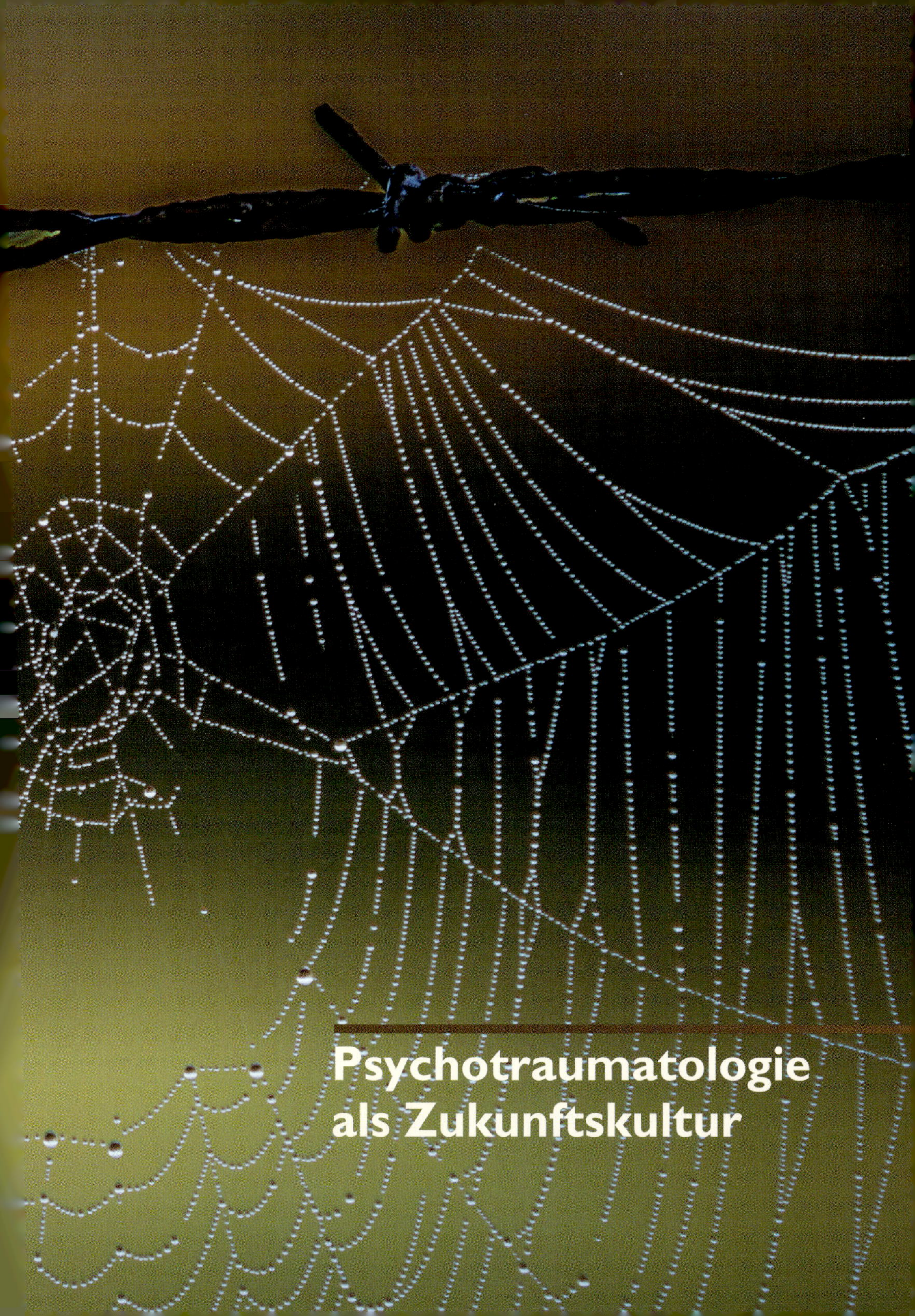
Psychotraumatologie
als Zukunftskultur

Wie in den vorherigen Kapiteln bereits angedeutet, berühren wir jetzt sehr spirituelle und zukünftige Dimensionen des Menschen, insbesondere der menschlichen Seele und deren Entwicklung. Einerseits erleben wir in der Außenwelt eine explosionsartige Zunahme von Konfliktherden, Kriegen, eine unglaubliche Verrohung mit Vergewaltigung, Phänomenen wie dem IS, wahnsinnigen Weltkriegen und einer exorbitanten Zunahme von kriegerischen Konflikten, aber auch, wie Mitglieder der Ärzte ohne Grenzen und des Internationalen Roten Kreuzes berichten, eine deutliche Zunahme des Gewaltpotenzials gegenüber Helfern, NGO-Mitarbeitern und Friedensarbeitern bzw. Ärzten und Pflegern. Demgegenüber steht eine ungeheure Bereitschaft zur Hilfeleistung, zum Helfen. In unzähligen NGOs wie beispielsweise den Ärzten ohne Grenzen oder der Internationalen Flüchtlingshilfe usw. gibt es genauso viele Menschen, die sich aufopfernd, mutig hingeben im Kampf gegen Trauma, Gewalt und Unterdrückung.

Verrohung

Bereitschaft zum Helfen

Wo kommt dies alles her? Der Traumatisierte ist häufig, wie wir bereits gesehen haben, in einer fragmentierten, dissoziierten Situation, d. h. er braucht die Synthese, das Zusammenschauen. Zum anderen ist er gerade dadurch in der Lage, Geistiges zu erleben.

Rudolf Steiner hat gerade auch den zukünftigen Menschen in seiner Leiblichkeit in klaren Konzeptionalisierungen und klarer Begrifflichkeit beschrieben. Durch kraftvolle moralische Wandlung aller Seelenprozesse, durch die metamorphosierende Arbeit des menschlichen Ich am Seelen- bzw. Astralleib (siehe Seite 51 f.), kann der Mensch das sogenannte Geistselbst entwickeln.[66] Dies stellt die Zukunft der Menschheit dar.

Zukunft der Menschheit

Wenn wir einst aus diesem Wesen heraus handeln, können wir eine Kultur des Mitgefühls, der Empathie und auch des Friedens generieren, von der wir heute noch sehr weit entfernt sind.

Es scheint mir aber, dass es insbesondere in der Therapie von Traumatisierten und der Arbeit an Täter-Introjekten darauf ankommt, dass die Therapeuten und Helfenden heute schon diese Ebene erreichen, um wirklich dem Ich und auch den zukünftigen Anteilen des Betroffenen überhaupt gegenübertreten zu können. Es reicht nicht mehr, aus dem Mitgefühl heraus, aus einem kräftigen Ich heraus mit Trauma-Patienten zu arbeiten, wir brauchen diese neue Dimension einer verwandelten Seele, d. h., dass der Therapeut selber zur Versöhnung, zum Verzeihen, zu tiefen Transformationen in der Lage sein muss, um den Betroffenen wieder an die geistige Welt anzubinden und an seine eigene Zukunft.

Erweiterung der therapeutischen Fähigkeiten

Dies zeigt zum einen eine tiefe schicksalhafte Verbindung zwischen den Betroffenen und dem Therapeuten bzw. Arzt. Zum anderen wird der traumatische Patient somit zum Anlass zur Erweiterung der therapeutischen Fähigkeiten, der Wahrnehmungsdimensionen und der inneren Schulung des Therapeuten selber. Die Psychotraumatologie zwingt quasi den Therapeuten, an sich zu arbeiten, seine Seelenkultur zu verfeinern, um überhaupt in Übertragung bzw. Gegenübertragung entsprechend achtsam und in keiner Weise gewaltsam mit den Betroffenen arbeiten zu können. Das Phänomen der Gegenübertragung und Übertragung (bei der Gefühle und Erwartungen aus anderen Beziehungen in eine spätere Beziehung übernommen werden bzw. sich vor allem in der Patienten-Therapeuten-Beziehung widerspiegeln) ist so fein, dass es gerade bei Trauma-Betroffenen wie ein Spiegel benutzt wird. Diese sind so feinfühlig und sensitiv, dass sie jede Verrohung, jede Gewalt, jeden Gedanken und jedes Gefühl in der Seele des Therapeuten sozusagen lesen können. Dies führt dann häufig zum Rückzug, zu Therapieabbrüchen und einer mangelnden Bereitschaft, sich auf die Therapie einzulassen.

Feinfühligkeit der Betroffenen

Es ist also die Aufgabe und Herausforderung für den Helfenden, egal ob als NGO-Mitarbeiter, als Arzt oder Therapeut, sich diesbezüglich so zu schulen und auszubilden, dass es ihm schon jetzt möglich ist, eine verwandelte Seele, einen verwandelten Astralleib zu enwickeln und somit dem Patienten als Vorbild, als Ebenbild, als »Interaktionsmodell« für Heilung und Genesung und Zukünftigkeit gegenüberzutreten. So gesehen könnte man den Trauma-Betroffenen sogar fast als eine Art »Entwicklungshelfer« für den Therapeuten bezeichnen. Eine wunderbare, berührende Vorstellung – eine Art gemeinsames Stärkerwerden, ein beidseitiges Wachstum und eine kollektive Transformation.

gemeinsames Stärkerwerden

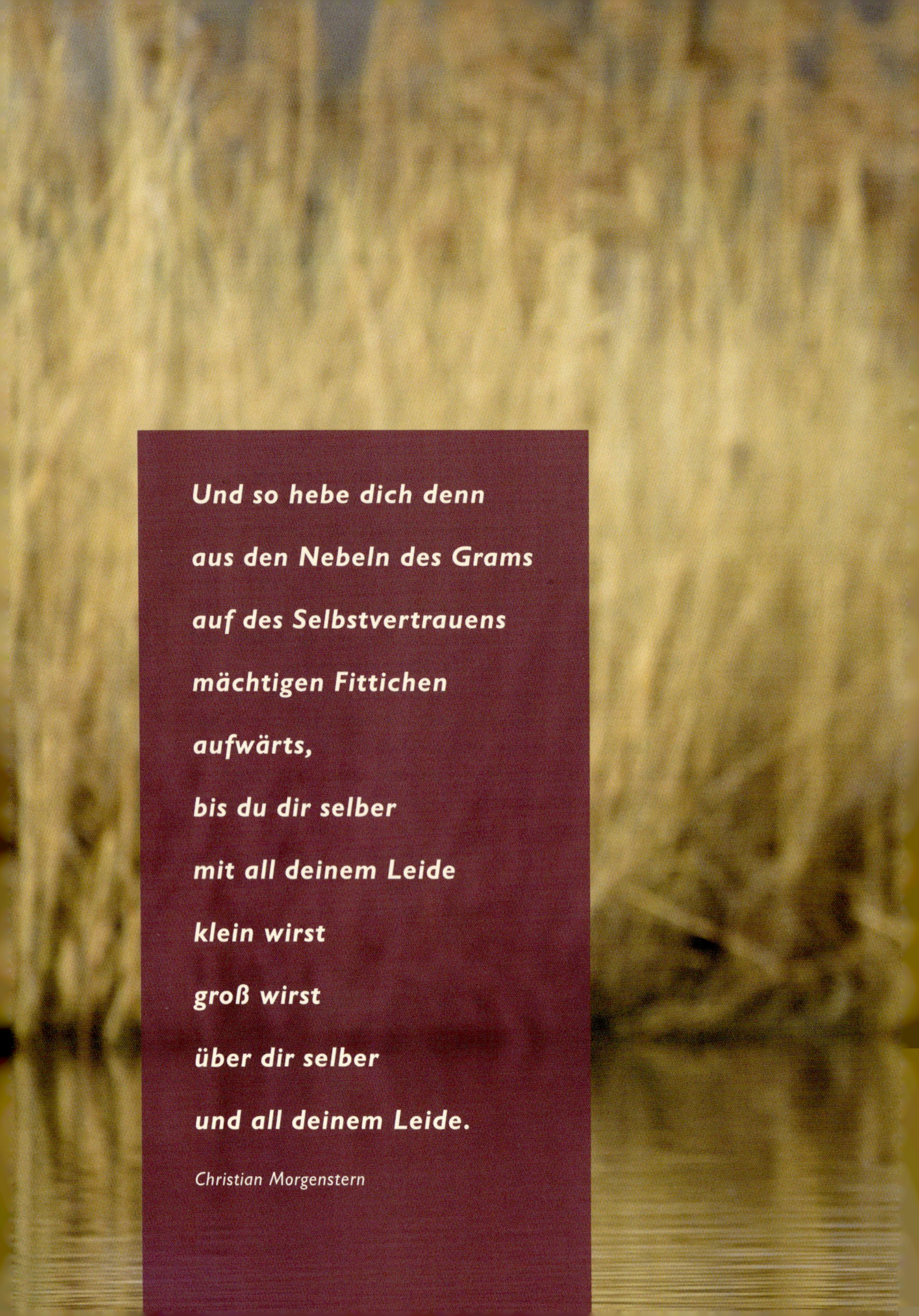

Und so hebe dich denn

aus den Nebeln des Grams

auf des Selbstvertrauens

mächtigen Fittichen

aufwärts,

bis du dir selber

mit all deinem Leide

klein wirst

groß wirst

über dir selber

und all deinem Leide.

Christian Morgenstern

Der anthroposophische Schulungsweg in der Therapie von Trauma und Trauma-Folgestörungen

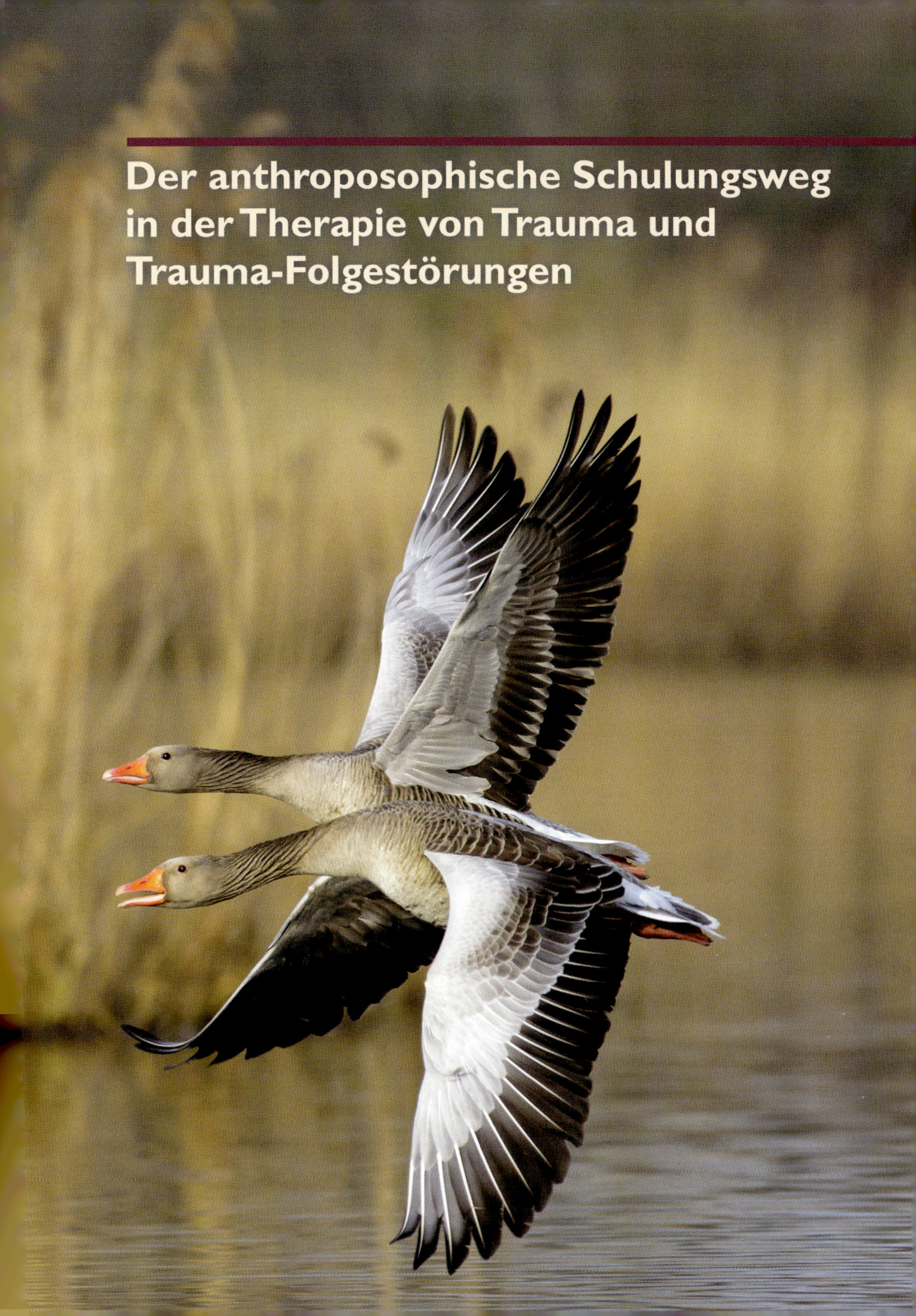

*Das Wirken über das Vorbild ist eine Möglichkeit,
die einzige Möglichkeit zur Veränderung.*
Albert Schweitzer

Integration von Spiritualität, Seelsorge, Elementen von Weltreligionen

Es ist erstaunlich, dass es vielleicht kein Gebiet in der Psychosomatik, Psychotherapie und Psychiatrie gibt, in der sich so rasch eine spirituelle Praxis und religiöse Aspekte von Seelsorge, aber auch Elemente von verschiedenen Weltreligionen integriert haben wie in der Behandlung von Traumata und Trauma-Folgestörungen. Luise Reddemann hat in ihren Therapiemanualen viele spirituelle Inhalte und schamanistische, buddhistische sowie indianische Rituale integriert. Die sogenannte dritte Welle der Verhaltenstherapie hat mit der dialektisch-behavioralen Borderline-Therapie von Marsha Linehan und der achtsamkeitsbasierten Therapie nach Jon Kabat-Zinn zentrale Lehrinhalte, Methoden und Schulungsaspekte des tibetischen Buddhismus, des Vipassana-Buddhismus und der Yogaschulung des Hinduismus aufgegriffen und als Therapiemodule konzeptionalisiert und manualisiert, mit mittlerweile sogar ausgedehnter Wirksamkeits- und Therapieforschung.

Anthroposophie als mitteleuropäischer Weg

Die Anthroposophie möchte einen eigenständigen mitteleuropäischen Weg aufzeigen. Sie basiert auf modernem wissenschaftlichem Denken und dem Christentum. Rudolf Steiner hat sehr frühzeitig den Schulungsweg des mitteleuropäischen Menschen als einen notwendigen inneren Weg dargestellt, um zu Wahrnehmungen dessen zu kommen, was er in seiner Forschung dargestellt hat: die Wahrnehmung von Reinkarnation und Karma, des lebendigen Menschen mit seinen übersinnlichen Anteilen, der Chakren (der inneren höheren Organe bzw. »Energiezentren«, auch Lotosblumen genannt), des Astralleibes und weiterer Dimensionen.[67] Alle sogenannten Wesensglieder des Menschen (siehe auch Seite 51 f.), aber auch die Schicksalskräfte sind primär übersinnlich und dennoch der inneren Schau bei entsprechend entwickelter Wahrnehmung zugänglich. Zum anderen haben sämtliche meditativen Übungen einen reinigenden, stabilisierenden Charakter, da sie moralisch wirksam sind und die höheren Energiezentren des Menschen stärken.

Welche Aspekte des Schulungsweges sind nun in der Trauma-Therapie einsetzbar und von positiven Erfahrungen begleitet, welche Aspekte haben sich also bewährt?

Harald Haas hat dazu bereits einiges publiziert[68] und setzt verschiedene Aspekte, unter anderem auch Mantren vor allem von Rudolf Steiner, konkret im Sinne eines anthroposophischen Achtsamkeitsweges in der Behandlung, aber auch in der Psychoedukation und Psychohygiene ein.

anthroposophischer Achtsamkeitsweg

Aus meiner Erfahrung ist zunächst das Allerwichtigste, dass sich der Patient wieder als Ich-kompetent, als selbstbestimmt erlebt und einen eigenständigen zentrierten, Ich-bezogenen Kontakt zur geistigen Welt wiederaufzunehmen in der Lage ist. Das bedeutet, dass er überhaupt die spirituelle Welt als Wirklichkeit erlebt und einen Zugang findet.

Übungen und Meditationstexte

Bei Dissoziation und Hyperarousal (siehe Seite 95 ff. und 31) können Konzentrationsübungen im Sinne von Wahrnehmungsübungen sehr hilfreich sein, beispielsweise die sechs Nebenübungen des anthroposophischen Schulungsweges, die trotz der Bezeichnung »Nebenübungen« von zentraler Bedeutung sind und idealerweise so selbstverständlich in das Alltagsleben integriert werden können wie das Zähneputzen und die Nahrungsaufnahme. Diese Übungen sind einfach, jederzeit durchführbar und setzen an zentralen Alltagstugenden an, wie

Nebenübungen

- Gedankenklarheit,
- Willenskraft,
- Gleichmut im Sinne von Ausgeglichenheit und Gelassenheit,
- Positivität,
- Unbefangenheit sowie
- inneres Gleichgewicht.[69]

Die sechs Nebenübungen des anthroposophischen Schulungsweges

- ***Gedankenklarheit:*** Inhalt der ersten Nebenübung ist es, sein Denken jeden Tag wenigstens für eine kurze Zeit von der Flut der Gedanken zu befreien. Dies kann man beispielsweise durch die meditative Konzentration auf einen einfachen Gegenstand erreichen.
- ***Willensstärke:*** Um den Willen zu kräftigen, ist es hilfreich, jeden Tag eine kleine, völlig unbedeutende Handlung durchzuführen, die man

sich normalerweise nie vorgenommen hätte, die also aus reiner Willenskraft erfolgen muss.

- *Gelassenheit:* Diese Übung besteht darin, sich in Momenten starker Gefühle wie Traurigkeit, Angst, aber auch Freude nicht von diesen Gefühlen übermannen zu lassen, sondern an ihnen Ausgeglichenheit zu üben.
- *Positivität:* Um diese Eigenschaft zu fördern, ist es wichtig, in allen Erfahrungen und Dingen immer das Gute und Schöne aufzusuchen. Das bedeutet nicht, vor allem Schlechten die Augen zu verschließen und Negatives gutzuheißen, sondern sich einen Zugang, ein Verständnis auch für das Negative zu eröffnen, um letztendlich zu versuchen, es zu überwinden oder zu verbessern, statt es nur zu kritisieren.
- *Unbefangenheit:* Um diese Qualität zu entwickeln, sollte man versuchen, jeder neuen Erfahrung unbelastet, neugierig und unbefangen gegenüberzutreten.
- *Inneres Gleichgewicht:* Diese Eigenschaft stellt sich von allein ein, wenn die vorangegangenen Übungen in regelmäßiger Abwechslung über einen längeren Zeitraum durchgeführt wurden.

Ich- und seelenstabilisierend

Es handelt sich also um sehr alltagsbezogene Ich- und seelenstabilisierende Übungen, die unter Anleitung und in entsprechender Übertragung auf die jeweilige therapeutische Situation sehr hilfreich sein können. Durch diese Übungen wird vor allem eines der höheren Energiezentren des Menschen, das sogenannte Herzchakra, ausgebildet. Die Entwicklung dieser Chakren bedeutet, dass man auf dem Weg hin zum »zukünftigen Menschen« (siehe auch Seite 196 f.) vorangeschritten ist.

Im Jahr 1912 hat Rudolf Steiner in dem Vortrag *Nervosität und Ichheit* auf das damals bereits sehr gängige Symptom der Nervosität als ein zivilisatorisches Schwäche- und Mangelsyndrom hingewiesen. Zu dieser Zeit gab es das Konzept der Neurasthenie, der nervösen Erschöpfung.

innersten Wesenskern mit Handlungen verbinden

In diesem Vortrag werden Übungen zur Stärkung der Lebenskräfte, des Ätherleibes, zur seelischen Erkraftung und Stabilisierung, aber auch zur Stärkung des Ich vorgestellt. Ein wesentlicher Zug der meisten dieser Übungen besteht darin, unseren innersten Wesenskern, das Ich, mit dem zu verbinden, was wir tun, es an unsere Alltagshandlungen anzuschließen.[70]

- Eine wesentliche Übung, um mehr »bei sich« zu sein, besteht darin, einen Alltagsgegenstand jeden Tag an einer anderen Stelle abzulegen. Dabei ist es wichtig, in diesem Moment gedanklich bei der Sache zu sein und sich das Bild des Gegenstands an dem jeweiligen Ort einzuprägen. Dies wirkt der Zerstreutheit und Vergesslichkeit, die wiederum in einem Zusammenhang mit der Nervosität stehen, entgegen.
- Hilfreich ist es beispielsweise auch, für eine Weile bewusst ein anderes Schriftbild anzunehmen. In diesem Moment geschieht das Schreiben nicht mehr wie automatisch, sondern langsam und bewusst – so, als ob man es zum ersten Mal täte. Alltägliche Verrichtungen so zu tun kann dem Organismus Kraft geben.
- Man kann auch Dinge, die man normalerweise mit der rechten Hand ausübt, eine Weile mit der linken Hand ausführen.
- Eine Stärkung für den Äther- oder Lebensleib (siehe Seite 51 f.) bedeutet es, wenn wir Dinge, die wir wissen (beispielsweise Auflistungen oder geschichtliche Daten), nicht in der gewöhnlichen Reihenfolge, sondern rückwärts durchdenken.
- Eine weitere gute Übung ist es, sich bei dem, was man tut, quasi selbst anzuschauen oder auch sich ein inneres Bild von dem, wie man sich bewegt, zu machen.
- Die Willenskraft wird gefördert, wenn man sich Wünsche, deren Erfüllung einem große Freude bereiten würde, die aber auch ohne Schaden unerfüllt bleiben könnten, versagt.
- Das Ich erfährt eine Stärkung, wenn wir »alles dasjenige von unserer Seele wegweisen, was in gewisser Beziehung einen Gegensatz zwischen uns und der übrigen Welt aufrichtet«.[71] Gemeint ist damit insbesondere ungerechtfertigte Kritik, namentlich an Mitmenschen.

Hilfreich kann auch der sogenannte *achtgliedrige Pfad* sein. Schon in vorchristlicher Zeit wurde er erstmalig von Buddha geschildert. Rudolf Steiner hat ihn aufgegriffen und leicht adaptiert, sodass er uns in einer sehr alltagstauglichen Form vorliegt, die relativ einfach durchzuführen ist und zur Zentrierung und inneren Ausrichtung beitragen kann.[72] Es geht dabei nicht mehr um die Befreiung vom Leiden, wie es bei Buddha in erster Linie noch der Fall war, sondern es ist eine intensive, alltagsrelevante Arbeit der Umwandlung der inneren Seele gemeint. Richtiges Denken, richtiges Vorstellen, richtiges Spre-

achtgliedriger Pfad

grundlegende Haltungen

chen, gutes Zuhören, Achtsamkeit mit sich und der Umwelt und vieles andere mehr sind die grundlegenden Haltungen, die geübt werden.

Der achtgliedrige Pfad

- Als Erstes sollte man darauf achten, auf welche Art und Weise man sich seine ***Vorstellungen*** aneignet. Wie gehen wir mit unserem Gedanken- und Vorstellungsleben um? Geschieht dies eher zufällig, je nachdem, was von außen an uns herandringt? Wichtig ist es, sich nur Vorstellungen zu bilden, die eine Bedeutung für uns gewinnen, die uns »eine bestimmte Botschaft, eine Kunde über Dinge der Außenwelt« bringen. Unsere Begriffswelt soll so gestaltet sein, dass sie »ein treuer Spiegel der Außenwelt wird«.[73]
- Die zweite Übung stellt unsere ***Entschlüsse*** in den Mittelpunkt, den Umgang mit bewusstem Handeln. Gedankenloses Handeln und bedeutungsloses Tun soll vermieden werden. Vielmehr sollte man sich nur aus gegründeter, voller Überlegung zu einer Handlung entschließen, selbst wenn diese eher unbedeutend ist.
- ***Achtsames und bewusstes Umgehen mit dem Wort:*** Alles Reden um des Redens willen bringt uns nicht weiter. Eine Stärkung kann man erfahren, wenn nur das, was Sinn und Bedeutung hat, über unsere Lippen kommt.
- ***Achtsame Integration der Handlungen in unser soziales Umfeld:*** Unsere Handlungen sollten so geartet sein, dass sie unsere Mitmenschen nicht stören und im Zusammenhang mit den Vorgängen in unserer Umgebung stimmig sind. Wir sollen uns mit unseren Handlungen harmonisch in unser Umfeld eingliedern.
- ***Natur- und geistgemäße Lebensweise, achtsame, gesundende Lebensgestaltung:*** Wir können unsere Kräfte stärken, indem wir weder überhastet noch träge handeln, sondern die harmonische Mitte zwischen diesen Polen wählen.
- ***Selbsterkenntnis und ausbalanciertes In-der-Welt-Stehen:*** Wir sollten unser Können, unsere Fähigkeiten einschätzen und nichts unternehmen, was über unsere Kräfte geht, aber auch nichts unterlassen, was wir mit unseren Kräften vermögen – am besten im Sinne der großen Ideale der Menschheit.

- Hilfreich ist auch das ***Streben,*** möglichst viel vom Leben zu lernen und sich einen reichen Schatz an Erfahrungen zu erwerben.
- ***Regelmäßige Innenschau (Reflexion, inneres »Retreat«), Beschaulichkeit:*** Wer die Möglichkeiten des achtgliedrigen Pfades nutzen möchte, sollte »von Zeit zu Zeit Blicke in sein Inneres tun; er muss sich in sich selbst versenken, sorgsam mit sich zu Rate gehen, seine Lebensgrundsätze bilden und prüfen, seine Kenntnisse in Gedanken durchlaufen, seine Pflichten erwägen, über den Inhalt und Zweck des Lebens nachdenken usw.«[74]

achtsamer Umgang mit Seelenvorgängen

Beim achtgliedrigen Pfad handelt es sich also vor allem darum, mit bestimmten Seelenvorgängen achtsam und sorgfältig umzugehen. Ganz allgemein formuliert sind in unserem Zusammenhang insbesondere Wahrnehmungsübungen, Kontemplationsübungen und Methoden der Bewusstseinsfokussierung hilfreich.

Übungen für die Wochentage

Mit den sieben Übungen, die Rudolf Steiner für die einzelnen Wochentage gegeben hat, werden die Qualitäten des achtgliedrigen Pfades in die zeitliche Dimension hineingestellt, was bei regelmäßigem Üben eine tiefere Beziehung zum »lebendigen Zeitwesen« ermöglichen kann.

Für die Tage der Woche
Samstag: die richtige Meinung
Sonntag: das richtige Urteil
Montag: das richtige Wort
Dienstag: die richtige Tat
Mittwoch: der richtige Standpunkt
Donnerstag: alle vorangegangenen Übungen zur Gewohnheit werden lassen
Freitag: das richtige Gedächtnis
von Zeit zu Zeit: die richtige Beschaulichkeit.[75]

Monatstugenden

Für eine heilsame Arbeit an der Seele eignen sich auch die zwölf Tugenden, die von der Theosophin Helena Blavatsky dem Tierkreis zugeordnet und von Rudolf Steiner in ihren verwandelnden Eigenschaften beschrieben wurden. Werden diese seelisch-geistigen Tugenden in den ihnen zugeordneten

Monaten intensiv geübt, kann sich eine entsprechende innere Seelenstimmung verbunden mit verwandten seelischen Kräften einstellen im Rhythmus des Lebensleibes, d. h. von 28 Tagen.

Rhythmus des Lebensleibes

Die Monatstugenden

Widder	April	Ehrfurcht wird zu Opferkraft.
Stier	Mai	Inneres Gleichgewicht wird zu Fortschritt.
Zwilling	Juni	Ausdauer (Durchhaltekraft, Standhaftigkeit) wird zu Treue.
Krebs	Juli	Selbstlosigkeit wird zu Katharsis.
Löwe	August	Mitleid wird zu Freiheit.
Jungfrau	September	Höflichkeit wird zu Herzenstakt.
Waage	Oktober	Zufriedenheit wird zu Gelassenheit.
Skorpion	November	Geduld wird zu Einsicht.
Schütze	Dezember	Gedankenkontrolle (Kontrolle der Sprache, Beherrschung der Zunge) wird zu Wahrheitsempfinden.
Steinbock	Januar	Mut wird zu Erlöserkraft.
Wassermann	Februar	Diskretion (Verschwiegenheit) wird zu Meditationskraft.
Fische	März	Großmut wird zu Liebe.

Am besten beginnt man immer am 21. des Vormonats mit dem Üben einer Tugend.[76]

Wochensprüche des Seelenkalenders

Ebenso sind die sogenannten »Wochensprüche« aus dem *Seelenkalender* von Rudolf Steiner als eine rhythmische Begleitung durch das Jahr im Sinne einer Erkraftung der Seelen- und Lebenskräfte zu empfehlen.[77] Dabei muss man nicht unbedingt eine intensiv meditative Lebensweise anstreben, man kann aber durch diese geistigen Inhalte zu einem vertieften Zeit-, Selbst- und Naturbewusstsein kommen, indem man die seelische, geistige, ätherische Signatur der Prozesse in Mensch und Natur im Sinne einer Jahresrhythmik auf sich wirken lässt. Die Seele kann sich dadurch wieder in den Jahreslauf integrieren.

Diese drei dem Zeitverlauf zugeordneten Übungen, die Übungen für die einzelnen Tage der Woche, der Monatstugenden und des Seelenkalenders, führen zu einer rhythmischen Vertiefung und Durchdringung der Woche, des

Monats, des Jahres. Die Seele und der Lebensleib werden somit kontinuierlich im Naturerleben geschult und nehmen intensiv daran teil.

Mantren

Sehr bewährt haben sich auch einzelne Mantren (Kraftworte), die rhythmisch und regelmäßig geübt werden und im Sinne einer Fokussierung und Zentrierung helfen können. Hier kommt es nicht auf die Quantität an, es müssen nicht viele Sprüche, Mantren oder Texte gesprochen oder meditiert werden, sondern auf die Qualität, Intensität, auf das regelmäßige liebevolle Vertiefen, Bewegen und Meditieren von einem Spruch oder Mantram. Weniger ist auch hier mehr.

Insbesondere haben sich einige Mantren aus Rudolf Steiners *Anweisungen für eine esoterische Schulung* sehr bewährt, zum Beispiel der Kraftspruch »Ich trage Ruhe in mir«, ein sehr heilsames, zentrierendes Mantram, das auch von unruhigen, dissoziierten, sich aufgelöst und zersplittert erlebenden Patienten gerne verwendet wird.

Ich trage Ruhe in mir,
ich trage in mir selbst
die Kräfte, die mich stärken.
Ich will mich erfüllen
mit dieser Kräfte Wärme,
ich will mich durchdringen
mit meines Willens Macht.
Und fühlen will ich,
wie Ruhe sich ergießt
durch all mein Sein,
wenn ich mich stärke,
die Ruhe als Kraft
in mir zu finden
durch meines Strebens Macht.[78]

Ergreifen des Willens

Ich selber habe das Buch *Anweisungen für eine esoterische Schulung* vielen Patienten empfohlen und ein sehr positives Feedback bekommen. Es ist für mich die wesentliche Literatur Rudolf Steiners zu diesem Thema.

Im Hinblick auf die Schulung zur Selbstlosigkeit und zum Ergreifen des Willens kann folgender Spruch meditiert werden:

Sieghafter Geist
durchflamme die Ohnmacht
zaghafter Seelen.
Verbrenne die Ichsucht,
entzünde das Mitleid,
dass Selbstlosigkeit,
der Lebensstrom der Menschheit,
wallt als Quelle
der geistigen Wiedergeburt.[79]

Selbst- und Welterkenntnis

Einen zentralen Meditationstext der Selbst- und Welterkenntnis stellt der sogenannte »Grundsteinspruch« von Rudolf Steiner dar, der sich allerdings eher nicht für die Arbeit mit Patienten eignet.[80]

Als Heilmantram für das Herz kann folgender Spruch angewandt werden:

Ich höre das Sonnenwort
es spricht
Licht scheine in dein Herz
Herzenslicht
stärke deine Menschenkraft
du wirst gesund
durch das Sonnenwort.[81]

Michael-Imagination

Ein weiterer grundlegender Spruch, in dem sich Rudolf Steiner an den Erzengel Michael wendet, ist folgender:

Michael-Imagination

Sonnenmächten Entsprossene,
leuchtende, Welten begnadende
Geistesmächte, zu Michaels Strahlenkleid
seid ihr vorbestimmt vom Götterdenken.

Er, der Christusbote, weist in euch
menschentragenden, heil'gen Welten-Willen;
ihr, die hellen Ätherwelten-Wesen,
trägt das Christuswort zum Menschen.

So erscheint der Christuskünder
den erharrenden, durstenden Seelen;
ihnen strahlet euer Leuchte-Wort
in des Geistesmenschen Weltenzeit.

Ihr, der Geist-Erkenntnis Schüler,
nehmet Michaels weises Winken,
nehmt des Welten-Willens Liebe-Wort
in der Seelen Höhenziele wirksam auf.[82]

den Tag einleiten

Rudolf Steiner hat außerdem einen Spruch gegeben, der geeignet ist, den Tag einzuleiten, sich die Kräfte der Nacht zu vergegenwärtigen und diese in den Tag hineinzunehmen. Er wird auch in Waldorfschulen verwendet.

Der Sonne Licht
es hellt den Tag
nach finstrer Nacht:
Der Seele Kraft
sie ist erwacht
aus Schlafes Ruh':
Du meine Seele
sei dankbar dem Licht
es leuchtet in ihm
des Gottes Macht;
du meine Seele
sei tüchtig zur Tat.[83]

Kraft der Sonne

Ein weiterer Spruch regt dazu an, sich von der Kraft der Sonne innerlich bescheinen und stärken zu lassen und den Tag so zu segnen.

Strahlender als die Sonne
reiner als der Schnee
feiner als der Äther
ist das Selbst,
der Geist in meinem Herzen.
Dies Selbst bin Ich,
Ich bin dies Selbst.[84]

Schließlich sei noch ein konzentrierter, kurzer Spruch erwähnt, der grundlegend das Erleben des Selbstes bis in den innersten Persönlichkeitskern anregt, ermöglicht und rhythmisch erarbeitet.

> In den reinen Strahlen des Lichtes
> erglänzt die Gottheit der Welt.
> In der reinen Liebe zu allen Wesen
> erstrahlt die Göttlichkeit meiner Seele.
> Ich ruhe in der Gottheit der Welt;
> ich werde mich selbst finden
> in der Gottheit der Welt.[85]

Dies ist ein prägnanter Spruch, der es ermöglicht, sich mit dem Makrokosmos, dem Vatergott zu verbinden aus seinem inneren Selbst und der eigenen Persönlichkeitskraft heraus.

Übungen des Daskalos

Nicht zuletzt haben sich mir auch Übungen bzw. Meditationen von dem der Anthroposophie nahestehenden Daskalos (Dr. Stylianos Atteshlis) aus Zypern sehr bewährt, der auf seiner Heimatinsel, aber auch in ganz Europa als großer Heiler und geistiger Lehrer gewirkt hat.[86] Manche seiner Übungen sind sehr einfach und wirken insbesondere im Lebenskräfteleib und im Astralleib. Sie arbeiten mit der Wirklichkeit von Gedanken und Gefühlen und können dem Patienten wieder Sicherheit, Zentrierung, Anbindung an seine innere Führung und Vertrauen in das Gute in der Welt vermitteln. Dies ist überhaupt ein zentraler Aspekt bei der Integration von Schulungselementen in die Therapie, dass der Patient wieder das Gute, das Wahre, das Schöne erleben und wieder einen Kontakt zu den positiven Kräften, die es in dieser Welt wesenhaft gibt, herstellen und eigenständig pflegen kann. Hierzu ist der Therapeut Mediator; er muss jedoch auch selbst Zugang zu dieser Welt haben und dies authentisch und positiv vermitteln.

Regelmäßigkeit

Wie aus der heutigen Meditationsforschung bekannt, kommt es beim Umgang mit solchen Mantren vor allen Dingen auf die Regelmäßigkeit an. Nur Regelmäßigkeit führt zu einer Veränderung von Neurobiologie, Atmung, aber auch der Empathiefähigkeit und des sozialen Wahrnehmens.

Zu Beginn ihrer Tätigkeit, aber auch in ihren weiteren Schriften hat zum Beispiel Luise Reddemann immer wieder darauf hingewiesen, wie wichtig die Selbstfürsorge für Trauma-Therapeuten ist, und zu diesem Zweck spirituelle Praktiken und Psychohygiene dringend empfohlen und mit Kollegen in Wochenendseminaren erübt. Dies sollte mit den Ausführungen in diesem Buch betont und unterstrichen werden. Die wichtigen Beiträge, die Rudolf Steiner in seinen Schriften, Meditationen, Mantren und Übungen überliefert hat, stellen einen großen Schatz heute unverzichtbarer Elemente von Selbstfürsorge, Psychohygiene und Resilienz dar.

Selbstfürsorge, Psychohygiene und Resilienz

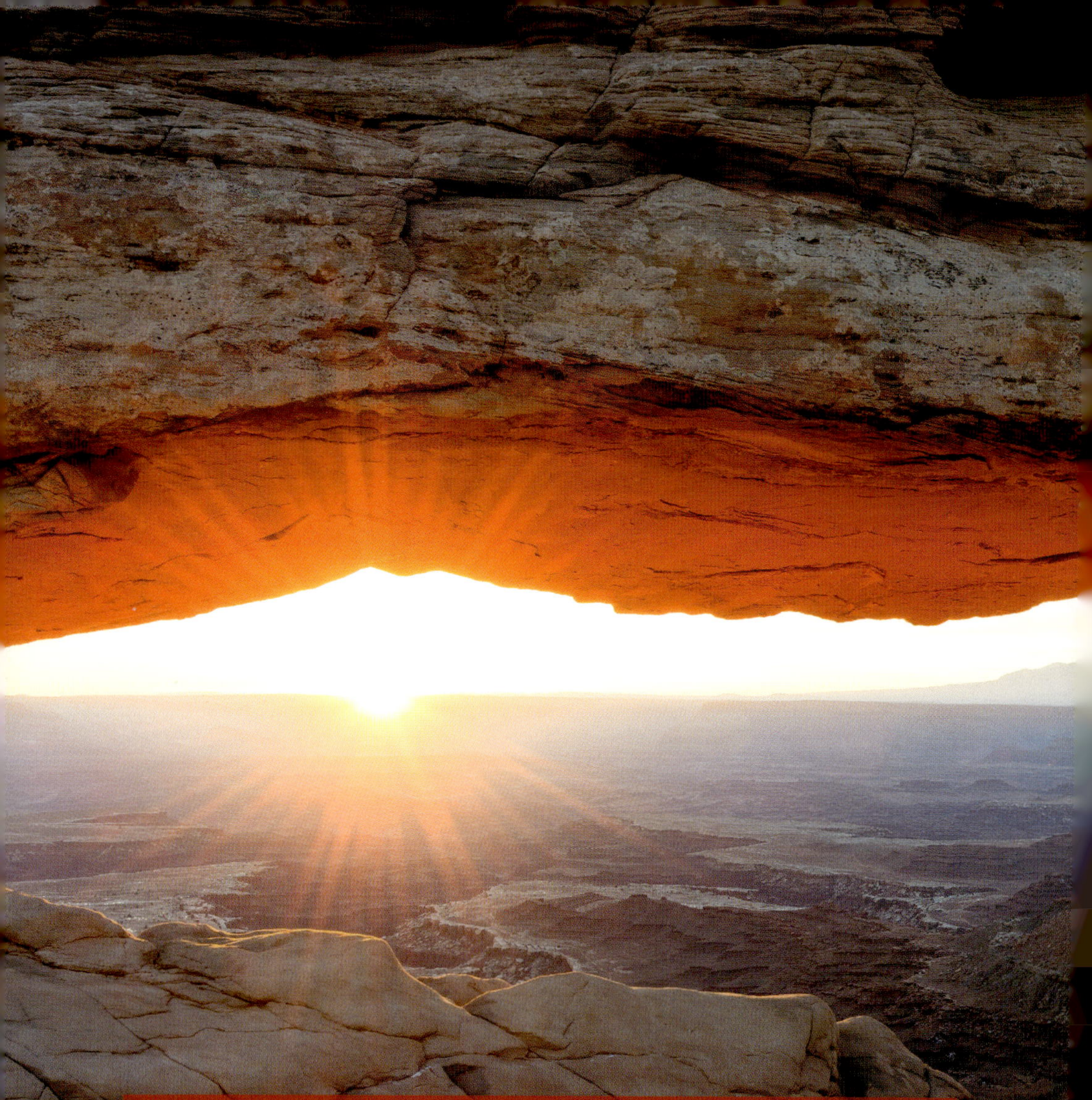

Nur manchmal, während wir so schmerzlich reifen,
dass wir an diesem beinah sterben, dann:
formt sich aus allem, was wir nicht begreifen,
ein Angesicht und sieht uns strahlend an.

Rainer Maria Rilke

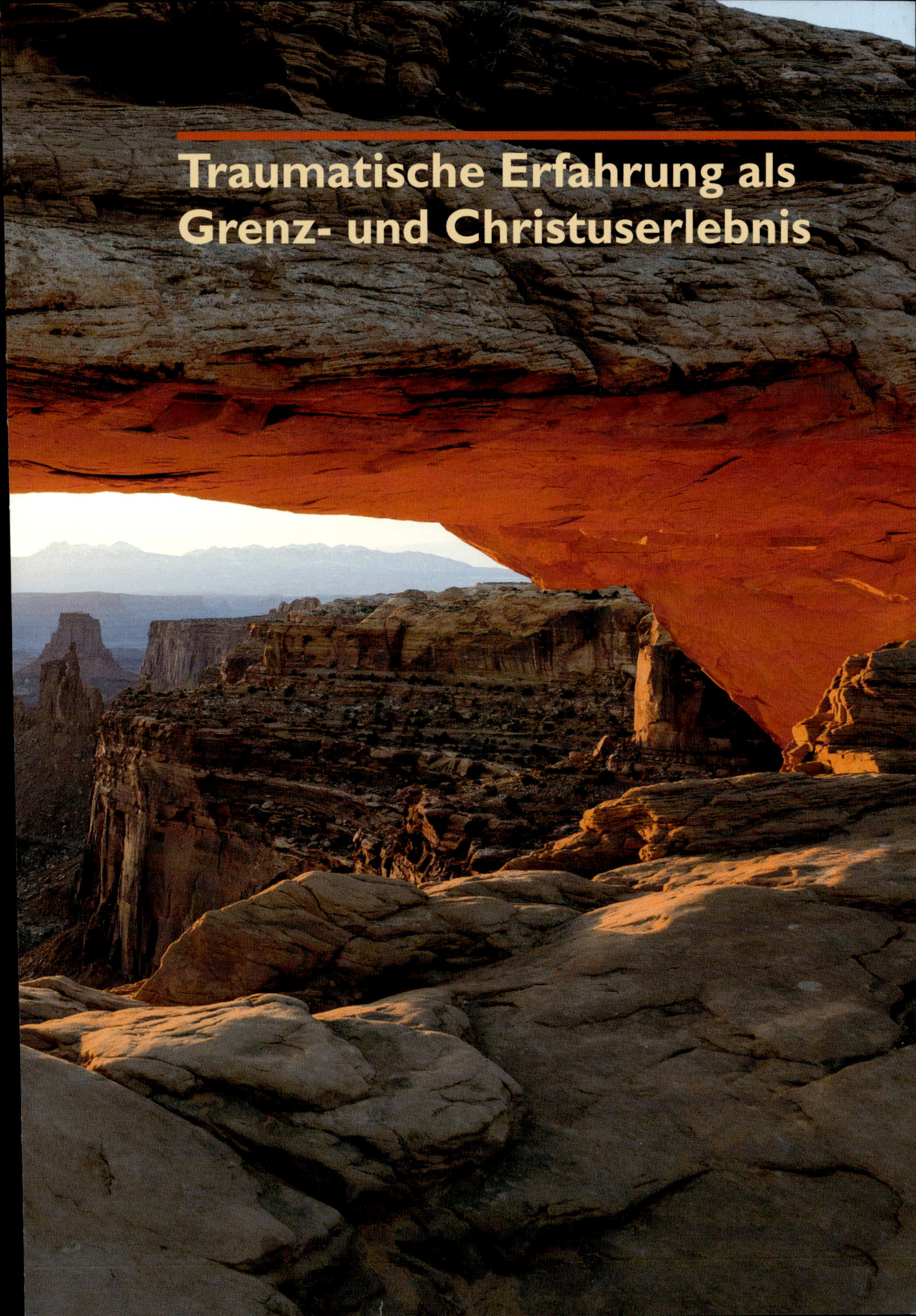
Traumatische Erfahrung als
Grenz- und Christuserlebnis

Im nun folgenden Kapitel möchte ich mich der spirituellen Dimension des Traumas und der Trauma-Behandlung sowohl für die Betroffenen als auch für Therapeuten und Helfer widmen.

Nahtoderlebnisse

Seit den ersten Beschreibungen von Nahtodeserfahrungen durch George Ritchie und Raymond Moody[87] sind immer wieder vielfältige Berichte von Menschen veröffentlicht worden, die klinisch tot waren, wiederbelebt wurden und alle sehr ähnliche Erlebnisse an der Schwelle des Todes hatten. Manche von ihnen haben dies tief traumatisch erlebt, andere mit Glückseligkeit, quasi als eine euphorische, lebensverwandelnde Erfahrung des Geistigen, des Lichtes, ja sogar des Christus.[88]

Menschen, die traumatische Erfahrungen machen, geraten an die Grenze des Erträglichen, an die Grenze ihres Lebens, ihrer Existenz. Sie gelangen auf diese Weise in einen Bereich der Transzendenz, in dem sie archaischen Urängsten wie der Todesangst begegnen; die Todesangst ist vielleicht *die* Urangst des Menschen. Andererseits kommen sie damit aber gerade auch an eine Schwelle, an der sie die entsprechenden Kräfte erleben, die damit zusammenhängen. Diese Kräfte werden auch von Menschen, die Nahtodeserlebnisse haben, heute vielfach eindrücklich beschrieben und mannigfaltig publiziert.

Ruf nach einer Wandlung

Rudolf Steiner beschreibt in einigen seiner Vorträge, dass die Entscheidung, sich auf einen Schulungsweg zu begeben, häufig in einer schweren, lebensbedrohlichen, traumatischen Situation ihren Ursprung hat.[89] Solche Situationen können demnach als ein Ruf nach einer Wandlung, nach einem geistig ausgerichteten Leben erfahren werden. Es gibt immer wieder Menschen, die tatsächlich durch lebensbedrohliche Situationen, aus denen sie wie durch ein Wunder errettet wurden, tiefe transzendente Persönlichkeitswandlungen erfahren haben.

Begriff der Schwelle

Rudolf Steiner benutzt in seinen Schriften und Vorträgen, insbesondere aber auch in seinen Texten der Freien Hochschule für Geisteswissenschaft sehr häufig den Begriff der Schwelle. Wir kennen diesen Begriff aus den Naturwissenschaften, aber auch im Sinne der Türschwellen, einer Grenze zwischen zwei Räumen, zwischen zwei verschiedenen Dimensionen bzw. als mathematisches Konstrukt.

In unseren Zusammenhängen wird der Begriff der Schwelle gebraucht, da es eine geistige, übersinnliche Welt gibt und eine materielle, physisch sichtbare Welt. Diese beiden Welten sind in gewisser Weise strikt getrennt, es gibt aber auch immer wieder Menschen, die davon berichten können, wie eng diese Welten andererseits miteinander verwoben sind. Dennoch muss, wenn man zu einer Wahrnehmung der übersinnlichen Welt kommen möchte, eine Grenze, eine Schwelle überwunden werden.

getrennt und doch eng verwoben

In diesem Buch wird also von der Wirklichkeit einer übersinnlichen, immateriellen, nicht physischen Welt ausgegangen. Wenn Sie dieser Anschauung nicht folgen wollen und können, sind Sie herzlich eingeladen, zumindest die Gedanken dazu nachzuvollziehen und als »Probe-Erwägungen« anzuschauen.

Die Schwelle zur geistigen Welt zu überschreiten war in früheren Zeiten ein systematischer Schritt, der in der Regel nur mit präziser, langjähriger Schulung in Begleitung eines Lehrers und detaillierter Übung erfolgreich war. Nach den Forschungen Rudolf Steiners ist im 19. und 20. Jahrhundert diese sogenannte Schwelle zwischen geistiger, unsichtbarer und sichtbarer, materieller Welt jedoch immer dünner und brüchiger geworden. D. h. Menschen kommen viel schneller, spontaner und auch ohne intensive Schulung und Übung zum Erleben der geistigen Welt, geistiger Wesen und Phänomene. Zum andern bricht das Geistige intensiver und deutlicher in die physische Welt herein. Auch schildert uns Rudolf Steiner wiederholt, dass der moderne Mensch – was sich zum Teil auch in ähnlicher Weise in den Werken von Carl Gustav Jung und und in anderer moderner Bewusstseinsforschung spiegelt – in seinem tiefen Unterbewusstsein diese Schwelle zwischen sichtbarer materieller und geistiger unsichtbarer Welt bereits überschritten hat, ohne dass dies bis ins Bewusstsein vordringt.[90] Häufig ist das Trauma etwas, das dem Menschen bereits Erlebnisse jenseits dieser Schwelle vermittelt, für die er jedoch über keine Begrifflichkeit verfügt.

Schwelle wird »brüchiger«

Im Buch »Hiob« im Alten Testament kommt Hiob in eine vollkommene Ohnmachts- und Hilflosigkeitssituation. Viele Traumatisierte erleben ihr Trauma als vollkommene Ohnmacht und Hilflosigkeit und fühlen sich ähnlich wie Hiob aus dem Alten Testament ihrer Situation völlig ausgeliefert. Sie haben keinen Zugang mehr zu Ich-bewusster eigener Handlung. Gerade dies kann dann Ausdruck einer tiefen spirituellen sogenannten Nullpunkt-Erfahrung sein.

Nullpunkt-Erfahrung

Es gibt in der Literatur viele Schilderungen von Menschen, die in lebensbedrohlichen Situationen so etwas wie einen Engel erlebt haben, übersinnliche Lichterlebnisse, die tief beruhigend und positiv gestaltend waren, die Sicherheit und Ruhe vermittelt haben. Andere Menschen waren sich sicher, dass

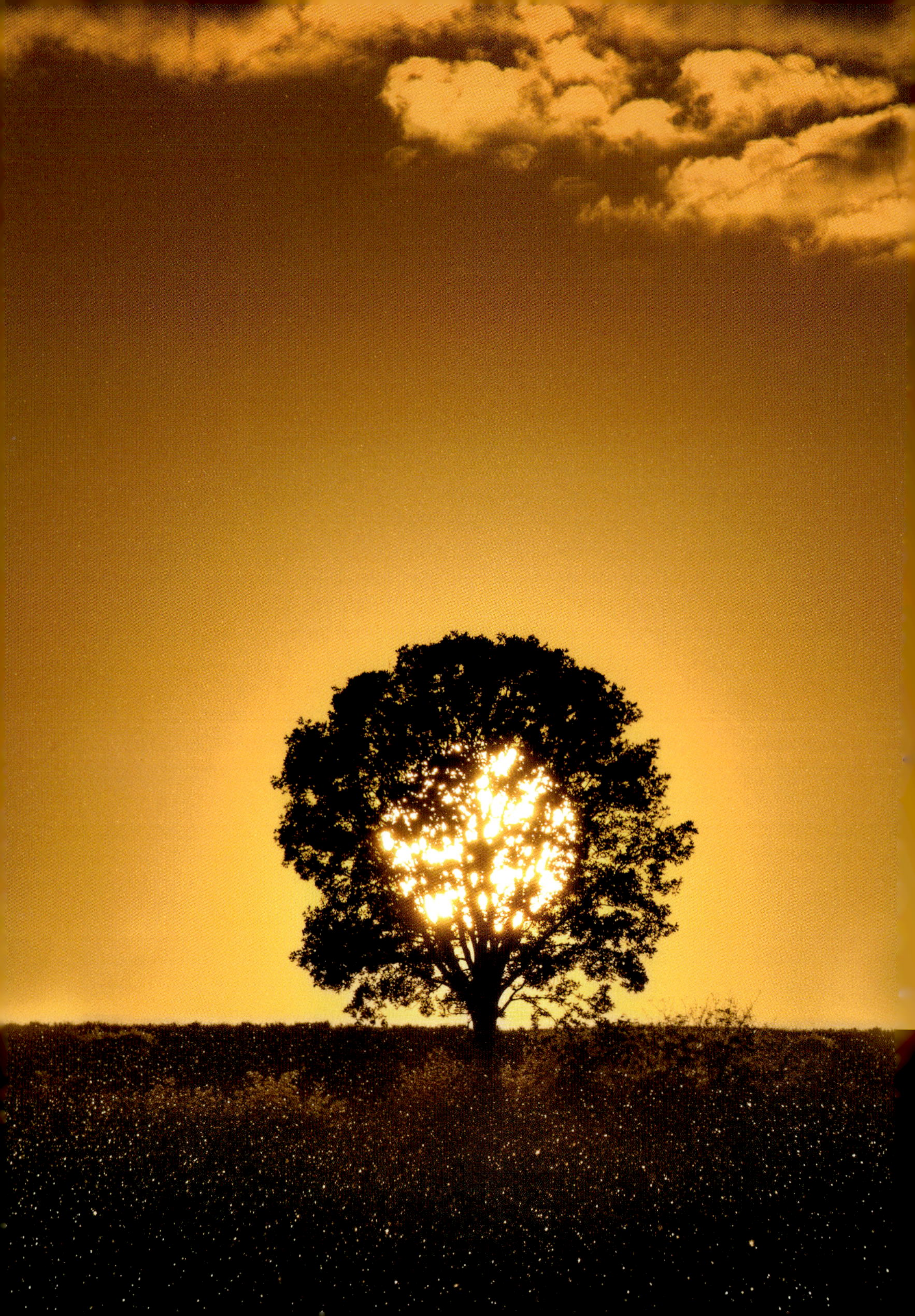

sie etwas Intensives, Lichtvolles, überwältigend Liebevolles erlebt haben, das sie, obwohl sie zumeist nicht unbedingt religiös waren, nur mit dem Begriff »Christus« bezeichnen konnten.

Rudolf Steiner schildert als eine Kernaussage in Vorträgen vor dem Ersten Weltkrieg, dass wir im 20. Jahrhundert mit einer völlig neuen Erfahrung unabhängig von persönlicher Religiosität, ausgeübter Religion und spiritueller christlicher Tradition einen ganz neuen Kontakt, eine ganz neue Wahrnehmungsmöglichkeit der Christuswesenheit, der Zentralfigur des Christentums, aber nach Rudolf Steiner auch der gesamten Menschheitsentwicklung, erleben können.[91] Diese Erlebnissphäre ist die Ebene des Lebendigen, des Ätherreiches. Als Arbeitsbegriff nennt er dies das »Wiedererscheinen des Christus im Ätherischen«, also die Auferstehung der Christuswesenheit im Reich des Lebendigen, in den Naturreichen, in der Ätherwelt.[92]

neue Wahrnehmungsmöglichkeit der Christuswesenheit

Es gibt im 20. Jahrhundert viele Schilderungen, insbesondere nach 1933, die darauf hindeuten, dass Menschen in absolut existenziellen Situationen genau dieses Erlebnis hatten; durchaus auch bekannte Persönlichkeiten, die davon berichten, auch wenn es zum Teil in einem anderen Gewand erscheint und in andere Begriffe gefasst wurde. Das gesamte Werk von Joseph Beuys ist beispielsweise nur durch derartige innerliche Erlebnisse, von denen er auch zaghaft und vorsichtig, zum Teil verschlüsselt spricht, verstehbar. Simone Weil hatte ähnliche Erlebnisse, deren Integration in den Alltag und in ihre Biografie sie quasi überforderten. Bei Antoine de Saint-Exupéry ist der »kleine Prinz« Ausdruck einer tiefen transzendenten Begegnung, die er nach einem Absturz in der Wüste von Nordafrika erlebte.[93]

Ich selber habe etliche Menschen mit schweren traumatischen Erfahrungen kennengelernt, ohne dass sie gleich Symptome gehabt hätten, die mir genau dies berichtet haben: Engelerlebnisse, Lichterlebnisse, ja, sie waren sich absolut sicher: Christuserlebnisse.

Es kommt also zu dem interessanten Phänomen, dass eine Nachtsituation, eine traumatische Situation des Ausgeliefertseins, in der man dem Schatten, dem Dunklen am anderen Menschen begegnet, plötzlich ein Mittel zum Erleben tiefster, religiöser, spiritueller Erfahrungen wird, wie sie intensiver nicht möglich sind. Dies sind natürlich Einzelfälle. Andererseits treffe ich immer wieder auf Patienten, die durch ihr außerkörperliches Erleben, ihre chronische Dissoziation, Depersonalisation und Derealisation, also durch das Auflösen der äußeren Wirklichkeit und des Leiblichen, der Seelenkräfte und der Einheit der Persönlichkeit hellfühlig, zum Teil hellsichtig sind, aber nur sehr

Erleben tiefster spiritueller Erfahrungen

besondere Fähigkeiten

zurückhaltend darüber sprechen. Sie sind in der Lage, in die elementarische Welt zu schauen, haben Engelerlebnisse, entwickeln die Fähigkeit, sogar das Schicksal von Menschen wahrzunehmen.

Ein Patient, der an einer schweren Schizophrenie litt, ist mir sehr gut in Erinnerung geblieben. Er war ein »einfacher Mensch«, Bauhilfsarbeiter, zwei Meter groß und einen Meter breit, sehr muskulös, gefürchtet in der ganzen Region, weil er in einem schizophrenen Schub äußerst aggressiv wurde und bereits vielfach Pfleger schwer verletzt hatte. Er wurde mit einem Depot-Neuroleptikum behandelt und kam einmal im Monat aufgrund juristischer Verordnung zu mir in die ambulante Sprechstunde. Wenn er länger als zwei Tage die Spritze nicht erhalten hatte, wurde er polizeilich ausgeschrieben und in die Sprechstunde geholt, da sonst von einem erneuten Rückfall mit desaströsen Konsequenzen, also erheblicher Fremdgefährdung, ausgegangen werden musste.
Nach mehreren Konsultationen und den entsprechenden Depot-Injektionen in meiner Sprechstunde verließ ich die Ambulanz nach sechs Monaten, und er verabschiedete sich von mir mit den Worten: »Lieber Herr Dr. Schopper, ich möchte Ihnen zum Abschluss noch eine persönliche Geschichte erzählen.« Er berichtete mir, dass er bei seinem letzten schizophrenen Schub, nachdem er wieder einen Gewaltausbruch gehabt und Pfleger verletzt hatte, nicht mehr leben wollte. Er konnte diese Krankheit, die ihn zur Bestie machte, einfach nicht mehr ertragen. Man hatte ihm den Gürtel nicht abgenommen, sodass er sich in seiner Isolations-Sicherheitszelle in der psychiatrischen Klinik damit erhängen wollte. Er schilderte mir, dass es im selben Moment hell im Raum wurde, dass er in dieser Nullpunkt-Situation plötzlich eine helle, warme Stimme wahrnahm und einen von einem Lichtschein umgebenen freundlichen jungen Mann mit langen Locken sah, der ihm völlig vertraut und liebevoll erschien. Er sagte, dieses Wesen sei ihm bekannt vorgekommen. Ob es ein Engel oder Jesus war, wusste er nicht.
Dieses Wesen legte den Arm um ihn und sagte: »Mein Freund, du musst dich nicht umbringen, ich bin ab heute immer für dich da, du kannst dich immer an mich wenden.« Er habe den Gürtel abgenommen, die Figur sei verschwunden, und seitdem habe er keinen Suizidversuch mehr unternommen. Er litt zwar noch an der Krankheit, kam aber nie wieder in eine solche existenzielle Notsituation.
Zum Schluss haute er mir noch auf die Schulter und sagte: »Aber nicht, dass Sie denken, ich spinne, Herr Doktor. Ja, das ist real erlebt. Keine Psychose.«

Bei der heutigen fragilen Leibeskonstitution kann der Mensch leichter an das Erleben der Schwelle herankommen, sowohl der Schatten und dunklen Wesen, der Dämonen und Kräfte von Tod, Hass, Angst und Panik, andererseits aber auch vermehrt an die lichtgeistigen Kräfte und Wesen dieser Welt.

Möglichkeit der Geisterfahrung

Somit scheint die traumatische Erfahrung heute vielfach, so schlimm sie auch sein mag und mit wie viel Leid sie auch verbunden ist, durchaus eine Möglichkeit der Geisterfahrung zu sein. Der Arzt, der Therapeut kann dem Betroffenen dann zur Seite stehen mit Begleitung, Hilfestellung und entsprechender Moderation. Dabei sollte ihm aber diese spirituelle Erlebniswelt des Trauma-Betroffenen nicht ganz fremd sein. Hierzu kann die Anthroposophie eine große Hilfestellung geben.

Freiheit ist das, was du mit dem tust, was dir angetan wird.

Jean-Paul Sartre

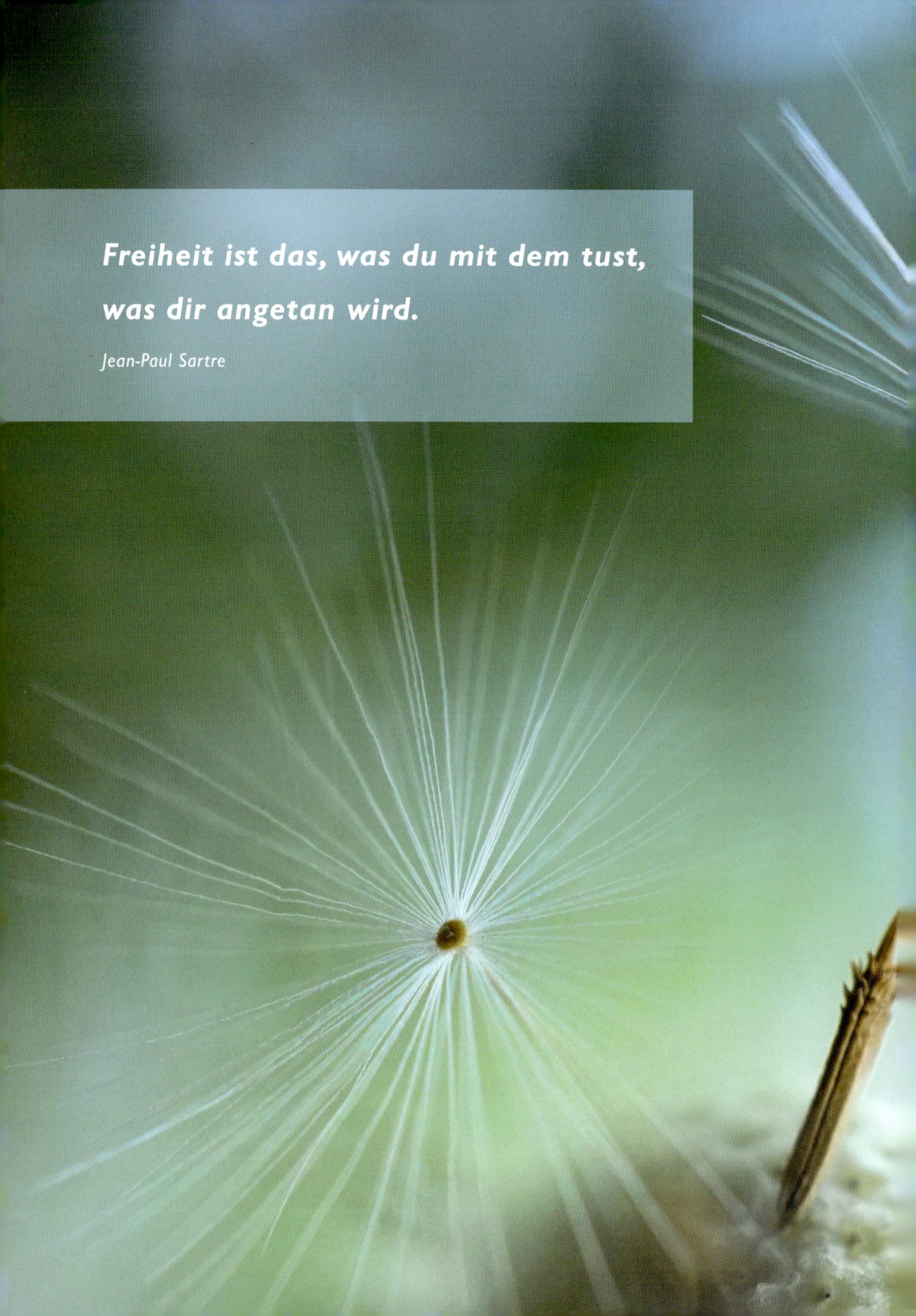

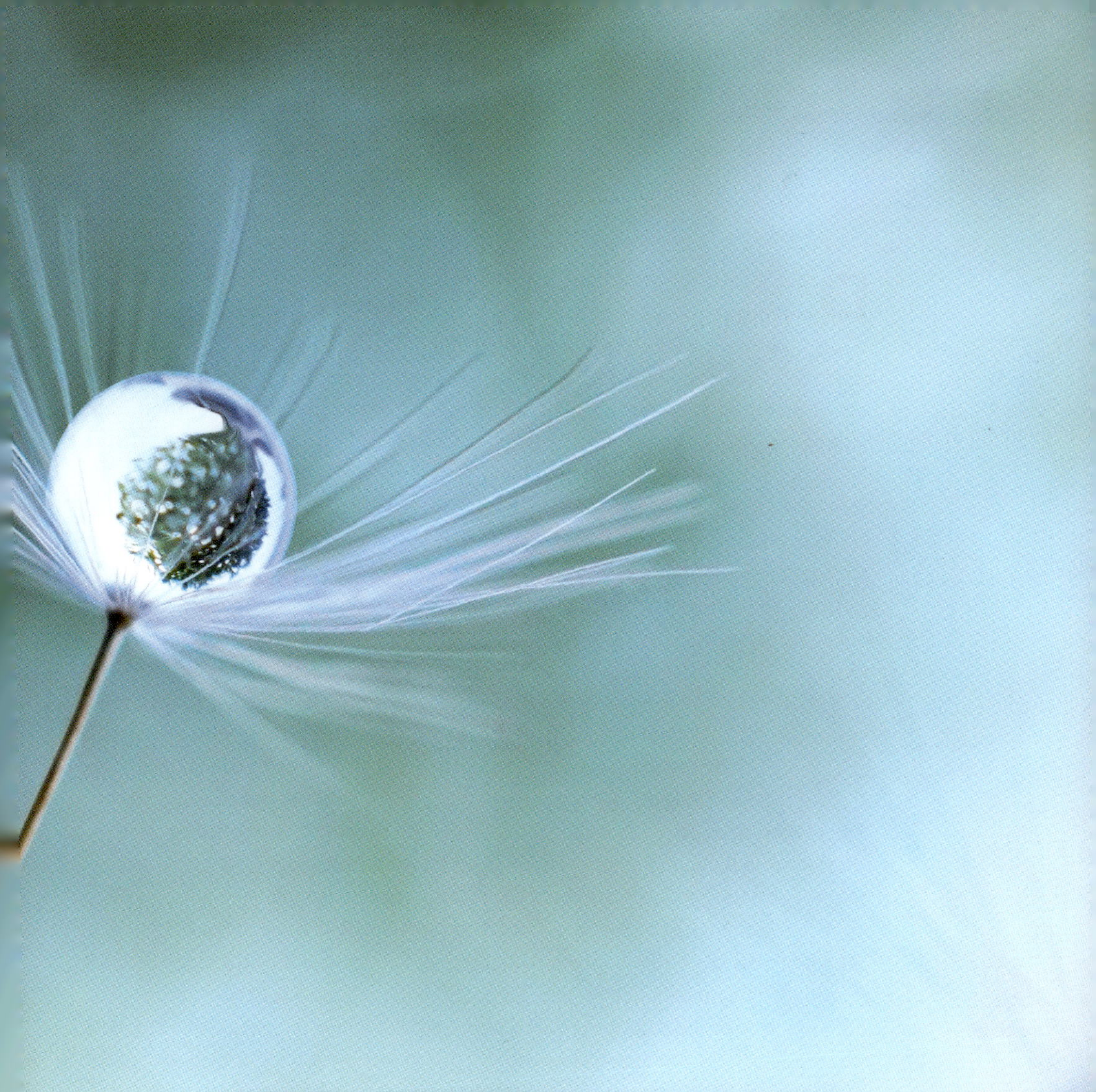

Sensibel, aber unzerstörbar – Von der Wirklichkeit des Ich

Jahrhundert der Ich-Philosophie

Das 19. und vor allem das 20. Jahrhundert können wir als das Jahrhundert der Ich-Philosophie ansehen. Der Existenzialismus wurde geboren, »Gott ist tot« schallte durch die Hallen der Philosophie.[94] Es waren aber gerade große Ich-Philosophen, wie Jean-Paul Sartre und Albert Camus, die eine Art Philosophie des nur aus sich selbst heraus bestehenden Ich schufen. Der Mensch in seiner Nacht, um mit Julien Green und vielen modernen Schriftstellerphilosophen zu sprechen, der Mensch ist ganz auf sich allein gestellt. Schlüssellocherleben, existenzialistische Einsamkeit, mit diesen Schlagworten kann man das moderne Ich-Erleben andeuten. Antoine de Saint-Exupéry schildert dies in vielen seiner Schriften. Er beschreibt, was er als Flieger erlebt hat, aber immer wieder auch metaphysische Spekulationen des um sich selbst kreisenden Ich. Dag Hammarskjöld, der erste UNO-Generalsekretär aus Schweden, hat in seinem Tagebuch *Zeichen am Weg* eine äußerst knappe und konzentrierte, mystische Philosophie eines sich opfernden, aus tiefer Verantwortung handelnden Ich geschrieben.[95] Auch Jacques Lusseyran hat in seinen Schriften, zum Beispiel in dem Vortrag *Gegen die Verschmutzung des Ich,* quasi eine Ich-Anthropologie und Ich-Philosophie dargelegt.[96] Viktor Frankl, von dem bereits berichtet wurde (siehe Seite 126 f.), hat mehrere KZs überlebt und trotzdem eine Existenz- und Logotherapie begründen und ausarbeiten können, die den Menschen Sinn, Halt und innersten »Ich-Inhalt« gibt. Auch Nelson Mandela, der die Größe hatte, seinen Peinigern zu verzeihen, der Südafrika vor einer Welle von Krieg und Gewalt bewahrte, indem es ihm gelang, die Dämonen der Folter, der Haft zu besiegen und in all seinem Tun auf Versöhnung hinzuarbeiten, hat seine Kraft aus der Unzerstörbarkeit des Ich geschöpft, wovon sein Leben als Präsident ein beredtes Zeugnis ablegt.

Unzerstörbarkeit des Ich

Allen diesen Menschen ist gemeinsam, dass sie Zeugen sind, sowohl in ihren philosophischen Äußerungen als auch in ihren persönlichen Biografien, Zeugen für die Unzerstörbarkeit des Ich. Oder wie Aaron Antonovsky es formuliert: Das Ich ist »sensibel, vulnerabel, aber unzerstörbar«.[97]

Das Ich ist der Kern der Persönlichkeit, er muss sich erst bilden aus der Gottferne der Existenzsituation, der existenziellen Einsamkeit in Not, Verlorenheit und Ausgeliefertheit. Dort erfährt er nicht unbedingt gleich die Transzendenz und Transformation, die sich in der Innensicht niedersenkt, aber er erlebt zum ersten Mal die Wirklichkeit seines Ich, aus der heraus er sich selber

Halt, Struktur und Zukunft generieren muss. Dieses innerste Ich-Erlebnis macht der traumatisierte Patient häufig in der Trauma-Situation durch, aber auch danach, wenn es darum geht, die traumatische Situation zu bewältigen und das zersplitterte Ich, die gebrochene Identität wieder mit neuem Leben und Sinn zu füllen. Die Unzerstörbarkeit des Ich ist jedoch eine zentrale anthropologische Grundannahme, um gerade mit Menschen, die sich zerstört, fragmentiert, zersplittert, wie ausgelöscht in ihrem Selbst erleben, wieder eine Zukunft zu generieren und mit ihnen zu arbeiten. Die Arbeit an Biografien, an Vorbildern kann hier sehr hilfreich sein.

Zeitzeuge im realen Sinne

Der Traumatisierte hat somit Anteil an einem heutigen Bewusstseins- und Transformationserlebnis des innersten Kerns der Persönlichkeit, des menschlichen Ich. Er ist somit Zeitzeuge und Zeitgenosse, im realen Sinne.

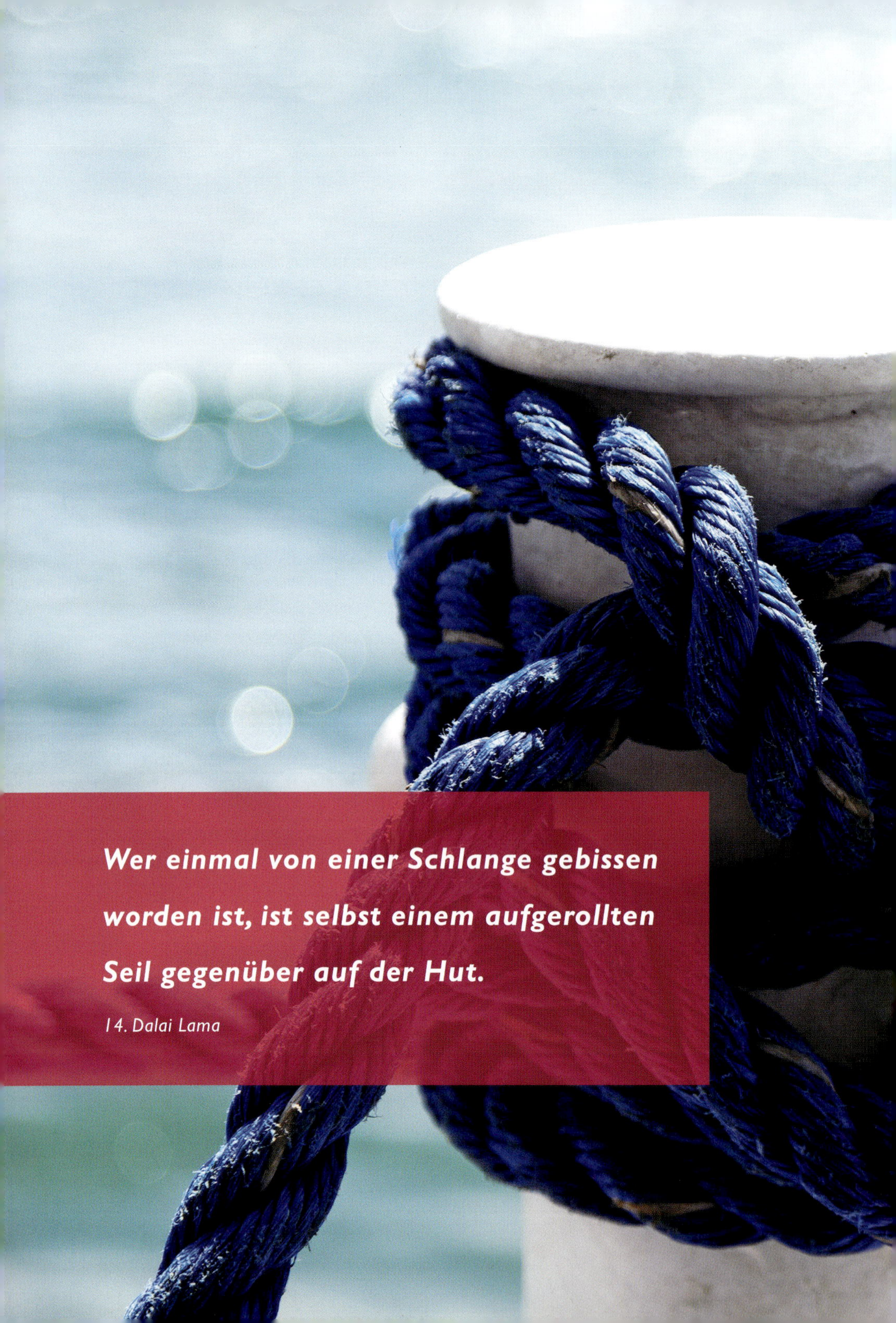

Wer einmal von einer Schlange gebissen worden ist, ist selbst einem aufgerollten Seil gegenüber auf der Hut.

14. Dalai Lama

Notfall- und Trauma-Pädagogik

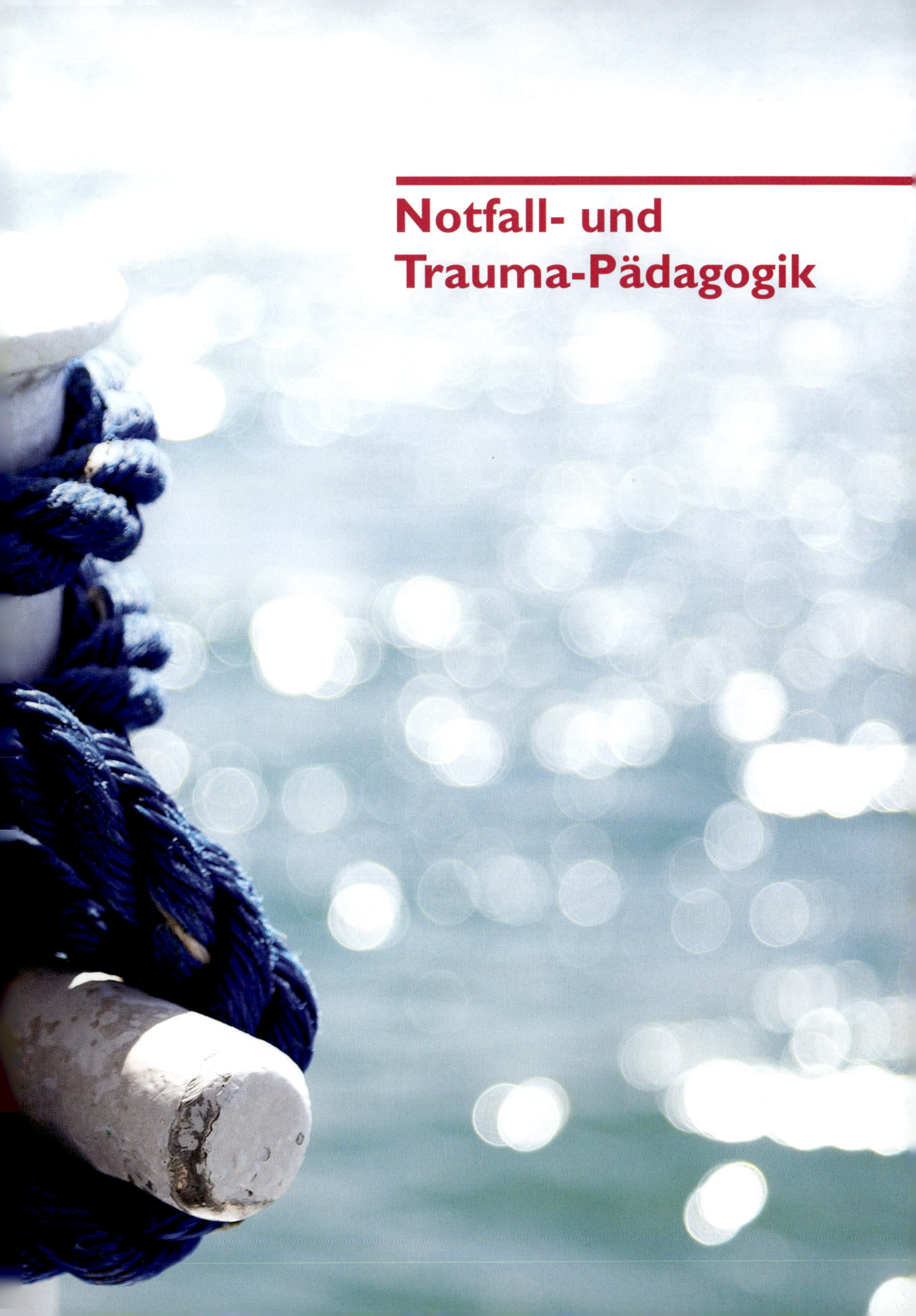

Zum Abschluss soll noch ein kurzer Exkurs erfolgen über ein wichtiges Anwendungsgebiet von vielem, was in dem vorliegenden Buch dargestellt wurde: die Notfall- und Trauma-Pädagogik, wie sie seit 2006 von Bernd Ruf und seinem Team auf der Grundlage der Waldorfpädagogik und moderner Erkenntnisse der Psychotraumatologie entwickelt wurde.

2006 wurde Bernd Ruf von der Waldorfschule in Beirut um eine Rückholaktion von Kindern gebeten. Damals war er gerade als verantwortlicher pädagogischer Leiter im Parzival-Zentrum in Karlsruhe tätig, einer Schule mit fast ausschließlich milieugeschädigten, traumatisierten Kindern und Jugendlichen, in der auf der Grundlage der Waldorfpädagogik und der Heilpädagogik Rudolf Steiners gearbeitet wird. Diese Rückholaktion war der Ausgangspunkt, die Erkenntnisse der Waldorfpädagogik und der Trauma-Pädagogik, wie sie im Parzival-Zentrum in Karlsruhe angewandt wurden, als neues Konzept zu implementieren und weiterzuentwickeln. Inzwischen ist eine Ausweitung der Tätigkeit in praktisch alle Krisengebiete dieser Erde erfolgt, sei es in Erdbebengebiete wie Haiti, China, Japan und Nepal, in Flüchtlingslager wie Kakuma in Kenia bzw. in Mossul im Irak oder in Kriegsgebiete wie den Gazastreifen, wo eine jahrelange systematische Aufbauarbeit geleistet wurde. Grundlage bildet immer der Aufbau und Lehrplan der Waldorfpädagogik, bei der mit Rhythmus, spielerischen Elementen, Gesang und auch Spruchgut gearbeitet wird, zudem mit gezielten Bewegungselementen. All diese Aspekte wurden als systematische Interventionen ausgearbeitet und vor Ort äußerst erfolgreich umgesetzt. Diese Arbeit mit den pädagogischen Grundelementen der Waldorfpädagogik – insbesondere mit den rhythmischen Tätigkeiten – zeigte eine rasche Wirkung im Hinblick auf eingefrorene Trauma-Situationen und akut schwer traumatisierte Kinder und Jugendliche. Ebenso wurde mit Pädagogen und Eltern gearbeitet und die Tätigkeit vor Ort dann nach entsprechendem Training und Briefing den lokalen Mitarbeitern übergeben.

Weiterentwicklung der Waldorf- und Trauma-Pädagogik

Die Verbindung von Waldorfpädagogik, moderner Psychotraumatologie und Trauma-Pädagogik erwies sich also als äußerst erfolgreich, konstruktiv und wirksam.

rhythmisches Element

Es ist erstaunlich, wie insbesondere über das rhythmische Element, das Einüben von rhythmischen, spielerischen Elementen mit Gesang und Sprüchen, aber auch über die Elemente Eurythmie und Malen die Kinder und

Jugendlichen sich wieder zentrieren, sich als Gruppe finden, wieder »erwachen« und neue Ressourcen aktivieren können, die bis in die Familien hinein wirken.

Der segensreiche, am Menschen orientierte Ansatz der von Rudolf Steiner angeregten und entwickelten Waldorfpädagogik konnte somit fruchtbar erweitert werden für heutige Trauma-Betroffene in Flüchtlingslagern, Erdbebengebieten und Kriegszonen. Dies zeigt die ungeheure Aktualität und Wirksamkeit der Waldorfpädagogik, aber auch die Notwendigkeit der Fokussierung der heutigen Psychotraumatologie auf den Menschen, hier vor allem auf schutzlose Kinder und Jugendliche.

Fokussierung auf den Menschen

»Notfallkoffer«

Im folgenden Kapitel möchten wir einige kurze Hinweise geben, was im Falle eines seelischen Traumas als eine Art Erste Hilfe sinnvoll und möglich ist.

Erste Hilfe

Diese Maßnahmen gelten natürlich immer nur für den Fall, dass keine anderweitige professionelle Hilfe verfügbar ist, dass körperliche Schäden ausgeschlossen oder bereits medizinisch versorgt sind. Das hat immer erste Priorität.

- Das Wichtigste in jeder seelischen Notfallsituation ist das ***Wahrnehmen, Erkennen bzw. Diagnostizieren*** des Schocks, des seelischen Ausnahmezustandes.
  - Was ist passiert?
  - Wie ist die betreffende Person involviert? Ist sie Zeuge und Zuschauer oder persönlich einbezogen?
- In der Regel ist entscheidend, dass der ***Betreffende nicht alleine*** ist, was ihm auch vermittelt werden sollte: »Du bist nicht allein!«
- Häufig hilft schon eine ***Umarmung***, das einfache »Halten«, und sei es nur die Hand auf der Schulter, der Arm, den man um die Schultern des Betroffenen gelegt hat oder dass man seine Hände hält.
  Versuchen Sie, Ihre eigene Kraft und Ruhe zu verströmen, um dem anderen auf diese Weise Zentrierung und Präsenz zu vermitteln.

Die Anwesenheit, das sogenannte »Sharing«, sollte andauern, bis der Betreffende wieder atmen kann und bei sich ist.

- Häufig kommt es zu einer erstarrten Atmung, zu einer Dissoziation, einem »Nicht-mehr-bei-sich-Sein«, alles versinkt im Nebel, ist verschwommen, oder genau das Gegenteil – der Betroffene ist überwach, alle Sinneseindrücke sind besonders intensiv und unangenehm. Hier ist wortloses Teilen und Begleiten häufig hilfreicher als große verbale Interventionen und Aktionen.

- Medikamentös helfen zum einen die Bach'schen *Rescue- oder Notfalltropfen,* zum andern *Arnika-Tropfen D6* (Weleda) bzw. *Notfalltüchlein (Wundtuch) Arnika* (Wala).
Bei seelischen Schocks bzw. reinem Psychotrauma ist *Arnika C30* (DHU) besonders hilfreich, täglich 1-mal 5 Globuli für einige Tage eingenommen. Aber auch die *D6* oder das auf die Stirn, die Handgelenke oder das Herz aufgelegte *Arnika Notfalltuch* zeigt eine gute Wirkung.
Kreislaufstabilisierende, »astralisierende« Substanzen sind ebenfalls hilfreich, beispielsweise Kampfer (als *Korodin®-Tropfen* von Robugen) *Cardiodoron®* (Weleda) oder *Veratrum album D6* (DHU).

- Ein weiterer zentraler Aspekt ist die Wärme. Es ist wichtig, dafür zu sorgen, dass es der Mensch im Schock warm hat, unabhängig von der Außentemperatur, da es bei jedem Schock zu einer Zentralisierung des Kreislaufs kommt. Eine Decke kann da schon viel bewirken.
Solum-Öl (Wala) wirkt wärmend und einhüllend, gibt wieder Schutz und Umraum.
Bei starker Nervosität und starkem Frieren kann ein warmes Fußbad sehr hilfreich sein. Danach kann man die Füße mit *Lavendelöl* oder *Malvenöl* einreiben.

- Ganz wichtig ist, dass der Betreffende in den auf das traumatische Ereignis folgenden Nächten gut schläft. Auch hier sind Fußbäder, eine Wärmflasche auf dem Bauch und Öleinreibungen von Füßen und Nieren sehr hilfreich.

- Wenn der Betroffene das Bedürfnis hat, zu erzählen, was er erlebt hat, ist es wichtig, einfach zuzuhören, ohne Kommentare und kluge Analysen. Allein das Reden und Mitteilen ist für manche Betroffene schon der Weg aus dem Schock hin zur Verarbeitung des Erlebten. Manchmal kann es hilfreich sein, den Menschen aufzufordern, das Erlebte zu malen, zu zeichnen oder aufzuschreiben. Dann ist es nicht so abstrakt und nur »im Kopf«.

- Eine weitere Hilfe, um aus dem Schock herauszukommen, besteht darin, etwas zu machen, was man sehr gerne tut. Zum Beispiel seine Lieblingsmusik hören, in die Natur gehen, etwas besonders Schönes gemeinsam unternehmen, den wichtigsten Angehörigen, den besten Freund, die beste Freundin, überhaupt nahe und vertraute Menschen baldmöglichst sehen. Auch das kann aus der traumatischen Erstarrung führen.

- Wie bereits erwähnt, arbeiten wir in der *Notfallpädagogik der Freunde der Erziehungskunst* weltweit mit den Grundelementen der Waldorfpädagogik: Singen, rhythmische Spiele mit Klatschen und Körperbewegungen, gemeinsames lautes Sprechen von Gebeten, Mantren und Gedichten ist ungeheuer hilfreich und nicht nur bei Kindern, sondern auch bei Erwachsenen sehr wirksam (siehe auch Seite 226 f.). Gerade die Zentrierung, das Lösen aus der Erstarrung, der Dissoziation über den Rhythmus ist vielleicht das wichtigste Element, weil es direkt heilend und lösend im rhythmischen System wirkt, also dem Regulationssystem, das Herzrhythmus, Atmung und vegetativem Nervensystem zugrunde liegt.
  Es muss dann gemeinsam die Entscheidung getroffen werden, ob es sich um eine noch stärkere Trauma-Reaktion handelt, die weitere therapeutische Hilfe beansprucht, oder ob der Betreffende ohne professionelle Hilfe aus der traumatischen Erstarrung, aus dem Schock herauskommt. Bei einem einmaligen Ereignis sollte nach ein bis zwei Wochen eine deutliche Lösung erfolgt sein, nach vier bis sechs Wochen eine nachhaltige Distanzierung und weitgehende Rückkehr zur »Normalität«.

- Anzeichen bzw. Frühsymptome für schwerwiegende Trauma-Folgen sind
  - sozialer Rückzug (auch aus der Familie bzw. Partnerschaft),
  - starke Schlafstörungen,
  - Unfähigkeit, dem Beruf und sozialen Verpflichtungen nachzugehen,
  - Schreckhaftigkeit, Zustände von innerer Abwesenheit, reduzierte Hirnleistungsfunktionen wie Konzentration, Gedächtnis und Merkfähigkeit.

- Insbesondere das Ansprechen der Sinne kann in der Notfall- und Schocksituation sinnvoll sein. Früher hat man den Menschen einen Schnaps gegeben, hier kann zum Beispiel ein *Kräuterlikör, Gentiana (Enzian) 5 % Tropfen* (Weleda) oder ein anderes starkes Bittermittel sehr gut helfen.
  Auch die Aromatherapie mit starken und positiv erlebten ätherischen Ölen *(Lavendel, Orangenblüten* u. a.) hat sich in diesem Zusammenhang bewährt, ebenso die Klangschalentherapie mit tibetischen Klangschalen.

- Das wichtigste Element ist aber die Beteiligung eines anderen Menschen, der den Betroffenen begleitet, bis er aus dem Schock wieder herausgefunden hat, denn die wesentliche Intervention besteht darin, dem Traumatisierten *Schutz, Sicherheit und Geborgenheit* zu geben.
  Die Aufarbeitung des Erlebten erfolgt immer erst, wenn diese drei Elemente sichergestellt sind.
  In vielen Kulturen ist das Eingebundensein in ein Kollektiv, in das gemeinsame Erleben und Verarbeiten über die jeweilige kulturspezifische Musik inklusive Tanz häufig ein wichtiger Faktor der positiven Bewältigung der heute leider so zahlreichen psychotraumatischen Erfahrungen.

Was kann der Betroffene selber tun?

Erleben von Flashbacks

Das Erleben von Flashbacks ist ein Zeichen von meist erheblicher Traumatisierung bzw. dafür, dass man noch sehr akut in dem Trauma verhaftet ist oder, wenn das Trauma mehrere Monate zurückliegt, bereits eine posttraumatische Belastungsstörung als Trauma-Folgestörung eingetreten ist.

Ausgiebige Flashbacks, Angstattacken und Panikanfälle bedürfen dringend und unbedingt psychotherapeutischer bzw. ärztlicher Hilfe und Behandlung. Besonders starkes Angsterleben und Panik führen zu einer massiven Überstimulation des vegetativen Nervensystems, was man schwer selber in den Griff bekommen kann.

Neben den bereits im »Notfallkoffer« aufgeführten Maßnahmen bewährt es sich, in einem solchen Moment mit aller vorhandenen Kraft einen positiven Stimulus in Gedanken und Gefühlen anwesend sein zu lassen oder zu versuchen, ein absolut positives Körper- oder Musikerleben herzustellen. Manchmal gelingt es dann, die Flashbacks zurückzudrängen, insgesamt ist das aber eher schwierig.

Kraft eines positiven Stimulus

Schulmedizinisch werden in diesen Momenten häufig sehr rasch Benzodiazepine wie *Tavor*® gegeben oder aber Betablocker. Hier kann ein hochdosierter Passiflora-Extrakt (z. B. *Pascoeflair*® von Pascoe) bzw. *Aconitum D20* (Weleda) hilfreich sein, ebenso *Solum Trinkampullen 10 ml* (Wala).

Insgesamt bedeuten ausgeprägte Flashbacks, Panikattacken und Angstüberflutung aber immer die Indikation zur entsprechenden ärztlich-medikamentösen bzw. psychotherapeutischen Behandlung und Intervention.

Glossar

Amygdala – »Mandelkern«, Hirnstruktur im limbischen System.

Astralisierung – Durchseelung.

Astralleib – Seelen-(= Sternen-)leib.

Ätherleib – Lebenskräfteleib.

Ätiologie – Ursache.

Aura – übersinnliches Kraftfeld des Menschen.

Chakra (Lotosblume) – Energiezentrum; der Mensch verfügt über sieben solcher übersinnlicher Wahrnehmungsorgane des Astralleibs.

Cortex / Großhirn – der Hirnmantel, äußere Hirnstruktur mit allen wichtigen höheren Hirnfunktionen.

Cortisol – wichtiges Stresshormon.

craniosacrale Osteopathie – von Andrew Taylor Still, William G. Sutherland, John E. Upledger u.a. entwickelte energetische Körperarbeit, die spezifisch mit den Kräften des Lebendigen arbeitet.

Depersonalisation – Entfremdung der eigenen Persönlichkeit.

Derealisation – Wirklichkeitsentfremdung.

Dissoziation – Trennung, Aufspaltung.

dreigliedriger Mensch – 1917 von Rudolf Steiner publiziertes Ordnungssystem des sinnlich-übersinnlichen Menschen mit Nerven-Sinnes-System, rhythmischem System und Stoffwechsel-Gliedmaßen-System.

Dysphorie – Gereiztheit, schlechte Stimmung.

Flashback – unwillkürliches Wiedererleben.

Geistselbst – der sich geistig entwickelnde Teil der Seele.

Hippocampus – das »Seepferdchen«-Gedächtnis, Hirnstruktur im limbischen System.

Hyperarousal / Arousal – Aktivierung, Wachheit bzw. überstarke Wachheit, Aktivierung.

Ich(-Organisation) – das innere Zentrum des Selbstes, Ich.

intrinsisch / extrinsisch – innerlich / äußerlich.

Intrusion – innerliches Wiedererleben.

Karma – Schicksalskräfte (»Gesetz von Ursache und Wirkung«).

Katharsis – griech. Reinigung der Seele, des Geistes.

Körpergedächtnis – Gedächtnisfähigkeit aller Körpergewebe und -strukturen.

limbisches System – sogenanntes Reptiliengehirn (Emotionen, Gedächtnis, Körperwahrnehmung).

Mantra – heiliges Wort, Kraftwort, Meditationsinhalt.

Nerven-Sinnes-System – das gesamte Gehirn und Nervensystem.

Neurotransmitter – biochemische Botenstoffe zwischen Nervenzellen.

Öldispersionsbad nach Junge – Badetherapie mit speziell dispergiertem Wasser.

Oxytocin – Glückshormon.

Parasympathikus – siehe vegetatives Nervensystem.

Psychose – seelisch-leiblicher Ausnahmezustand mit Veränderung des Wirklichkeitsbezuges.

PTBS (engl. PTSD) – posttraumatische Belastungsstörung.

Reinkarnation – Wiederverkörperung der Individualität.

rhythmische Einreibungen nach Wegman / Hauschka – für Pflegende von den Ärztinnen Ita Wegman und Margarethe Hauschka entwickelte Einreibetechnik auf der Grundlage der anthroposophischen Menschenkunde.

rythmische Massage nach Wegman / Hauschka – von den Ärztinnen Ita Wegman und Margarethe Hauschka entwickelte Massagetechnik auf der Grundlage der anthroposophischen Menschenkunde.

rhythmisches System – das Herz-Kreislauf-System.

Solarplexus – Sonnengeflecht; in der Nähe des Bauchnabels gelegen, wichtiges vegetatives Nervengeflecht.

Stammhirn – vegetatives Gehirn der basalen Körperfunktionen.

Stoffwechsel-Gliedmaßen-System – alle Stoffwechselorgane bzw. -funktionen und die Extremitäten.

Sympathikus – siehe vegetatives Nervensystem.

Trigger – Auslöser.

vegetatives (= autonomes) Nervensystem – das unbewusste Nervensystem, das alle unwillkürlichen Körperfunktionen steuert und in der Peripherie in einer Zweiheit erscheint: Tagseite / Aktivierung: Sympathikus; Nachtseite: Parasympathikus.

viergliedriger Mensch – Grundmodell Rudolf Steiners des sinnlich-übersinnlichen Menschen, der über die vier Wesensglieder physischer Leib, Ätherleib, Astralleib und Ich verfügt.

Anmerkungen

1 Esther Fischer-Homberger, *Die traumatische Neurose. Vom somatischen zum sozialen Leiden,* Gießen 2004 (Erstausgabe Stuttgart 1975).

2 »Nach der Schlacht das Leiden«, in: *Neue Zürcher Zeitung,* 26.9.2001.

3 Siehe www.verywellmind.com/ptsd-from-the-vietnam-war-2797449; siehe auch z. B. Andreas Maercker (Hrsg.), *Posttraumatische Belastungsstörungen,* Berlin/Heidelberg ^{4}2013, Seite 490.

4 L.M. Shin, S.L. Rauch, R.K. Pitman, »Amygdala, medial prefrontal cortex and hippocampal function in PTSD«,in: *Ann N Y Acad Sci.,* 2006, Jul;1071:67–79.

5 Judith Lewis Herman, *Die Narben der Gewalt. Traumatische Erfahrungen verstehen und überwinden,* Erstausgabe München 1993, aktuelle Ausgabe Paderborn ^{5}2018.

6 Ursula Wirtz, *Seelenmord. Inzest und Therapie,* Erstausgabe Zürich 1989, aktuelle Ausgabe Stuttgart 2005.

7 Lilly Lindner, *Splitterfasernackt,* München 2013.

8 Rudolf Steiner, *Von Seelenrätseln. Anthropologie und Anthroposophie* (GA 21), Dornach ^{5}1983, Seite 150 ff.

9 Rudolf Steiner, *Geisteswissenschaftliche Gesichtspunkte zur Therapie* (GA 313), Vortrag vom 12. April 1921, Dornach ^{5}2001, Seite 28 ff.

10 Siehe z. B. Rudolf Steiner, *Die Brücke zwischen der Weltgeistigkeit und dem Physischen des Menschen. Die Suche nach der neuen Isis, der göttlichen Sophia* (GA 202), Vortrag vom 17. Dezember 1920, Dornach ^{4}1993, Seite 167, ders., *Meditative Betrachtungen und Anleitungen zur Vertiefung der Heilkunst* (GA 316), Vortrag vom 2. Januar 1924, Dornach ^{5}2009, Seite 17 f.

11 Siehe z. B. Rudolf Steiner, *Geisteswissenschaftliche Impulse zur Entwicklung der Physik. Erster naturwissenschaftlicher Kurs* (GA 320), Vortrag vom 24. Dezember 1919, Dornach ^{4}2000, Seite 49.

12 Siehe z. B. Rudolf Steiner, *Grundlegendes für eine Erweiterung der Heilkunst nach geisteswissenschaftlichen Erkenntnissen* (GA 27), Dornach ^{8}2014; ders., *Geisteswissenschaft und Medizin* (GA 312), Dornach ^{7}1999.

13 Rudolf Steiner, *Weltenwunder, Seelenprüfungen und Geistesoffenbarungen* (GA 129), Vortrag vom 24. August 1911, Dornach ^{5}1977, Seite 139 ff.; ders., *Die Verantwortung des Menschen für die Weltentwicklung durch seinen geistigen Zusammenhang mit dem Erdplaneten und der Sternenwelt* (GA 203), Vortrag vom 30. Januar 1921, Dornach ^{2}1989, Seite 152 f.

14 Gerhard Dammann, *Narzissten, Egomanen, Psychopathen in der Führungsetage. Fallbeispiele und Lösungswege für ein wirksames Management,* Bern 2011.

15 Lisa S. Beall, »Post-traumatic stress disorder: a bibliographic essay«, in: *Behavioral Sciences Librarian,* Auburn University Libraries.

16 Andreas Maercker, *Posttraumatische Belastungsstörungen,* Heidelberg 2013.

17 J. Ulatowska, M. Sawicka, »Recovered memories in clinical practice – a research review«, in: *Psychiatr Pol.,* 2017, Aug 29;51(4):609–618. DOI: 10.12740/PP/62770. Epub 2017, Aug 29.

18 C. Schmahl, N. Kleindienst, M. Limberger, P. Ludäscher, J. Mauchnik, P. Deibler, S. Brünen, C. Hiemke, K. Lieb, S. Herpertz, M. Reicherzer, M. Berger, M. Bohus, »Evaluation of naltrexone for dissociative symptoms in borderline personality disorder«, in: *Int Clin Psychopharmacol.*, 2012, Jan;27(1):61–8. DOI: 10.1097/YIC.0b013e32834d0e50.
19 Siehe auch Dora M. Kalff, *Sandspiel. Seine therapeutische Wirkung auf die Psyche*, München [5]2017.
20 Corina Wustmann, *Resilienz. Widerstandsfähigkeit von Kindern in Tageseinrichtungen fördern*, Weinheim 2004, aktuelle Auflage Berlin [6]2008.
21 Siehe Rosmarie Welter-Enderlin (Hrsg.), *Resilienz – Gedeihen trotz widriger Umstände*, Heidelberg [2]2008.
22 Emmy Werner, Ruth S. Smith, *Journeys from childhood to midlife. Risk, resilience and recovery*, Ithaca/London 2001.
23 Bernd Ruf, *Trümmer und Traumata. Anthroposophische Grundlagen notfallpädagogischer Einsätze*, Arlesheim 2012.
24 John Bowlby, *Frühe Bindung und kindliche Entwicklung*, München [7]2016.
25 Siehe z. B. Karin Grossmann, Klaus E. Grossmann, *Bindungen – das Gefüge psychischer Sicherheit*, Stuttgart [7]2017; Karl Heinz Brisch et al. (Hrsg.), *Bindung und seelische Entwicklungswege. Grundlagen, Prävention und klinische Praxis*, Stuttgart [4]2017; ders., *Bindungsstörungen. Von der Bindungstheorie zur Therapie*, Stuttgart [15]2018; Tanja M. Brückl, Elisabeth B. Binder, *Folgen früher Traumatisierung aus neurobiologischer Sicht*. DOI: 10.1007/s11757-017-0412-9. Dietmar Spengler, Elisabeth Binder, *Epigenetics and neuroendocrinology. Clinical Focus on Psychiatry*, Cham 2016.
26 Klaus Fröhlich-Gildhoff, Tina Dörner, Maike Rönnau-Böse, *Prävention und Resilienzförderung in Kindertageseinrichtungen – PRiK: ein Förderprogramm*, München [3]2016; siehe auch Margherita Zander, *Handbuch Resilienzförderung*, Wiesbaden 2011.
27 B.M. Iacoviello, D.S. Charney, »Psychosocial facts of resilience: implications for preventing posttrauma psychopathology, treating trauma survivors, and enhancing community resilience«, in: *Eur J Psychotraumatol.* 2014 Oct.
28 G. Flatten, U. Gast, A. Hofmann, C. Knaevelsrud, A. Lampe et al., »S3-Leitlinie Posttraumatische Belastungsstörung«, in: *Trauma & Gewalt* (2011) 3:202–210; *Post-traumatic stress disorder (PTSD)*, London: National Institute for Clinical Excellence (NICE) 2005 (Clinical Guideline 26).
29 Shulamith Kreitler, »Psycho-Oncology«, in: Lee M. Cohen, Dennis E. McChargue, Frank L. Collins Jr., *The Health Psychology Handbook: Practical Issues for the Behavioral Medicine Specialist*, Thousand Oaks 2003, Kapitel 17.
30 A. Feder, S.M. Southwick, R.R. Goetz, Y. Wang, A. Alonso, B.W. Smith, K.R. Buchholz, T. Waldeck, R. Ameli, J. Moore, R. Hain, D.S. Charney, M. Vythilingam, »Posttraumatic growth in former Vietnam prisoners of war«, in: *Psychiatry*, 2008, Winter;71(4):359–70. DOI: 10.1521/psyc.2008.71.4.359.

31 Richard G. Tedeschi, Lawrence G. Calhoun, *Trauma & transformation. Growing in the aftermath of suffering,* Thousand Oaks 1995.
32 Richard G. Tedeschi, *Posttraumatic growth. Positive changes in the aftermath of crisis,* Mahwah 1998.
33 Ebd.
34 Ebd.
35 Siehe Viktor E. Frankl, *... trotzdem Ja zum Leben sagen. Ein Psychologe erlebt das Konzentrationslager,* München 2018.
36 George A. Bonanno, »Loss, trauma and human resilience: Have we underestimated the human capacity to thrive after extremely adverse events?«, in: *American Psychologist,* 59(2004), 20–28.
37 Andreas Maercker, Rita Rosner (Hrsg.), *Psychotherapie der posttraumatischen Belastungsstörungen,* Stuttgart 2006.
38 M. Linden et al., »Die posttraumatische Verbitterungsstörung (PTED)«, in: *Der Nervenarzt,* January 2004, Volume 75, Issue 1, pp 51–57.
39 Siehe Aaron Antonovsky, *Salutogenese. Zur Entmystifizierung der Gesundheit,* Tübingen 1997.
40 Ebd., Seite 36.
41 Ebd.
42 Viktor E. Frankl, *... trotzdem Ja zum Leben sagen. Ein Psychologe erlebt das Konzentrationslager,* München 2018.
43 Viktor E. Frankl, *Logotherapie und Existenzanalyse. Texte aus sechs Jahrzehnten,* Weinheim ^{3}2015.
44 Viktor E. Frankl, *... trotzdem Ja zum Leben sagen. Ein Psychologe erlebt das Konzentrationslager,* München ^{28}2007, Seite 108.
45 Mihály Csíkszentmihályi, *Flow. The psychology of optimal experience. Steps toward enhancing the quality of life,* New York 1991.
46 Siehe beispielsweise Rudolf Steiner, *Wo und wie findet man den Geist?* (GA 57), Dornach ^{2}1984, Seite 433 f.
47 Richard Wagner, *Parsifal,* 3. Akt, 2. Szene.
48 Luise Reddemann, Ulrich Sachsse, »Welche Psychoanalyse ist für Opfer geeignet? Einige Anmerkungen zu Martin Ehlert-Balzer: Das Trauma als Objektbeziehung«, in: *Forum der Psychoanalyse,* September 1998, Volume 14, Issue 3, pp 289–294.
49 Rudolf Steiner, *Die Erziehung des Kindes vom Gesichtspunkt der Geisteswissenschaft,* Dornach ^{7}2014.
50 Benkert / Hippius, »Posttraumatische Belastungsstörung«, in: Otto Benkert, Martin Hautzinger, Mechthild Graf-Morgenstern (Hrsg.), *Psychopharmakologischer Leitfaden für Psychologen und Psychotherapeuten,* Berlin/Heidelberg 2008, Seite 177–180.
51 Timo Bonengel, *»A nice mellow war?« Drogen im Vietnamkrieg 1965–1973,* Erfurt 2014, z. B. Seite 20.
52 P.G. Mello, G.R. Silva, J.C. Donat, C.H. Kristensen, »An update on the efficacy

of cognitive-behavioral therapy, cognitive therapy, and exposure therapy for posttraumatic stress disorder«, in: *Int J Psychiatry Med.*, 2013;46(4):339–57.

53 Pierre Janet, *L'automatisme psychologique,* Paris 1889. Das Drei-Phasen-Modell von Janet wurde beispielsweise von Judith Herman modifiziert, ist aber im Wesentlichen bis heute gültig.

54 Francine Shapiro, *EMDR, Grundlagen und Praxis. Handbuch zur Behandlung traumatisierter Menschen,* Paderborn [2]2013.

55 M.L. van Etten, S. Taylor, »Comparative efficacy of treatments for posttraumatic stress disorder: A meta-analysis«, in: *Clinical Psychology & Psychotherapy,* 5 (1998), 126–144.

56 Siehe z. B. Markus Sommer, *Metalle und Mineralien als Heilmittel. Begegnungen mit faszinierenden Substanzen,* Stuttgart 2018.

57 Rudolf Steiner, *Lebendiges Naturerkennen. Intellektueller Sündenfall und spirituelle Sündenerhebung* (GA 220), Vortrag vom 19. Januar 1923, Seite 105.

58 Siehe z. B. Rudolf Steiner, »Vom Wesen der europäischen Volksseelen«, in: ders., *Menschenschicksale und Völkerschicksale* (GA 157), Vortrag vom 28. November 1914, Dornach [3]1981, Seite 51 ff.

59 C.G. Jung, »Die Archetypen und das kollektive Unterbewusste«, in: ders., *Gesammelte Werke,* Bd. 9/1, Ostfildern [5]2011.

60 Yonassan Gershom, *Kehren die Opfer des Holocaust wieder?,* Dornach 1997.

61 »In der Frühe ging er [Jesus] wieder hinauf in die Stadt, und es hungerte ihn. Da sah er einen einzelnen Feigenbaum am Wege stehen, ging auf ihn zu, fand aber nichts an ihm als nur Blätter. Da spricht er zu ihm: Nie mehr in diesem Zeitenkreis soll aus dir Frucht erwachsen! Und sogleich verdorrte der Feigenbaum. Die Jünger sahen das voll Staunen und sagten: Wie konnte der Feigenbaum so plötzlich verdorren? Jesus antwortete ihnen: Amen, ich sage euch: Wenn ihr Glauben habt und nicht zweifelt, so werdet ihr nicht nur die Früchte des Feigenbaumes hervorbringen, sondern ihr könnt auch zu diesem Berge sagen: Hebe dich hinweg und wirf dich ins Meer; und es wird geschehen.«

62 Siehe beispielsweise Albert Schweitzer, *Die Ehrfurcht vor dem Leben. Grundtexte aus fünf Jahrzehnten,* München [10]2013.

63 A. Nickerson, M. Schick, U. Schnyder, R.A. Bryant, N. Morina, »Comorbidity of posttraumatic stress disorder and depression in tortured, treatment-seeking refugees«, in: *J Trauma Stress,* 2017, Aug;30(4):409–415.

64 Siehe z. B. https://de.wikipedia.org/wiki/Reinkarnation.

65 Siehe z. B. Rudolf Steiner, *Reinkarnation und Karma,* hrsg. von Taja Gut, Dornach 2008.

66 Siehe z. B. Rudolf Steiner, *Theosophie. Einführung in die übersinnliche Welterkenntnis und Menschenbestimmung* (GA 9), Basel [33]2013.

67 Ebd.

68 Harald Haas, »Salutogenese und achtsamkeitsorientierte anthroposophische Psychotherapie am Beispiel ambulanter Gruppentherapien bei ›Nervosität‹«,

in: *Schweizerische Zeitschrift für Ganzheitsmedizin,* Bd. 29(2017), Nr. 6:330–335; ders., »Anthroposophische Psychotherapie und Psychologie«, in: *Schweizerische Zeitschrift für Ganzheitsmedizin,* Bd. 29(2017), Nr. 6:317–318; siehe auch die Einleitungen und Kommentare von Harald Haas zu Texten von Rudolf Steiner in: Rudolf Steiner, *Seelenwissenschaft. Anthroposophie als Grundlage der Psychotherapie,* Basel 2018; ders., *Grenzerlebnisse der Seele. Schreck, Scham, Zweifel und schreckvollste Verwirrung,* Basel 2016.

69 Rudolf Steiner, *Die Nebenübungen. Sechs Schritte zur Selbsterziehung,* hrsg. von Ates Baydur, Basel ^{5}2016.

70 Rudolf Steiner, *Nervosität und Ichheit. Stressbewältigung von innen,* Basel ^{4}2015.

71 Ebd., Seite 25.

72 Siehe Rudolf Steiner, *Wie erlangt man Erkenntnisse der höheren Welten?* (GA 10), Dornach ^{24}1993, Seite 119 ff.

73 Ebd., Seite 119.

74 Ebd., Seite 122.

75 Rudolf Steiner, *Anweisungen für eine esoterische Schulung. Aus den Inhalten der »Esoterischen Schule«,* Dornach ^{5}1999, Seite 26 ff.

76 Ebd., Seite 31 f.

77 Rudolf Steiner, *Anthroposophischer Seelenkalender,* Basel 2018.

78 Rudolf Steiner, *Anweisungen für eine esoterische Schulung. Aus den Inhalten der »Esoterischen Schule«,* Dornach ^{5}1999, Seite 80.

79 Ebd., Seite 81.

80 Rudolf Steiner, »Grundsteinspruch«, in: ders., *Die Weltgeschichte in anthroposophischer Beleuchtung und als Grundlage der Erkenntnis des Menschengeistes* (GA 233), Vortrag vom 1. Januar 1924, Dornach ^{5}1991, Seite 148 ff.

81 Rudolf Steiner, *Mantrische Sprüche. Seelenübungen II* (GA 268), Dornach^{2}2015, Seite 159.

82 Rudolf Steiner, *Wahrspruchworte* (GA 40), Dornach ^{9}2005, Seite 93.

83 Ebd., Seite 331.

84 Rudolf Steiner, *Anweisungen für eine esoterische Schulung. Aus den Inhalten der »Esoterischen Schule«,* Dornach ^{5}1999, Seite 85.

85 Ebd., Seite 35.

86 Siehe Stylianos Atteshlis (Daskalos), *Esoterische Lehren. Die Botschaft des »Magus von Strovolos«,* München 1995; Panayiota Theotoki Atteshli, *Daskalos Meditationen, Tore zum Licht. Übungen und Meditationen,* Duisburg 1996.

87 George G. Ritchie, *Rückkehr von morgen,* Marburg an der Lahn ^{37}2007; Raymond A. Moody, *Leben nach dem Tod. Die Erforschung einer unerklärlichen Erfahrung,* Reinbek bei Hamburg ^{19}2016.

88 Siehe Pim van Lommel, *Endloses Bewusstsein. Neue medizinische Fakten zur Nahtoderfahrung,* München 2018.

89 Rudolf Steiner, *Die Theosophie des Rosenkreuzers* (GA 99), Dornach ^{7}1985.

90 Rudolf Steiner, »Wie kann die seelische Not der Gegenwart überwunden werden?«, in: ders., *Die Verbindung zwischen Lebenden und Toten* (GA 168),

Vortrag vom 10. Oktober 1916, Dornach [3]1984, Seite 91 ff.; ders., »Was tut der Engel in unserem Astralleib?«, in: ders., *Der Tod als Lebenswandlung* (GA 182), Vortrag vom 9. Oktober 1918, Dornach [4]1996, Seite 138 ff.; ders., *Wie er langt man Erkenntnisse der höheren Welten?* (GA 10), Basel [25]2018; ders., *Die Weltgeschichte in anthroposophischer Beleuchtung und als Grundlage der Erkenntnis des Menschengeistes* (GA 233), Vortrag vom 1. Januar 1924, Dornach [5]1991, Seite 150 ff.; C.G. Jung, *Erinnerungen, Träume, Gedanken,* Ostfildern [19]2016; siehe auch Edward Bulwer-Lytton, *Zanoni,* Darmstadt 2004.

91 Siehe beispielsweise Rudolf Steiner, *Vorstufen zum Mysterium von Golgatha* (GA 152), Vortrag vom 2. Mai 1913, Dornach [3]1990, Seite 45 f.

92 Rudolf Steiner, *Das Ereignis der Christus-Erscheinung in der ätherischen Welt* (GA 118), Dornach [4]2011.

93 Antoine de Saint-Exupéry, *Der kleine Prinz,* Düsseldorf [73]2016.

94 Friedrich Nietzsche, »Die fröhliche Wissenschaft«, Drittes Buch, 108, in: ders., *Werke,* hrsg. von Karl Schlechta, Band II, Darmstadt 1997, Seite 115.

95 Dag Hammarskjöld, *Zeichen am Weg. Das spirituelle Tagebuch des UN-Generalsekretärs,* Stuttgart [5]2017.

96 Jacques Lusseyran, »Gegen die Verschmutzung des Ich«, in: ders., *Ein neues Sehen der Welt,* Stuttgart [4]2010.

97 Aaron Antonovsky, *Salutogenese. Zur Entmystifizierung der Gesundheit,* Tübingen 1997.

Literatur

Alexander, Eben, *Blick in die Ewigkeit. Die faszinierende Nahtoderfahrung eines Neurochirurgen*, München [12]2016

Antonovsky, Aaron, *Salutogenese. Zur Entmystifizierung der Gesundheit*, Tübingen 1997

Atteshli, Panayiota Theotoki, *Daskalos Meditationen, Tore zum Licht. Übungen und Meditationen*, Duisburg 1996

Atteshlis, Stylianos (Daskalos), *Esoterische Lehren. Die Botschaft des »Magus von Strovolos«*, München 1995

Benkert, Otto; Hautzinger, Martin; Graf-Morgenstern, Mechthild (Hrsg.), *Psychopharmakologischer Leitfaden für Psychologen und Psychotherapeuten*, Berlin/Heidelberg 2008

Bode, Sabine, *Kriegsenkel. Die Erben der vergessenen Generation*, Stuttgart [24]2018

– *Nachkriegskinder. Die 1950er Jahrgänge und ihre Soldatenväter*, Stuttgart [11]2018

Bonengel, Timo, *»A nice mellow war?« Drogen im Vietnamkrieg 1965–1973*, Erfurt 2014

Bowlby, John, *Frühe Bindung und kindliche Entwicklung*, München [7]2016

Brisch, Karl Heinz, *Bindungsstörungen. Von der Bindungstheorie zur Therapie*, Stuttgart [15]2018

Brisch, Karl Heinz et al. (Hrsg.), *Bindung und seelische Entwicklungswege. Grundlagen, Prävention und klinische Praxis*, Stuttgart [4]2017

Bulwer-Lytton, Edward, *Zanoni*, Darmstadt 2004

Butollo, Willi; Krüsmann, Marion; Hagl, Maria, *Leben nach dem Trauma. Über den psychotherapeutischen Umgang mit dem Entsetzen*, Stuttgart [2]2002

Cohen, Lee M.; McChargue, Dennis E.; Collins Jr., Frank L., *The Health Psychology Handbook: Practical Issues for the Behavioral Medicine Specialist*, Thousand Oaks 2003

Csíkszentmihályi, Mihaly, *Flow. The psychology of optimal experience. Steps toward enhancing the quality of life*, New York 1991

Dammann, Gerhard, *Narzissten, Egomanen, Psychopathen in der Führungsetage. Fallbeispiele und Lösungswege für ein wirksames Management*, Bern 2011

Fischer, Gottfried; Riedesser, Peter, *Lehrbuch der Psychotraumatologie*, München [5]2016

Fischer-Homberger, Esther, *Die traumatische Neurose. Vom somatischen zum sozialen Leiden*, Gießen 2004

Flatten, Guido et al., *Posttraumatische Belastungsstörung. S3-Leitlinie und Quellentexte*, Stuttgart 2013

Frankl, Viktor E., *Logotherapie und Existenzanalyse. Texte aus sechs Jahrzehnten*, Weinheim [3]2015

– *... trotzdem Ja zum Leben sagen. Ein Psychologe erlebt das Konzentrationslager*, München 2018

Friedmann, Alexander (Hrsg.), *Psychotrauma. Die posttraumatische Belastungsstörung*, Wien 2004

Fröhlich-Gildhoff, Klaus; Dörner, Tina; Rönnau-Böse, Maike, *Prävention und Resilienzförderung in Kindertageseinrichtungen – PRiK: ein Förderprogramm,* München [3]2016

Gershom, Yonassan, *Kehren die Opfer des Holocaust wieder?,* Dornach 1997

Grossmann, Karin; Grossmann, Klaus E., *Bindungen, das Gefüge psychischer Sicherheit,* Stuttgart [7]2017

Haas, Harald, Einleitungen und Kommentare zu Rudolf Steiner, *Seelenwissenschaft. Anthroposophie als Grundlage der Psychotherapie,* Basel 2018 und ders., *Grenzerlebnisse der Seele. Schreck, Scham, Zweifel und schreckvollste Verwirrung,* Basel 2016

Hammarskjöld, Dag, *Zeichen am Weg. Das spirituelle Tagebuch des UN-Generalsekretärs,* Stuttgart [5]2017

Harvey, John H., *Posttraumatic stress theory. Research and application,* Philadelphia 2000

Herman, Judith Lewis, *Die Narben der Gewalt. Traumatische Erfahrungen verstehen und überwinden,* Paderborn [5]2018

Huber, Michaela, *Trauma und die Folgen,* Teil 1: *Trauma und Traumabehandlung,* Paderborn [4]2009

Jung, C.G., »Die Archetypen und das kollektive Unterbewusste«, in: ders., *Gesammelte Werke,* Bd. 9/1, Ostfildern [5]2011

– *Erinnerungen, Träume, Gedanken,* Ostfildern [19]2016

Kalff, Dora M., *Sandspiel. Seine therapeutische Wirkung auf die Psyche,* München [5]2017

Kolk, Bessel A. van der (Hrsg.), *Traumatic Stress. Grundlagen und Behandlungsansätze. Theorie, Praxis und Forschungen zu posttraumatischem Stress sowie Traumatherapie,* Paderborn 2000

Krüger, Andreas, *Akute psychische Traumatisierung bei Kindern und Jugendlichen. Ein Manual zur ambulanten Versorgung,* Stuttgart 2008

– *Erste Hilfe für traumatisierte Kinder,* Ostfildern 2017

Landolt, Markus A., *Psychotraumatologie des Kindesalters. Grundlagen, Diagnostik und Interventionen,* Göttingen [2]2012

Levine, Peter A., *Sprache ohne Worte. Wie unser Körper Trauma verarbeitet und uns in die innere Balance zurückführt,* München [8]2014

– *Trauma-Heilung. Das Erwachen des Tigers. Unsere Fähigkeit, traumatische Erfahrungen zu tranformieren,* Essen 1998

– *Trauma und Gedächtnis. Die Spuren unserer Erinnerung in Körper und Gehirn. Wie wir traumatische Erfahrungen verstehen und verarbeiten,* München [2]2018

– *Vom Trauma befreien. Wie Sie seelische und körperliche Blockaden lösen,* München [10]2017

Levine, Peter A.; Kline, Maggie, *Kinder vor seelischen Verletzungen schützen. Wie wir sie vor traumatischen Erfahrungen bewahren und im Ernstfall unterstützen können,* München 2010

– *Verwundete Kinderseelen heilen. Wie Kinder und Jugendliche traumatische Erlebnisse überwinden können,* München 2005

Lindner, Lilly, *Splitterfasernackt*, München 2013

Lommel, Pim van, *Endloses Bewusstsein. Neue medizinische Fakten zur Nahtoderfahrung*, München 2018

Lusseyran, Jacques, »Gegen die Verschmutzung des Ich«, in: ders., *Ein neues Sehen der Welt*, Stuttgart [4]2010

Maercker, Andreas (Hrsg.), *Posttraumatische Belastungsstörungen*, Berlin/Heidelberg [4]2013

– *Therapie der Posttraumatischen Belastungsstörungen*, Berlin/Heidelberg [2]2003

Maercker, Andreas; Freyberger, Harald J.; Seidler, Günter H. (Hrsg.), *Handbuch der Psychotraumatologie*, Stuttgart [2]2015

Maercker, Andreas; Rosner, Rita (Hrsg.), *Psychotherapie der posttraumatischen Belastungsstörungen*, Stuttgart 2006

Markowitsch, Hans-Joachim, *Dem Gedächtnis auf der Spur. Erinnern und Vergessen*, Darmstadt [3]2009

Moody, Raymond A., *Leben nach dem Tod. Die Erforschung einer unerklärlichen Erfahrung*, Reinbek bei Hamburg [19]2016

Nietzsche, Friedrich, »Die fröhliche Wissenschaft«, in: ders., *Werke*, hrsg. von Karl Schlechta, Band II, Darmstadt 1997

Perry, Bruce D.; Szalavitz, Maia, *Der Junge, der wie ein Hund gehalten wurde. Was traumatisierte Kinder uns über Leid, Liebe und Heilung lehren können. Aus der Praxis eines Kinderpsychiaters*, München 2015

Reddemann, Luise, *Psychodynamisch Imaginative Traumatherapie. PITT – das Manual*, Stuttgart [5]2008

Ritchie, George G., *Rückkehr von morgen*, Marburg an der Lahn [37]2007

Rothschild, Babette, *Der Körper erinnert sich. Die Psychophysiologie des Traumas und der Traumabehandlung*, Essen 2002

Ruf, Bernd, *Notfallpädagogik*, hrsg. von den Freunden der Erziehungskunst Rudolf Steiners, Karlsruhe 2015

– *Trümmer und Traumata. Anthroposophische Grundlagen notfallpädagogischer Einsätze*, Arlesheim 2012

Sachsse, Ulrich, *Traumazentrierte Psychotherapie. Theorie, Klinik und Praxis*, Stuttgart 2018

Saint-Exupéry, Antoine de, *Der kleine Prinz*, Düsseldorf [73]2016

Schweitzer, Albert, *Die Ehrfurcht vor dem Leben. Grundtexte aus fünf Jahrzehnten*, München [10]2013

Shapiro, Francine, *EMDR, Grundlagen und Praxis. Handbuch zur Behandlung traumatisierter Menschen*, Paderborn [2]2013

Sommer, Markus, *Metalle und Mineralien als Heilmittel*, Stuttgart 2018

Spengler, Dietmar; Binder, Elisabeth, *Epigenetics and neuroendocrinology. Clinical Focus on Psychiatry*, Cham 2016

Steckler, Thomas, *Handbook of stress and the brain*, Amsterdam 2005

Steiner, Rudolf, *Anthroposophischer Seelenkalender*, Basel 2018

Steiner, Rudolf, *Anweisungen für eine esoterische Schulung. Aus den Inhalten der »Esoterischen Schule«*, Dornach [5]1999
– *Das Ereignis der Christus-Erscheinung in der ätherischen Welt* (GA 118), Dornach [4]2011
– *Die Brücke zwischen der Weltgeistigkeit und dem Physischen des Menschen. Die Suche nach der neuen Isis, der göttlichen Sophia* (GA 202), Dornach [4]1993
– *Die Erziehung des Kindes vom Gesichtspunkt der Geisteswissenschaft*, Dornach [7]2014
– *Die Nebenübungen. Sechs Schritte zur Selbsterziehung*, hrsg. von Ates Baydur, Basel [5]2016
– *Die Theosophie des Rosenkreuzers* (GA 99), Dornach [7]1985
– *Die Verantwortung des Menschen für die Weltentwicklung durch seinen geistigen Zusammenhang mit dem Erdplaneten und der Sternenwelt* (GA 203), Dornach [2]1989
– *Geisteswissenschaftliche Gesichtspunkte zur Therapie* (GA 313), Dornach [5]2001
– *Geisteswissenschaftliche Impulse zur Entwicklung der Physik. Erster naturwissenschaftlicher Kurs* (GA 320), Dornach [4]2000
– *Geisteswissenschaft und Medizin* (GA 312), Dornach [7]1999
– *Grenzerlebnisse der Seele. Schreck, Scham, Zweifel und schreckvollste Verwirrung*, Basel 2016
– *Grundlegendes für eine Erweiterung der Heilkunst nach geisteswissenschaftlichen Erkenntnissen* (GA 27), Dornach [8]2014
– »Grundsteinspruch«, in: ders., *Die Weltgeschichte in anthroposophischer Beleuchtung und als Grundlage der Erkenntnis des Menschengeistes* (GA 233), Vortrag vom 1. Januar 1924, Dornach [5]1991, Seite 148 ff.
– *Lebendiges Naturerkennen. Intellektueller Sündenfall und spirituelle Sündenerhebung* (GA 220), Vortrag vom 19. Januar 1923, Dornach [2]1982
– *Mantrische Sprüche. Seelenübungen II* (GA 268), Dornach[2]2015
– *Meditative Betrachtungen und Anleitungen zur Vertiefung der Heilkunst* (GA 316), Dornach [5]2009
– *Menschenschicksale und Völkerschicksale* (GA 157), Dornach [3]1981
– *Nervosität und Ichheit. Stressbewältigung von innen*, Basel [4]2015
– *Reinkarnation und Karma*, hrsg. von Taja Gut, Dornach 2008
– *Seelenwissenschaft. Anthroposophie als Grundlage der Psychotherapie*, Basel 2018
– *Theosophie. Einführung in die übersinnliche Welterkenntnis und Menschenbestimmung* (GA 9), Basel [33]2013
– *Von Seelenrätseln. Anthropologie und Anthroposophie* (GA 21), Dornach [5]1983
– *Vorstufen zum Mysterium von Golgatha* (GA 152), Dornach [3]1990
– *Wahrspruchworte* (GA 40), Dornach [9]2005
– »Was tut der Engel in unserem Astralleib?«, in: ders., *Der Tod als Lebenswandlung* (GA 182), Vortrag vom 9. Oktober 1918, Dornach [4]1996
– *Weltenwunder, Seelenprüfungen und Geistesoffenbarungen* (GA 129), Dornach [5]1977
– *Wie erlangt man Erkenntnisse der höheren Welten?* (GA 10), Dornach [24]1993
– »Wie kann die seelische Not der Gegenwart überwunden werden?«, in: ders.,

Die Verbindung zwischen Lebenden und Toten (GA 168), Vortrag vom 10. Oktober 1916, Dornach ³1984, Seite 91 ff.
– *Wo und wie findet man den Geist?* (GA 57), Dornach ²1984
Streeck-Fischer, Annette, *Adoleszenz und Trauma*, Göttingen 1999
Tedeschi, Richard G., *Posttraumatic growth. Positive changes in the aftermath of crisis*, Mahwah 1998
Tedeschi, Richard G.; Calhoun, Lawrence G., *Trauma & transformation. Growing in the aftermath of suffering*, Thousand Oaks 1995
Welter-Enderlin, Rosmarie (Hrsg.), *Resilienz – Gedeihen trotz widriger Umstände*, Heidelberg ²2008
Werner, Emmy; Smith, Ruth S., *Journeys from childhood to midlife. Risk, resilience and recovery*, Ithaca/London 2001
Wirtz, Ursula, *Seelenmord. Inzest und Therapie*, Stuttgart 2005
Wustmann, Corina, *Resilienz. Widerstandsfähigkeit von Kindern in Tageseinrichtungen fördern*, Berlin ⁶2008
Yehuda, Rachel, *Psychobiology of posttraumatic stress disorder*, New York 1997
Zander, Margherita, *Handbuch Resilienzförderung*, Wiesbaden 2011

Adressen

Beratungsstellen

Beratungsstelle für Gewalt- und Unfallopfer
des Deutschen Instituts für Psychotraumatologie
Tel. (0221) 39 09 03 11
oder (0172) 267 17 27
www.dgptw.de/beratungsstelle

Weißer Ring e.V.
Tel. 116 006 (bundesweit, kostenlos)
info@weisser-ring.de
www.weisser-ring.de

Arbeitskreis der Opferhilfen in Deutschland e.V. (ado)
Tel. (0176) 60 35 75 76
info@opferhilfen.de
www.opferhilfen.de

Schotterblume
Hilfe für Missbrauchsopfer
Tel. (096 61) 54 03 08
seelenhilfe@schotterblume.de
www.schotterblume.de

Frauen- und Mädchennotruf e.V.
Tel. (0621) 100 33
team@maedchennotruf.de

Arztsuche

Bundesweite Arztsuche unter
www.gaed.de/nc/arztsuche.html

Ärzte-Hotline anthroposophische Ärzte
Tel. (01803) 30 50 55
(deutsches Festnetz: 9 Cent/Minute, Mobil-Telefone: höchstens 42 Cent/Minute)
oder: (0711) 777 80 00

Therapeutensuche

Deutsche Gesellschaft für Anthroposophische Psychotherapie e.V.
www.anthroposophische-psychotherapie.de/therapeuten

Kliniken

Klinikum Niederlausitz
Krankenhausstraße 10 | D-01968 Senftenberg
Tel. (035 73) 75-02801
info@klinikum-niederlausitz.de
www.klinikum-niederlausitz.de

Gemeinschaftskrankenhaus Havelhöhe
Kladower Damm 221 | D-14089 Berlin
Tel (030) 365 01-0
info@havelhoehe.de
www.havelhoehe.de

Gemeinschaftskrankenhaus Herdecke
Gerhard-Kienle-Weg 4 | D-58313 Herdecke
Tel. (023 30) 62-0
kontakt@gemeinschaftskrankenhaus.de
www.gemeinschaftskrankenhaus.de

Filderklinik
Im Haberschlai 7 | D-70794 Filderstadt-Bonlanden
Tel. (0711) 77 03-0
www.filderklinik.de

Friedrich-Husemann-Klinik
Friedrich-Husemann-Weg 8 | D-79256 Buchenbach bei Freiburg i.Br.
Tel. (076 61) 392-0
info@friedrich-husemann-klinik.de
www.friedrich-husemann-klinik.de

Psychosomatische Fachklinik Sonneneck
Wilhelmstraße 6 | D-79410 Badenweiler
Tel. (076 32) 75 24 00
info@sonneneck-fachklinik.de
www.sonneneck-fachklinik.de

Höfe am Belchen
Therapeutische Gemeinschaft für Kinder- und Jugendpsychiatrie
Talstraße 11 – Neuenweg | D-79692 Kleines Wiesental
Tel. (076 73) 93 17 97
info@hoefe-am-belchen.de
www.hoefe-am-belchen.de

Kliniken Heidenheim
Schloßhaustraße 100 | D-89522 Heidenheim
Tel. (073 21) 33 25 02
info@kliniken-heidenheim.de
www.kliniken-heidenheim.de

Kliniken Heiligenfeld
Altenbergweg 6 | D-97688 Bad Kissingen
Tel. (09 71) 84-0
info@heiligenfeld.de
www.heiligenfeld.de
Standorte: Heiligenfeld, Berlin, Uffenheim, Waldmünchen, Bad Grönenbach

Klinik Arlesheim
Pfeffingerweg 1 | CH-4144 Arlesheim
Tel. (061) 705 71 11
info@klinik-arlesheim.ch
www.klinik-arlesheim.ch

Bezirksspital Langnau
Dorfbergstraße 10 | CH-3550 Langnau i.E.
Tel. (034) 421 31 31
info@spital-emmental.ch
www.spital-emmental.ch

Auskünfte zur Anthroposophischen Medizin

Medizinische Sektion am Goetheanum
Postfach | CH-4143 Dornach
Tel. (061) 706 42 90
sekretariat@medsektion-goetheanum.org
www.medsektion-goetheanum.org

Fachgesellschaften und Verbände

Freies Internationales Institut für Notfall- und Traumapädagogik gGmbH
Parzivalstraße 1 | D-76139 Karlsruhe
Tel. (0721) 20 11 12 41
info@iintp.info
www.iintp.de

Notfallpädagogik der Freunde der Erziehungskunst Rudolf Steiners
Parzivalstraße 2b | D-76139 Karslruhe
Tel. (0721) 20 11 11 44
notfallpaedagogik@freunde-waldorf.de
www.freunde-waldorf.de/notfallpaedagogik.html

Deutsche Gesellschaft für Anthroposophische Psychotherapie e.V.
Theodor-Storm-Straße 31 | D-01219 Dresden
Tel. (0351) 47 93 08 88
info@anthroposophische-psychotherapie.de
www.anthroposophische-psychotherapie.de

Deutsches Institut für Psychotraumatologie DIPT
Springen 26 | D-53804 Much
Tel. (022 45) 919 40
www.dgptw.de

Deutschsprachige Gesellschaft für Psychotraumatologie
Am Born 19 | D-22765 Hamburg
Tel. (040) 33 31 01 19
info@degpt.de
www.degpt.de

Somatic Experiencing Deutschland e.V.
Ruhrallee 80 | D-45136 Essen
Tel. (0201) 24 87 04 46
info@somatic-experiencing.de
www.somatic-experiencing.de

Gesellschaft Anthroposophischer Ärzte in Deutschland GAÄD
Roggenstraße 82 | D-70794 Filderstadt
Tel. (0711) 779 97 11
info@gaed.de
www.gaed.de

Gesellschaft für Anthroposophische Medizin in Österreich
Tilgnerstraße 3 | A-1040 Wien
Tel. (0699) 13 72 37 00
info@anthromed.at
www.anthromed.at

Vereinigung anthroposophisch orientierter Ärzte in der Schweiz VAOAS
Pfeffingerweg 1 | CH-4144 Arlesheim
Tel. (061) 705 75 11
info@vaoas.ch
www.anthropos-aerzte.ch

Weiterbildung

Deutsche Gesellschaft für Anthroposophische Psychotherapie e.V.
www.anthroposophische-psychotherapie.de/regionalgruppen

Ehrenamt

Ärzte ohne Grenzen e.V.
Am Köllnischen Park 1 | D-10179 Berlin
Tel. (030) 700 13 00
office@berlin.msf.org
www.aerzte-ohne-grenzen.de

Deutsches Rotes Kreuz e.V.
Carstennstraße 58 | D-12205 Berlin
Tel. (030) 854 04-0
drk@drk.de
www.drk.de

Bundesweite Arbeitsgemeinschaft der psychosozialen Zentren für Flüchtlinge und Folteropfer
Paulsenstraße 55–56 | D-12163 Berlin
Tel. (030) 31 01 24 63
info@baff-zentren.org
www.baff-zentren.org

Textnachweis

Seite 48: Rudolf Steiner, in: *Wahrspruchworte* (GA 40), Dornach ^{9}2005, Seite 251.

Seite 56: Dag Hammarskjöld, *Zeichen am Weg. Das spirituelle Tagebuch des UN-Generalsekretärs,* Stuttgart ^{5}2017, Seite 59.

Seite 60: Rudolf Steiner, in: *Seelenübungen,* Band I (GA 267), Dornach ^{2}2001, Seite 212 f.

Seite 94: Albert Steffen, in: *Ausgewählte Werke,* Band I: *Gedichte, Aphorismen, Autobiografisches,* Stuttgart 1984.

Seite 100: Dag Hammarskjöld, *Zeichen am Weg. Das spirituelle Tagebuch des UN-Generalsekretärs,* Stuttgart ^{5}2017, Seite 62.

Seite 172: Rainer Maria Rilke, »Königslied«, in: ders., *Sämtliche Werke,* Erster Band, Frankfurt am Main 1955, Seite 73.

Seite 184: Antoine de Saint-Exupéry, *Flug nach Arras,* Düsseldorf 2017.

Seite 188: Rainer Maria Rilke, »Herbst«, in: ders., *Sämtliche Werke,* Erster Band, Frankfurt am Main 1955, Seite 400.

Seite 198: Christian Morgenstern, in: *Ich und die Welt, Gesammelte Werke,* hrsg. von Martin Kießig, Band I: *Lyrik 1887–1905,* Stuttgart 1988, Seite 254.

Seite 212: Rainer Maria Rilke, »An die Frau Prinzessin«, in: ders., *Sämtliche Werke,* Zweiter Band, Frankfurt am Main 1956, Seite 10.

Leider war es uns nicht in allen Fällen möglich, die Urheberrechtssituation zu klären. Sollte sich deshalb bei einzelnen Beiträgen nach Drucklegung noch ein berechtigter Honoraranspruch ergeben, so sind wir selbstverständlich gerne bereit, diesen zu den üblichen Sätzen nachträglich zu vergüten.

Bildnachweis

Shutterstock.com: Titelbild (Choen photo), Seite 10/11 (Marina Ivanova), Seite 14/15 (Prudtinai Sangwara), Seite 20 (Pavel Kolmogorov), Seite 24/25 (Viktoriia Novokhatska), Seite 36/37 (Oral Zirek), Seite 48/49 (Full_chok), Seite 53 (njaj), Seite 56/57 (Hintau Aliaksei), Seite 60/61 (Jaywarren79), Seite 64/65 (chanchai plongern), Seite 72/73 (George Burba), Seite 80/81 (Andrew Hagen), Seite 85 (kay roxby), Seite 88/89 (Svend77), Seite 92 (Dean Pennala), Seite 94/95 (LedyX), Seite 98 (Ivanchik), Seite 100/101 (Pam Walker), Seite 106/107 (Ekaterina Kondratova), Seite 130/131 (Viesinsh), Seite 148 (Marko Cerovac), Seite 164/165 (freedom100m), Seite 172/173 (Guillermo del Olmo), Seite 177 (100ker), Seite 180/181 (Dean Pennala), Seite 184/185 (amenic181), Seite 188/189 (y.n), Seite 192 (JaySi), Seite 194/195 (Zlatan Lipljanac), Seite 198/199 (Red Squirrel), Seite 212/213 (Pierrick Verilhac), Seite 216 (miamia), Seite 220/221 (LedyX), Seite 224/225 (Ikpro).